职业院校医药类专业课程教材

中医学基础

芮 成 钱 冲 主编

中国劳动社会保障出版社

图书在版编目（CIP）数据

中医学基础 / 芮成，钱冲主编 . -- 北京：中国劳动社会保障出版社，2025. --（职业院校医药类专业课程教材）. -- ISBN 978-7-5167-7019-1

Ⅰ. R2

中国国家版本馆 CIP 数据核字第 20257ZN513 号

中医学基础

ZHONGYIXUE JICHU

中国劳动社会保障出版社出版发行

（北京市惠新东街 1 号　邮政编码：100029）

*

北京市科星印刷有限责任公司印刷装订　　新华书店经销

787 毫米 ×1092 毫米　16 开本　15.75 印张　338 千字

2025 年 8 月第 1 版　　2025 年 8 月第 1 次印刷

定价：42.00 元

营销中心电话：400-606-6496

出版社网址：https://www.class.com.cn

《中医学基础》编审委员会

主　　编　芮　成　钱　冲

副 主 编　王育虎　李　林　瞿　佳

编　　者　**（以姓氏笔画为序）**

王育虎（山东医药技师学院）

刘恒鑫（江西省医药技师学院）

芮　成（江西省医药技师学院）

李　川（南昌市洪都中医院）

李　林（湖南食品药品职业学院）

谷梦杰（河南医药健康技师学院）

陈　征（江西省医药技师学院）

郑　可（河南医药健康技师学院）

胡　杰（杭州第一技师学院）

钱　冲（河南医药健康技师学院）

瞿　佳（江西省医药技师学院）

主　　审　马红梅（南昌市洪都中医院）

李桂兰（江西省医药技师学院）

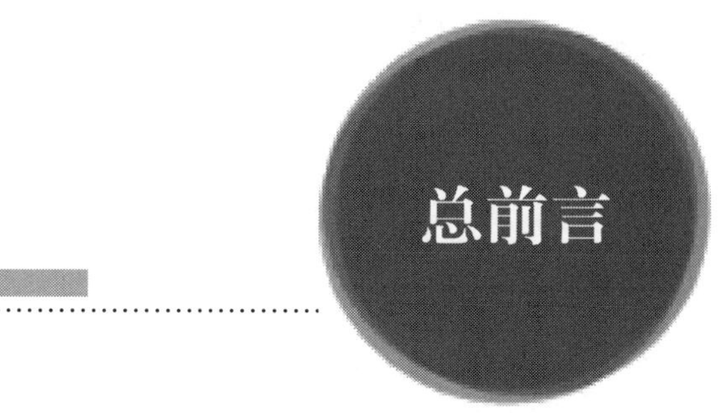

总前言

为了深入贯彻党的二十大精神和习近平总书记关于大力发展技工教育的重要指示精神，落实中共中央办公厅、国务院办公厅印发的《关于推动现代职业教育高质量发展的意见》，推进技工教育高质量发展，全面推进技工院校工学一体化人才培养模式改革，适应技工院校教学模式改革创新，同时为更好地适应技工院校医药类专业的教学要求，全面提升教学质量，我们组织有关学校的一线教师和行业、企业专家，在充分调研企业生产和学校教学情况、广泛听取教师意见的基础上，吸收和借鉴各地技工院校教学改革的成功经验，组织编写了本套职业院校医药类专业课程教材。

总体来看，本套教材具有以下特色：

第一，坚持知识性、准确性、适用性、先进性，体现专业特点。教材编写过程中，努力做到以市场需求为导向，根据医药行业发展现状和趋势，合理选择教材内容，做到“适用、管用、够用”。同时，在严格执行国家有关技术标准的基础上，尽可能多地在教材中介绍医药行业的新知识、新技术、新工艺和新设备，突出教材的先进性。

第二，突出职业教育特色，重视实践能力的培养。以职业能力为本位，根据医药专业毕业生所从事职业的实际需要，适当调整专业知识的深度和难度，合理确定学生应具备的知识结构和能力结构。同时，进一步加强实践性教学的内容，以满足企业对技能型人才的要求。

第三，创新教材编写模式，激发学生学习兴趣。按照教学规律和学生的认知规律，合理安排教材内容，并注重利用图表、实物照片辅助讲解知识点和技能点，为学生营造生动、直观的学习环境。部分教材采用工作手册式、新型活页式，全流程体现产教融合、校企合作，实现理论知识与企业岗位标准、技能要求的高度融合。部分教材在印刷工艺上采用了四色印刷，增强了教材的表现力。

本套教材配有习题册和多媒体电子课件等教学资源，方便教师上课使用，可以通过技工教育网下载。另外，在部分教材中针对教学重点和难点制作了演示视频、音频等多媒体素材，学生可扫描二维码在线观看或收听相应内容。

本套教材的编写工作得到了河南、浙江、山东、江苏、江西、四川、广西、广东等省（自治区）人力资源社会保障厅及有关学校的大力支持，教材编审人员做了大量的工作，在此我们表示诚挚的谢意。同时，恳切希望广大读者对教材提出宝贵的意见和建议。

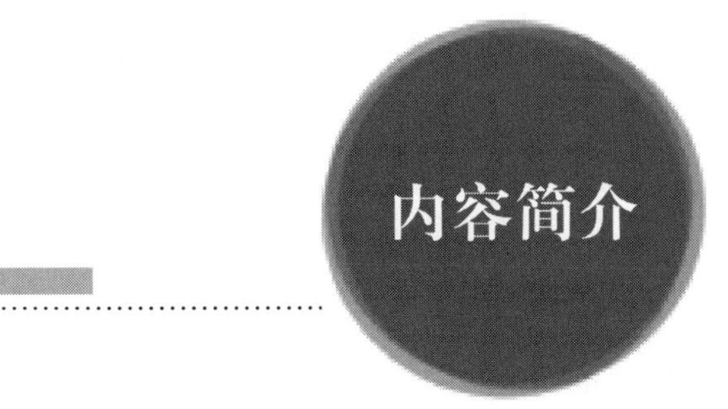

内容简介

《中医学基础》是中级、高级、预备技师 / 技师技能层次医药类、服务类专业通用教材。本教材涵盖了初中起点和高中起点中药专业（医药类）、保健按摩、老年服务与管理、健康服务与管理、康复保健专业（服务类）的中医学基础课程内容，教材中相关技术内容及符号等都采用最新国家标准。

本教材以中医学的基本知识与技能为主线，按照中医学的思维方法，以临床实际案例及历代名医的事迹，引出中医学的基本特点和哲学基础，以及中医体系下的人体生理、病因和疾病理论、诊断疾病的方法、辨证方法、防治和养生康复等内容，从而达到掌握中医学的基本理论知识和诊断技能、学会用中医学的思维判断疾病、辨别证候，为后面学习实用方剂与中成药、中药调制技术、中药炮制技术、中医推拿技术、中医养生康复技术等课程打下基础。

本教材主要内容包括：中医学的基本特点和哲学基础、中医体系下的人体生理与疾病理论、中医诊断疾病的方法与辨证方法，以及中医的防治和养生康复。芮成负责编写任务七至任务十一，钱冲负责编写任务一至任务二，王育虎负责编写任务十八，李林负责编写任务十六和任务十七，瞿佳负责编写任务十二至任务十四，李川负责编写任务十五，胡杰负责编写任务三，郑可负责编写任务四和任务六，谷梦杰负责编写任务五和任务十九，陈征负责编写任务二十和任务二十一，刘恒鑫负责整本教材的插图和表格绘制。

本教材在编写过程中，得到了参编院校领导、专家的大力支持，同时参考了郑洪新等编写的《中医基础理论》、李灿东等编写的《中医诊断学》、石磊等编写的《中医基础》（第 3 版）等教材。马红梅副主任中医师和李桂兰高级讲师担任本教材的主审，对本教材的编写也提出了宝贵的意见，在此表示衷心的感谢。受水平所限，书中如有错误或不妥之处，恳请广大师生在使用过程中批评指正。

本书编写组

目 录

课题一

探讨中医学的基本特点和哲学基础

中医学是在中国产生，经过数千年的实践而形成的一门蕴含丰富的理论和实践经验的医学体系。

中医学是中华民族传统文化的重要组成部分，是中华民族在实践中认识生命、防治疾病的宝贵经验的积累和总结，为中华民族的繁衍昌盛做出了巨大的贡献。同时，中医传播到世界各地，为全人类的健康事业做出了重要贡献。中医学的某些理论和认识，如整体观念、体质学说等也深刻影响着现代医学。

中医学属自然科学范畴，具有社会科学特征，受古代哲学影响，是多学科交叉渗透的产物。唐代“药王”孙思邈认为一个符合大医标准的医生不仅需要精通医学本身，还应该广泛涉猎多个领域的知识。《千金要方·大医习业》说道：“若能具而学之，则于医道无所滞碍，尽善尽美矣！”

任务一　入门中医：认识整体观念和辨证论治

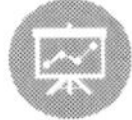

学习目标

1. 学会使用整体观念和辨证论治的理论认识人体和疾病。
2. 了解中医学的形成和发展现状。

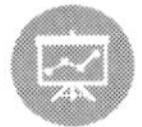

任务引入

小明今年17岁，从小生活在北方，今年考取了南方的一所技师学院。自从去外地上学后，因为环境的变化，小明的性情开始变得急躁。有一天，他因宿舍的一点琐事和同学发生争执，之后感觉上腹部开始疼痛，疼痛厉害时牵连两胁部，一天基本没有进食，胸口发闷，但叹气后会觉得腹部舒服。据小明自述，他从初中开始就胃痛，已有几年的时间，胃镜检查结果为浅表性胃炎。大夫给小明开了柴胡疏肝散。小明看见“疏肝”两个字觉得很奇怪，自己明明是胃痛，大夫为什么给自己开了一些疏肝的药物?

问题：生气会导致胃痛吗？为什么?

请同学们在老师的指导下，为小明提出缓解胃痛的方法。

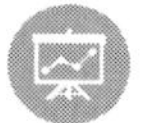

任务分析

中医学认为，胃痛为最为常见的脾胃病证之一，主要由感受外邪、内伤饮食、情志不遂等诱发，通过辨证施治，祛除诱因，常能取得良好的疗效。

现代医学中的急性胃炎、慢性胃炎、消化性溃疡、胃痉挛、胃下垂、胃黏膜脱垂症、胃神经官能症等疾病，如以腹部、胃脘部疼痛为主要临床表现时，均可参照中医胃痛辨证论治。

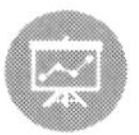

相关知识

一、中医学的形成和发展

中医学的形成和发展与中华传统文化密切相关。中华传统文化，是中国文化历史发展过程中全体中华民族成员创造并传承下来的文化，博大精深。中华传统文化是中医学形成和发展的必要基础，中医学是中华传统文化的重要组成部分，中医学随中华传统文化的发展而发展，中医学自身的发展又丰富了中华传统文化，是中华传统文化殿堂中耀眼的明珠。中医生命与疾病认知方法、中医正骨疗法、中医养生、中医诊法、中药炮制技术等多项中医学内容被列入国家级非物质文化遗产名录。

（一）中医学的形成

中医学发源于先秦两汉时期，其理论体系形成于战国到秦汉时期。中医学理论体系是在中国古代哲学思想的影响下，在中华民族传统文化的基础上，通过长期的实践经验的积累和理论总结形成的。

中医学理论体系形成的标志是《黄帝内经》的问世。《黄帝内经》吸收了秦汉以前的数学、历法、天文、气象、生物、地理、古代哲学等多种学科的重要成果，在气一元论、阴阳五行学说指导下，总结了春秋战国时期以前的医疗成就和疾病治疗经验，确定了中医学的基础理论，系统地阐述了人体的生理、病理、经络、解剖、诊断、治疗、预防等问题，建立了中医理论体系，奠定了中医学发展的基础。

《黄帝内经》的问世，标志着中医学基本理论的确立，它与张仲景的《伤寒杂病论》分别是中医学基本理论和辨证论治的奠基之作。《黄帝内经》《伤寒杂病论》《神农本草经》《难经》，被历代医家奉为经典，对中医学的发展产生了深远的影响。中医四大经典见表 1-1。

表 1-1　　中医四大经典

名称	成书年代	作者	内容	意义
《黄帝内经》	战国至秦汉时期	—	分为《素问》和《灵枢》两部。本书运用阴阳五行、天人合一的理论，对人体解剖、生理、病理以及疾病的诊断、治疗与预防做了比较全面的阐述	确立了中医学理论体系，是中医药学发展的理论基础和源泉
《神农本草经》	汉代	—	是我国现存最早的药学专著。收载 365 味药，将药分为上、中、下三品，明确指出药有酸、苦、甘、辛、咸五味	确定了中药学理论的基础
《伤寒杂病论》	东汉	张仲景	分为《伤寒论》和《金匮要略》。创造性提出“六经辨证”理论，对外感热病的发病因素、临床诊断、治疗及预后康复等做了系统而全面的论述	将中医学的基本理论与临床实践密切结合起来，为后世临床医学的发展奠定了坚实的基础
《难经》	东汉	秦越人	又称《黄帝八十一难经》，以问答的形式编撰而成，传说为秦越人所著。全文八十一难论述了病机、病证等方面的内容	论述脉学，补充经络、命门、三焦等理论，是指导临床实践的重要理论著作

（二）中医学的发展

中医理论体系的发展，是随着中国社会文化、科学技术的发展，在历代医者和人民群众长期与疾病斗争的实践中，不断积累经验和知识而发展的。因此，中医学理论体系的发展反映了各历史时期的文化及科学技术水平。

1. 魏晋隋唐时期（公元 220—公元 960 年）

魏晋南北朝、隋唐至五代时期，是中医学发展史上承前启后的重要时期。

晋代王叔和编撰的《脉经》，是中国现存最早的脉学专著，首次系统归纳了 24 种病脉的脉象形态，并对其所主病证进行了具体描述。

晋代皇甫谧编撰的《针灸甲乙经》，是中国第一部针灸学专著，详细论述了人体生理、病理，经脉循行路线，腧穴总数、位置及取法，针刺手法、适应证与禁忌等内容。

隋代巢元方奉旨编撰的《诸病源候论》，是中国第一部病因病机证候学专著，详细叙述了各种疾病的病因、病理、证候等内容。此外，《诸病源候论》的内容不仅包括内科疾病，还涵盖了外科、妇科、儿科、五官科、皮肤科等多个领域，书中有关于手术的记载，反映了当时外科手术已经达到一定的水平。

唐代孙思邈编撰的《备急千金要方》，是中国最早的医学百科全书，内容涵盖了从基础理论到临床各科的广泛领域，包括妇科、儿科、五官科、内科、外科以及针灸、解毒急救、食治养生等多个方面。

2. 宋金元时期（公元 960—公元 1368 年）

宋金元时期，中药学、方剂学、针灸学、临床各科学等发展迅速。

这一时期，刘完素、张从正、李杲、朱震亨四位著名医学家被称为“金元四大家”。刘完素认为疾病的产生多因火热而起，多运用寒凉药物治疗疾病，被称为“寒凉派”。张从正认为“邪去而正安”，丰富和发展了汗、吐、下三法，被称为“攻邪派”。李杲认为“人以胃气为本”，在治疗中多温补脾胃，被称为“补土派”。朱震亨认为“阳常有余、阴常不足”，多用“滋阴降火”的治疗法则，被称为“滋阴派”。

3. 明清时期（公元1368—公元1911年）

明清时期是中医学理论的综合汇通和深化发展阶段。标志性成果是命门学说的发展、温病学说的创新，以及大量的医学全书、丛书和类书的编撰集成，丰富和发展了中医学理论体系。

明代李时珍编撰成《本草纲目》。全书共52卷，载药1 892种，附图1 109幅，方剂11 096首。《本草纲目》问世后，促进了国内对本草学、生物学的研究。1606年前后，该书传入日本，后又通过各种途径传入欧洲，在国外产生了很大影响，出现了英、法、德、日等多种文字的节译本。

明代吴有性提出了疫病的原因是一种被称为“戾气”的致病物质，自口鼻而入，创立了戾气学说，著《瘟疫论》。清代对温病学体系的形成和发展做出贡献的医家叶桂、薛雪、吴瑭、王士雄，被称为“温病四大家”。

4. 近代与现代（公元1840年以后）

随着西方科学技术和文化的传入，中西方文化碰撞交融，中医理论的发展新旧并存。一方面，医家学者继续整理汇总前人的学术成果；另一方面，中西汇通思潮兴起，以张锡纯为代表的学派提出“衷中参西”，即坚持中医学所长又学习西医的先进之处，从理论到临床，汇通中西医。

现代中医学在继承和发扬中医药特色的基础上，充分利用现代科学技术，成就斐然。多学科相互渗透，创建中医学新理论、新技术、新方法，认识生命和疾病的现象已成热点，中医药在世界范围内的传播范围与影响力日益扩大。

二、中医学的基本特点

（一）整体观念

1. 整体观念的基本概念

整体观念是中医学关于人体自身的完整性以及人与自然、社会环境的统一性的认识。从自然界到人类社会，任何事物都是由各种要素以一定方式构成的统一整体。整体性即统一性、完整性和联系性。整体性表现为整体与部分、部分与部分、系统与环境联系的统一性。中国古代哲学以气一元论哲学体系为基础，强调天人合一，人与自然、社会是一个有机整体，整个世界处于一种协调运动变化之中。中医以阴阳五行学说来阐明人体脏腑组织的协调完整性，以及机体与外界环境的统一关系，从而形成了独具特点的中医学的整体观念。中医学的整体观念是关于人体自身以及人与环境之间的统一性、完整性和联系性的认识，是中医学的基本特点之一，它贯穿于生理、病理、诊法、辨证、治疗等各个环节，具有重要的指导意义。

2. 整体观念的内容

中医学的整体观念主要体现在人体自身的整体性以及人与外界环境（自然环境和社会环境）的统一性两个方面。

（1）人是一个有机整体

其一，人体是由若干脏腑器官有机组成的，这些脏腑器官在功能上是不可分割、相互关联的，每一脏腑都不能脱离整体而单独发挥功能。

其二，气、血、精、津、液是组成人体并维持人体生命活动的基本物质，均由气所化。它们在气化过程中，相互转化，运行于全身脏腑。物质的同一性决定了各脏腑器官机能活动的统一性。

其三，人体结构和生命活动物质的统一性，决定了人的机能活动的统一性，也决定了身体各机能是协调和谐、密切联系的。人体各个脏器、组织，都有各自不同的生理功能，这些不同的生理功能又都是整体机能活动的组成部分，从而决定了机体的整体统一性。人体各个组成部分，在结构上是不可分割的，在生理上是相互联系、相互制约的，在病理上是相互影响的。

机体通过经络系统实现“内联脏腑，外络肢节”。五脏构成整个人体的五个系统，人体所有组织器官都包含在这五个系统之中。人体以五脏为中心，通过经络系统，把六腑、五体、官窍、四肢百骸等全身各组织器官有机地联系起来，构成一个表里相关、上下沟通、密切联系、协调共济、井然有序的统一整体，并且通过精、气、神的作用来完成机体统一的活动。五脏系统见表1－2。

表1－2　　五脏系统

系统	脏	经络	五体	官窍	腑
肝系统	肝	足厥阴肝经，足少阳胆经	筋	目	胆
心系统	心	手少阴心经，手太阳小肠经	脉	舌	小肠
脾系统	脾	足太阴脾经，足阳明胃经	肉	口	胃
肺系统	肺	手太阴肺经，手阳明大肠经	皮	鼻	大肠
肾系统	肾	足少阴肾经，足太阳膀胱经	骨	耳及二阴	膀胱

（2）人与外界环境的统一性

所谓外界环境是指人类赖以存在的自然环境和社会环境。中医学的整体观念强调人体内外环境的整体和谐、协调统一，认为人体是一个有机整体，既强调人体内部环境的统一性，又注重人与外界环境的统一性。

1）人与自然环境的统一性。人与自然有着统一的本原和属性，人产生于自然，人的生命活动规律必然受自然界规律的影响。人与自然的物质统一性决定生命和自然运动规律的统一性。

人类生活在自然界之中，自然界存在着人类赖以生存的必要条件。自然界的变化又可以直接或间接地影响人体，机体则相应地发生生理上和病理上的变化。人体与自然界相通，密切相关。人类不仅能主动地适应自然，更能主动地认识自然，维护自身健康，生存下去。

自然界对人体的影响。人和自然相统一，人与自然有着共同规律，而且在许多具体的运动规律上又有相互感应的关系。人的生理活动随着自然界的运动和自然条件的变化而发生相应的变化。

①季节气候与人体。四时气候呈现春温、夏热、秋燥、冬寒的节律性变化，因而人体也就相应地发生了适应性的变化。天气炎热，则气血运行加速，腠理开疏，汗大泄；天气寒冷，则气血运行迟缓，腠理固密，汗不出。人类适应自然环境的能力是有一定限度的。气候剧变，超过了人体调节机能的限度，或者机体的调节机能失常，不能对自然的变化作出适应性调节，人就会发生疾病。某些慢性宿疾，如痹证、哮喘等，往往在天气剧变或季节更替时加剧。

②昼夜晨昏与人体。天地有五运六气的节律性的周期变化，不但有“年节律”“月节律”，而且还有“日节律”。在病理上，多数情况下白天病情较轻，傍晚加重，夜间最重，呈现出周期性的变化，即“旦慧昼安，夕加夜甚”。

③地区方域与人体。地理环境是自然环境中的重要因素。地理环境包括地质水土、地域性气候等。地理环境的差异，在一定程度上会影响人们的生理机能和心理活动。中医学非常重视地区方域对人体的影响。人们长期生活在特定地理环境之中，逐渐形成了机能方面的适应性变化，如现代研究显示，长期居住高原者红细胞数量较平原居民高 10%～20%。一旦易地而居，环境突然改变，个体生理机能难以迅速发生相应的适应性变化，故初期不太适应，甚至发病。

2）人与社会的统一性。人的本质是一切社会关系的总和。人既有自然属性，又有社会属性。社会是生命系统的一个组成部分。人从婴儿到成人的成长过程就是由生物人变为社会人的过程。人生活在社会环境之中，社会生态变迁与人的身心健康和疾病的发生有着密切关系。社会角色、地位的不同，以及社会环境的变动不仅影响人们的身心机能，还可影响疾病谱的构成。心理障碍、营养不良、慢性非传染性疾病等的发生与社会因素有着密切关系。

3. 整体观念的意义

中医学的整体观念基于人体与外界环境关系的认识，对中医学理论体系的形成与发展具有重要的指导意义。

（1）生理

人体以五脏为中心，在心的主宰下，构成表里相连、上下沟通、互相促进、相互制约的有机整体。人体正常生命活动一方面要靠各脏腑发挥自己的功能，另一方面要靠各脏腑的协同作用才能维持。每个脏腑既有协同的功能，又有整体活动下的分工合作，这是局部与整体的统一。这种整体作用在心的统帅下完成，经络系统则起着联络作用，五脏、六腑、肢体、官窍等被组合成为一个有机的整体。气血津液学说反映了机能与形体的整体性，阴阳学说解析了人体阴阳维持相对的动态平衡，五行生克制化理论则揭示了脏腑之间的相互制约、相互为用的整体关系。

（2）病理

脏腑发生病变时，可以通过经络反应于五体、官窍；五体、官窍的病变，可以通过经络影响脏腑；脏腑之间的病变，也可以通过经络互相传变。如肝失疏泄功能异常时，不仅肝脏本身出现病变，而且会影响到脾的运化功能，或影响到肺的肃降功能，或影响到心神。

（3）诊断

中医强调诊断必须结合内外因素全面考虑。任何疾病产生的症状，都不是孤立的，应该结合四时气候、地方水土、生活习惯、性情好恶、体质、年龄、性别、职业等进行分析研究，把疾病的病因、病位、性质、致病因素与机体的反应概括起来，才能作出正确的诊断。"四诊合参""审察内外"就是整体观念在诊断学上的体现。

（4）防治

中医强调人与外在环境的统一，以及人的整体性。预防和治疗疾病必须遵循人体内外环境相统一的客观规律。人的机体必须适应季节气候的变化，如"春夏养阳，秋冬养阴"。治疗疾病必须以天人合一为指导思想，采取适宜的治疗方法，才能取得预期的疗效。辨证论治就是整体治疗观的体现。

（二）辨证论治

辨证论治为辨证和论治的合称，既是中医认识疾病和治疗疾病的基本原则，又是诊断和防治疾病的基本方法，也是中医学理论体系的两大基本特点之一。

1. 症、证、病的概念

任何疾病的发生、发展，总是通过一定的症状、体征等现象表现出来的，中医是透过现象揭示本质的。

症，即症状是疾病的表现，是患者主观的异常感觉或某些病态改变，如头痛、发热、咳嗽、恶心、呕吐等。能被觉察到的客观表现则称为体征，如舌苔、脉象等。广义的症状包括体征。同一个症状，可能由不同的致病因素引起，病理机制也不尽相同。因此，孤立的症状和体征不能作为治疗的依据。

证，又称证候，是中医学的特有概念，是中医认识和治疗疾病的核心。证是机体在致病因素作用下，机体与周围环境之间以及机体内部各系统之间相互关系紊乱的综合表现，是一组特定的、具有内在联系的、全面揭示疾病本质的症状和体征。证的本质是疾病某一阶段的病理概括，由该阶段各种临床表现，结合环境等因素进行分析、归纳和综合而成，反映了该阶段疾病的致病因素、病变部位、疾病的性质和发展趋势，以及机体的抗病能力。如"脾阳虚证"，其病位在脾，病因是寒邪为害，病性为寒，病势属虚。将病位之脾、病因病性之寒、病势之虚，有机地组合在一起，就构成"脾阳虚证"。辨证透过现象抓住了具有本质意义的辨证指标（症状），弄清其内在联系，从而可明确疾病的本质。

病，又称疾病，是在病因的作用下，机体邪正交争，阴阳失调，出现的具有一定发展规律的演变过程，具体表现为若干特定的症状和各阶段的相应证候，反映了病理变化的全过程和发生、发展、变化的总体属性。

症、证、病的关系：症、证、病三者既有联系又有区别，三者均统一在人体病理变化的基础之上。但是，症只是疾病的个别表面现象；证则反映了疾病某个阶段的本质变化，它将症状与疾病联系起来，从而揭示了症与病之间的内在联系；而病则反映了病理变化的全过程。

2. 辨证和论治的含义及其关系

辨证，就是将四诊（望、闻、问、切）所收集的资料、症状和体征，通过分析、综合，辨清疾病的原因、性质、部位，以及邪正之间的关系，概括、判断为某种性质的证候，即某种疾病的某个阶段。辨证的关键是“辨”，辨证的过程是对疾病的病理变化作出正确、全面判断的过程，即从感性认识上升为理性认识，分析并找出病变的主要矛盾。

论治，又称施治，就是根据辨证的结果，确定相应的治疗原则和方法，也是研究和实施治疗的过程，即根据疾病当前的阶段给出疾病当前的治疗方案。

综合两者，辨证论治是指在中医理论指导下，对四诊所获得的资料进行分析综合，概括判断证候，并以证为据，确立治疗原则和方法，付诸实施的过程。辨证是决定治疗的前提和依据，论治是治疗疾病的手段和方法。辨证论治的过程，就是认识疾病和治疗疾病的过程，就是中医临床思维的过程。辨证和论治，是诊治疾病过程中相互联系不可分割的两个方面，是理论和实践相结合的体现，是理、法、方、药在临床上的具体运用，是指导中医临床工作的基本原则。

3. 常用的辨证方法

在临床实践中，常用的辨证方法有：八纲辨证、脏腑辨证、气血津液辨证、六经辨证、卫气营血辨证、三焦辨证、病因辨证等。这些辨证方法，在对不同疾病的诊断上各有侧重，又互相联系补充。

4. 辨证与辨病的关系

在辨证论治中，必须掌握病与证的关系，既要辨病，又要辨证，而辨证更重于辨病。证是疾病不同阶段、不同病理变化的反映。因此，在疾病发展过程中，可出现不同的证候，要根据不同证候进行治疗。同病可以异证，异病又可以同证。

不同的疾病，在其发展过程中，由于出现了性质相同的证，因而可采用同一方法治疗，称为“异病同治”。如久痢、脱肛、子宫下垂等，病名不同，但均表现为中气下陷证，就都可以用升提中气的方法使用补中益气丸治疗。同一种疾病，在其发展的不同阶段，可产生不同的证，根据辨证论治原则，要采用不同的治疗方法，称为“同病异治”。

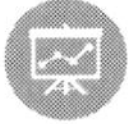

任务实施

请同学们查阅资料，在老师的指导下，尝试使用辨证论治的方法帮助小明解决胃痛的问题，并解答小明的疑惑：为什么生气会导致胃痛。治疗方案设计表及学习任务评价表分别见表 1-3 和表 1-4。

表 1-3　治疗方案设计

类型	
诊断方法	
问诊内容	
诊断要点	
治疗原则	
方剂选择	
治疗方法	
注意事项	

表 1－4　学习任务评价表

序号	考核内容	考核标准	满分	得分
1	准备活动	资料查阅完整度（小组评价）	50	
2	课堂学习过程	提问及回答（过程评价）	10	
3	上课状态	是否集中精力（自我评价）	20	
4	任务实施	表格完成情况（教师评价）	10	
5	思考练习	得分（结果评价）	10	
合计			100	

思考与练习

1. 中医学基本特点的是（　　）。

A. 整体观念与辨证论治　　B. 藏象学说

C. 五行学说　　D. 阴阳学说

2. 中医学中“病”的概念是（　　）。

A. 疾病过程中的体征　　B. 疾病总过程的病理概括

C. 疾病过程中的症状和体征　　D. 疾病过程中的某几种症状的综合

3.“证”的概念是（　　）。

A. 疾病过程中的症状和体征　　B. 疾病某一阶段的病理概括

C. 疾病过程的症状　　D. 疾病过程中的体征

4.（　　）的成书，标志着中医学基本理论的确立。

A.《黄帝内经》　　B.《难经》

C.《神农本草经》　　D.《伤寒杂病论》

5.《伤寒杂病论》的作者是（　　）。

A. 扁鹊　　B. 张仲景　　C. 华佗　　D. 李时珍

6.（　　）认为“阳常有余、阴常不足”，多用“滋阴降火”的治疗法则，被称为“养阴派”。

A. 刘完素　　B. 张从正　　C. 李杲　　D. 朱震亨

7. 病理呈现周期性变化，多数情况下，（　　）病情较轻。

A. 白天　　B. 傍晚　　C. 夜间　　D. 子夜

8. 人体是一个以（　　）为中心，表里相连、上下沟通、互相促进、相互制约的有机整体。

A. 大脑　　B. 五脏　　C. 心　　D. 经络

9.（　　）是决定治疗的前提和依据。

A. 辨证　　B. 辨病　　C. 辨症　　D. 辨综合征

10. 同一种疾病，在其发展的不同阶段，可产生不同的证，根据辨证论治原则，要采用不同的治疗方法，称为（　　）。

A. 同病异治　　B. 辨病论治　　C. 异病同治　　D. 辨证论治

任务二　认识阴阳、五行

学习目标

1. 掌握阴阳学说、五行学说的基本概念和基本内容。
2. 熟悉阴阳学说、五行学说在中医学的主要应用。
3. 了解阴阳学说与五行学说的关系。

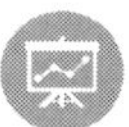

任务引入

小明从小在南方生活，现在是北方一所技师学院的在校学生，今年17岁。国庆节放假结束，他又回到北方的学校。随着元旦的临近，这天下起了大雪。小明十分兴奋，一大早就起床跑步去了。回到宿舍后，小明开始咳嗽，伴随着嗓子疼痛。按照往年在南方的习惯，小明习惯性地买了一盒西瓜霜含片。谁知道，吃完药，咳嗽却加重了，嗓子也越来越疼，到了晚上已经疼得说不出话。请同学们在老师的指导下，一起帮助小明解决咳嗽的问题。

学期结束了，小明回到家，最喜欢的事情就是每天躺在床上刷手机短视频。春天开学到校后，小明感觉自己和过去有点不一样。感冒经常光顾，受点风雨，宿舍里最先躺下休息的总是他！那天上完体育课回宿舍，才爬到3楼，他就已气喘吁吁，头晕目眩，心胸憋闷，大汗淋漓，两腿发软，说话的声音也是越来越轻，甚至连话都懒得说，晚饭都不愿意吃。到医院，全身上下检查了一遍，也找不出问题所在。对于现在的各种班级活动，小明能推就推，回宿舍的第一个动作就是躺在床上，连鞋都懒得脱！试着分析小明的体质与症状的关联，我们该怎么帮助他呢？

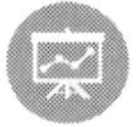

任务分析

咳嗽是指在外感或内伤等因素作用下，导致肺失宣肃，肺气上逆，冲击气道，以发出咳声或伴咳痰为临床特征的一种病证。咳嗽是内科中最为常见的疾病之一，以秋冬季节最为常见，发病率甚高。中医药治疗咳嗽有较大优势，积累了丰富的治疗经验。

咳嗽既是独立的病证，又是肺系多种病证的一个症状。此处讨论以咳嗽为主要临床表现的一类病证。现代医学中的咽炎、支气管炎、上呼吸道感染等，以咳嗽为主要临床表现的，均可参考本病进行辨证论治。

虚劳又称虚损，是由于禀赋薄弱、后天失养及外感内伤等多种因素引起的，以脏腑功能衰退，气血阴阳亏损，日久不复为主要病机，以五脏虚证为主要临床表现的多种慢性虚弱证候的总称。临床上，气血津液病证中涉及脏腑最多的一类病证就是虚劳。中医药在促进脏腑功能的恢复等方面，有着丰富的经验。《金匮要略·血痹虚劳病脉证并治》提出了虚劳的病名。《诸病源候论·虚劳病诸候》比较详细地论述了虚劳的原因及各类症状，对五劳、六极、七伤的具体内容作了说明。虚劳涉及的内容很广，凡禀赋不足，后天失养、病久体虚、积劳内伤、久虚不复等多种以脏腑气血阴阳亏损为主要表现的病证，均属于本病证的范畴。

现代医学中多个系统的慢性消耗性疾病，出现类似虚劳的临床表现时，均可参照虚劳辨证论治。

相关知识

模块一　阴　　阳

一、阴阳的基本概念

阴阳最初是指日光的向背，即向日为阳，背日为阴。后来人们观察到，向日的方位温暖在上，背阴的方位寒冷在下，于是用阴阳来引申说明气候的寒暖、方位的上下等。随着阴阳原始概念的不断衍生，人们将自然界和人体内部的事物都归于阴和阳两个方面。阴阳，是对自然界中相互关联的某些事物和现象对立双方属性的概括。

阴和阳既可代表两个相互对立的事物，又可代表同一事物内部相互对立的两个方面。如自然界中的天地，温度中的寒热，状态中的动静，趋势中的升降，时间中的昼夜，方位中的上下、左右，性别中的男女等。

二、阴阳的特性和事物的阴阳分类

（一）阴阳的特性

1. 阴阳的普遍性

阴阳学说认为自然界的事物之间存在着普遍联系，如天与地、昼夜变化、四季更替、寒热温凉、血气、男女等事物和现象，存在着普遍联系。这些相关联的事物，在同一范畴、同一层面内，若属性相反，就可以用阴阳概括。

2. 阴阳的相对性

相对性是指事物的阴阳属性并不是一成不变的。事物的阴阳属性在一定条件下可相互转化，如属阴的寒证在一定条件下可以转化为属阳的热证，属阳的热证在一定条件下可以转化为属阴的寒证。阴阳之中复有阴阳，如昼为阳，夜为阴，白昼的上午与下午相对而言，则上午为阳中之阳，下午为阳中之阴；夜晚的前半夜与后半夜相对而言，则前半夜为阴中之阴，后半夜为阴中之阳。阴阳属性随比较对象而变，如人体内六腑与五脏分阴阳，六腑主传化水谷属阳，五脏主内藏精气属阴；六腑与四肢比较，则六腑居内属阴，四肢在外属阳，如图 2–1 所示。

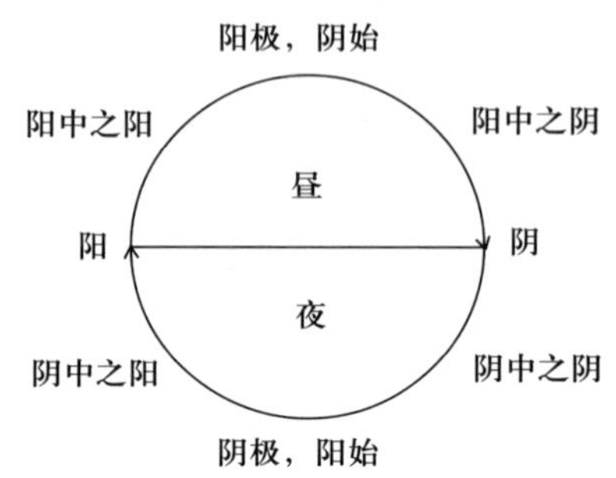

图 2–1　阴阳的相对性（以昼夜为例）

3. 阴阳的关联性

阴阳所概括的事物或现象应处于一个统一体中，或一事物内部对立的两个方面。若是无相互关联性的事物或现象，如温度的寒与方位的上、时间的昼与位置的外等，则不能用阴阳概括说明。

4. 阴阳的规定性

阴阳学说对阴阳各自属性有着明确的规定，具有不可变性和不可反称性，如光明、温暖、向上等，是阳的特性；晦暗、寒冷、向下等，是阴的特性。

（二）事物的阴阳分类

阴阳对事物进行分类，一般采用如下两种方法，见表 2–1。

1. 类比分类法

类比分类法是将事物的特性与阴阳的特性进行类比的一种方法。一般地说，相对静止的、下降的、内守的、晦暗的、有形的、抑制的、寒冷的等，都类似于阴的特性，故属于阴。与之相对应的，剧烈运动的、上升的、外向的、明亮的、无形的、躁动的、兴奋的、温热的等，都类似于阳的特性，故属于阳。

2. 特别指定法

对于无法类比的事物则采用特别指定法来进行分类。如奇数、甲、左等为阳，偶数、乙、右等为阴。

表 2–1　　事物阴阳属性归类表

阳	天	日	昼	春夏	外	上升	温热	动	发散	无形	刚	兴奋	甲	奇数	东	南	左
阴	地	月	夜	秋冬	内	下降	寒凉	静	收敛	有形	柔	抑制	乙	偶数	西	北	右

三、阴阳的相互关系

（一）阴阳对立制约

阴阳的对立制约是指阴阳双方既是相互对立的统一体，又存在着相互制约的关系。如春夏气候之所以温热，是因为春夏阳气上升抑制了寒凉之气；秋冬气候之所以寒冷，是因为秋冬阴气抑制了温热之气。这说明了热能制约寒，寒能制约热的对立关系。

（二）阴阳互根互用

阴阳互根是指阴阳的互相依存关系。阴阳双方相互依存，共处一个统一体中，每一方都不能脱离对方而单独存在。如上为阳，下为阴，没有上就无所谓下，没有下就无所谓上。这说明阴阳任何一方的存在都是以对方的存在作为自身存在的前提条件的，二者既对立又统一。

阴阳互用是指阴阳双方相互促进的关系。如气与血，血为阴，气为阳。气为血之帅，气能生血、行血和摄血；血为气之母，血能养气和载气。气和血是互相为用的。

（三）阴阳消长平衡

阴阳的消长平衡，是指相互对立的阴阳双方，不是处于静止状态，而是处在阴消阳长或阳消阴长的运动变化中。阴和阳之间的这种平衡不是静止的和绝对的平衡，而是在一定时间内、一定限度内，在“阴消阳长”“阳消阴长”之中维持着相对的动态平衡。以四时变化来说，从冬季到春季、夏季，气候从寒冷逐渐转暖变热，即是“阴消阳长”的过程；从夏季到秋季、冬季，气候从炎热逐渐转凉变寒，即是“阳消阴长”的过程。

阴阳的相互制约和相互消长，是事物运动变化的量变过程，它使事物处于相对的平衡状态，才有了生、长、化、收、藏等发展变化。

（四）阴阳相互转化

阴阳转化，是指阴阳对立的双方，在一定条件下可以各自向相反的方向转化，即阴可以转化为阳，阳可以转化为阴。阴阳的相互转化，是事物运动变化的质变过程，它代表着自然界新事物的产生。这种现象的发生取决于条件是否满足，如常说的“物极必反”，“极”便是指条件满足，事物的性质就要发生改变。

（五）阴阳交感

阴阳交感，是指阴阳二气在运动中相互感应而交合的过程。阴阳交感是万物化生的根本条件，没有阴阳交感，新的事物和新的生命就不能产生。

在自然界，天之阳气下降，地之阴气上升，阴阳二气交感，形成云、雾、雷电、雨露等；在人类，男女媾精，产生新的生命。

阴阳交感是在阴阳二气运动达到和谐状态下产生的。老子在《道德经》中说“道生一，一生二，二生三，三生万物。万物负阴而抱阳，冲气以为和”，讲的就是这个道理。阴阳二气处于不断的运动变化中，当它们在运动过程中相遇而处于和谐状态时，就会发生交感而孕育出新的生命。

四、阴阳学说在中医药学中的运用

阴阳学说贯穿于中医理论体系的各个方面，用来说明人体的组织结构、生理功能、病理变化，并指导临床诊断和治疗。

（一）说明人体的组织结构

人体是一个有机整体，人体内部充满着对立统一现象。

阴阳学说对人体的部位、脏腑、经络、气血等的阴阳属性，都做了具体划分。

就人体部位来说，人体的上半身属阳，下半身属阴；体表属阳，体内属阴；体表的背部属阳，腹部属阴；四肢外侧属阳，内侧属阴。

按脏腑功能特点分，肝、心、脾、肺、肾五脏为阴，胆、小肠、胃、大肠、膀胱、三焦这六腑为阳。五脏之中，心肺居上为阳，肝脾肾居下为阴；心肺之中，心推动血脉运行周身为阳，肺肃降自然界的清气为阴；肝脾肾之中，肝主疏泄为阳，肾主藏精为阴。每一脏又有阴阳之分，如心有心阴、心阳，肾有肾阴、肾阳，胃有胃阴、胃阳等。

经络也分为阴阳。属脏络腑主里为阴经，属腑络脏主表为阳经。如手三阳经与手三阴经、足三阳经与足三阴经。

在血与气之间，血为阴，气为阳。在气之中，营气在内为阴，卫气在外为阳，又称营阴卫阳。

人体部分结构阴阳属性归类表见表 2–2。

表 2–2　人体部分结构阴阳属性归类表

属性	表里	腹背	内外	上下	脏腑	气血	肾
阴	里	腹	内	下半身	脏	血	肾阴
阳	表	背	外	上半身	腑	气	肾阳

（二）说明人体的生理功能

人体的阴阳平衡是阴阳学说对人体生理状态的概括。

人体的阴阳平衡，体现在人体的阴精（物质）和阳气（功能）之间的对立统一。阴精是阳气的物质基础，没有阴精（物质），无以助推阳气（功能）运行；没有阳气（功能），就无以推动阴精（物质）化生。物质和功能的动态平衡，是人体生命活动的基础。

（三）说明人体的病理变化

人体的阴阳失调是阴阳学说对人体病理状态的概括。

人体的阴阳失调，取决于两方面的因素：一是正气，分为阴精和阳气；二是邪气，泛指所有致病因素，也分阴邪和阳邪。疾病的过程，是正气与邪气相互斗争的过程，其结果则可以用阴阳失调，即阴阳的偏盛或偏衰来概括。阴阳的偏盛，包括阳偏盛和阴偏盛；阴阳偏衰，包括阳偏衰和阴偏衰。阴平阳秘，精神乃治；阴阳离决，精气乃绝。阴阳失调如图 2–2 所示。

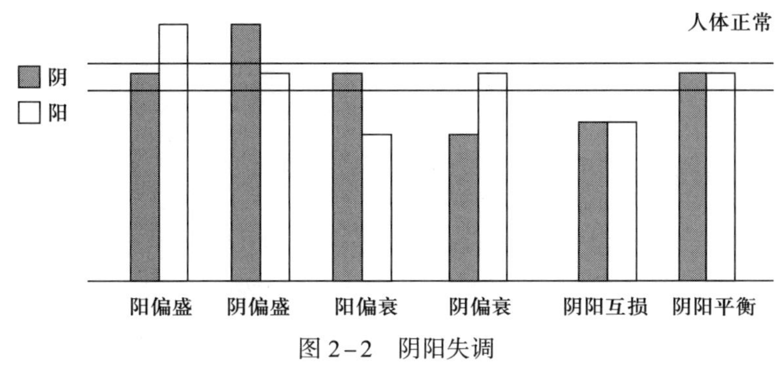

图 2-2　阴阳失调

（四）用于指导疾病的诊断

1. 阴阳是辨别证候的总纲

如八纲辨证中，表证、热证、实证属阳；里证、寒证、虚证属阴。

2. 阴阳分析四诊资料

如色泽鲜明者属阳，晦暗者属阴；语声高亢洪亮者属阳，低微无力者属阴；呼吸有力、声高气粗者属阳，呼吸微弱、声低气怯者属阴；喜冷者属阳，喜热者属阴；脉之浮、数、洪、滑等属阳，沉、迟、细、涩等属阴。

（五）用于指导疾病的防治

1. 确定治疗原则

调整人体阴阳是阴阳学说对人体疾病治疗原则的概括。所谓调整阴阳，就是损其有余，补其不足，恢复机体内阴阳的相对平衡。

2. 归纳药物的性能

阴阳学说可以用来概括药物的性能。药性有寒、热、温、凉四种，寒凉的药物能够减轻或消除机体的热象，相对为阴，如石膏；温热的药物能减轻或消除机体的寒象，相对为阳，如麻黄；五味有酸、苦、甘、辛、咸五种，辛、甘相对为阳，酸、苦、咸相对为阴；药物有升降浮沉的作用趋向，升浮相对为阳，沉降相对为阴。

药物治疗疾病的原理，就是用药物阴阳之偏，调整中和生病机体的阴阳之偏，如图 2-3 所示。故中药的毒性学说中，“是药三分毒，有病病受之，无病人受之”，任何药物都具备一定的偏性，这种偏性在治疗中起到以偏纠偏的作用。如果用药错误，就会出现火上浇油、雪上加霜等偏上加偏的毒副作用。

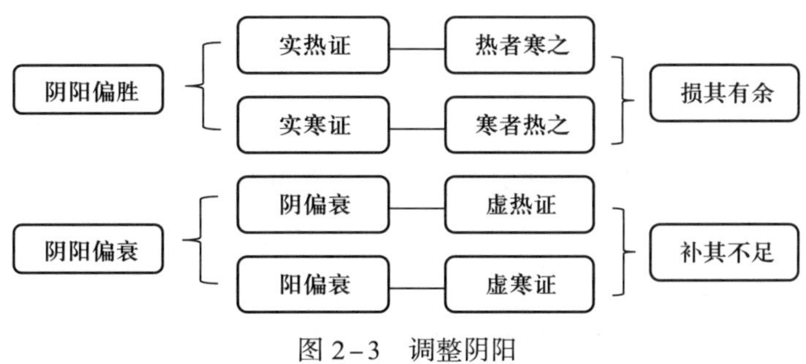

图 2-3　调整阴阳

模块二　五　　行

一、五行的基本概念

五行，即木、火、土、金、水五种物质及其运动变化。五行中的“五”，是指木、火、土、金、水五种构成世界的基本物质或基本元素；“行”（读作“xíng”），是指这五种物质的运动变化及其相互联系。五行并非静态的五种物质，而是五种物质之间动态的相互作用。

二、五行的特性和事物五行属性的归类

（一）五行的特性

五行的特性是对木、火、土、金、水五种物质的表象及性质直观抽象的理性概括，是分析、归纳各种事物现象的属性，进而研究其内部相互关系的基本依据。

1. 木的特性

“木曰曲直”，是指木具有生长、升发、能曲能伸、喜调达舒畅而恶抑郁的特性。

凡具有升发、伸展、条达特性的事物或现象，归属于“木”。

2. 火的特性

“火曰炎上”，是指火具有发热、温暖、向上的特性。

凡具有温热、升腾、茂盛特性的事物或现象，归属于“火”。

3. 土的特性

“土爰稼穑”，爰，通曰；稼，种植谷物；穑，收获谷物。稼穑，泛指人类种植收获谷物的农事活动。土具有载物、生化的特性，故称“土载四行，为万物之母”。

凡具有生化、承载、受纳特性的事物或现象，归属于“土”。

4. 金的特性

“金曰从革”，是指金具有能柔能刚、变革、肃杀、收敛、清洁的特性。

凡具有肃杀、收敛、清洁特性的事物或现象，归属于“金”。

5. 水的特性

“水曰润下”，是指水具有滋润、就下、闭藏的特性。

凡具有寒凉、滋润、下行、闭藏特性的事物或现象，归属于“水”。

（二）事物的五行分类方法

五行学说以天人相应为指导思想，以五行为中心，将自然界的各种事物和现象，以及人体的各种生理、病理现象，按其属性进行归纳，将人体的生命活动与自然界的事物和现象联系起来，形成了联系人体内外环境的五行结构系统，用以说明人体以及人与自然环境的统一性。

1. 类比分类法

取象比类，是古代人们认识事物的一种方式。凡物者而必有其质，任何事物的存在都必然有着其他事物所不具备的特征。“取象”，即从事物或现象的形态中找出最能反映本质的特

有征象；“比类”，是通过比较而归类，即以五行特性为基准，与某种事物所特有的征象相比较，以确定其五行归属。

如东方相对于南方、北方、西方，其最本质的特点是旭日东升，与木之升发特性相类，故东方归属于木；南方炎热，与火之炎上特性相类，故南方归属于火。相对于其他脏器，脾的生理功能特点是主运化、化生水谷精微，类于土之化物，故将脾归属于土；肺吸入自然界的清气而类于金之肃降，故将肺归属于金；等等。

2. 推演络绎法

推演络绎法是根据已知的某些事物的属性，延伸至与其相关的其他事物，得知这些新事物属性的推理方法。举例来说，已知肝属于木，而肝合胆，主筋，开窍于目，故胆、筋、目都属于木这一行；已知心属于火，小肠、脉、面、舌、喜与心相关，故亦归属于火。

五行学说以天人相应为指导思想，以五行为中心，以空间结构的五方、时间结构的五季、人体结构的五脏为基本框架，将自然界的各种事物和现象，以及人体的生理病理现象，按其属性进行归纳：具有生发、柔和特性者统属于木；具有阳热、上行特性者统属于火；具有生化、承载特性者统属于土；具有沉降、肃杀特性者统属于金；具有寒冷、滋润、就下、闭藏特性者统属于水。

将人体的生命活动与自然界的事物和现象联系起来，形成了联系人体内外环境的五行结构系统，用以说明人体以及人与自然环境的统一性。中医常用的事物五行属性归类表见表2-3。

表2-3　中医常用的事物五行属性归类表

自然界							五行	人体						
五音	五味	五色	五化	五气	五方	五季		五脏	六腑	五官	形体	情志	五声	变动
角	酸	青	生	风	东	春	木	肝	胆	目	筋	怒	呼	握
徵	苦	赤	长	暑	南	夏	火	心	小肠	舌	脉	喜	笑	忧
宫	甘	黄	化	湿	中	长夏	土	脾	胃	口	肉	思	歌	哕
商	辛	白	收	燥	西	秋	金	肺	大肠	鼻	皮	悲	哭	咳
羽	咸	黑	藏	寒	北	冬	水	肾	膀胱	耳	骨	恐	呻	栗

三、五行系统内部的相互关系

（一）五行系统的正常调节机制

五行的生克制化规律是五行结构系统在正常情况下的自动调节机制，如图2-4所示。

1. 相生规律

相生即递相资生、助长、促进之意。五行之间互相滋生和促进的关系称作五行相生。

五行相生的次序是木生火，火生土，土生金，金生水，水生木。

在相生关系中，任何一行都有“生我”“我生”两方面的关系，《难经》把它比喻为“母”与“子”的关系。“生我”的是“母”，“我生”的是“子”。所以五行相生关系又称“母子关系”。以火为例，生“我”者木，木能生火，则木为火之母；“我”生者土，火能生土，则土为火之子。余可类推。

2. 相克规律

相克即相互制约、克制、抑制之意。五行之间相互制约的关系称为五行相克。

五行相克的次序是土克水，水克火，火克金，金克木，木克土。

在相克关系中，任何一行都有“克我”“我克”两方面的关系。以土为例，“克我”者木，则木为土之“所不胜”。“我克”者水，则水为土之“所胜”。余可类推。

在上述生克关系中，任何一行皆有“生我”和“我生”，“克我”和“我克”四个方面的关系。

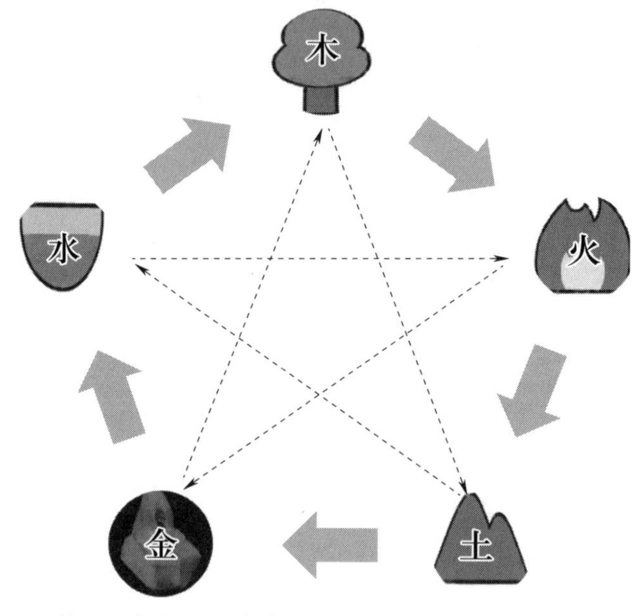

注：➡相生；-->相克。

图 2-4　五行生克制化

3. 制化规律

五行中的制化关系，是五行生克关系的结合。相生与相克是不可分割的两个方面，必须生中有克（化中有制）、克中有生（制中有化），相反相成，才能维持和促进事物相对平衡协调和发展变化。五行之间这种生中有制、制中有生、相互生化、相互制约的生克关系，称为制化。其规律是木克土，土生金，金克木；其余类推。

生克制化规律是一切事物发展变化的正常现象，在人体则是正常的生理状态。在这种相反相成的生克制化关系中，还可以看出五行之间的协调平衡是相对的。五行学说用这一理论来说明自然界气候的正常变化和自然界的生态平衡，以及人体的生理活动。

（二）五行系统的异常关系

五行生克制化关系遭到破坏时，就会出现母子相及和相乘相侮。

1. 母子相及

及，影响所及之意。母子相及即不正常的相生现象，也即病理现象。包括母病及子和子病及母两个方面。如木影响到火，叫作母病及子；木影响到水，叫作子病及母。

2. 相乘相侮

相乘相侮，实际上是反常情况下的相克现象。

（1）相乘规律

乘，即乘虚侵袭之意。相乘即相克太过，超过正常制约的程度，使事物之间失去了正常的协调关系。五行之间的相乘次序与相克次序相同，如木（肝）亢乘土（脾）证。

相克和相乘是有区别的，前者是正常情况下的制约关系，后者是正常制约关系遭到破坏的异常相克现象。在人体，前者为生理现象，后者为病理表现。

（2）相侮规律

侮，即欺侮，有恃强凌弱之意。相侮是指五行中的任何一行本身太过亢盛或相对亢盛，原来克制它的一行，不仅不能去制约它，反而被它反向克制，即反克，又称反侮，如木（肝）火刑金（肺）证。

四、五行学说在中医药学中的应用

（一）说明脏腑的生理功能及其相互关系

1. 划分人体的结构系统

肝与胆分属于木；心与小肠分属于火；脾与胃分属于土；肺与大肠分属于金；肾与膀胱分属于水，按此将人体分为五大系统。

2. 说明脏腑的相互促进及相互制约关系

五脏之间的相互促进关系，如肝藏血以济心，即木生火；心之热以温脾，即火生土；脾化生气血以充肺，即土生金等。五脏之间的相互制约关系，如肾阴的滋润，可制约心阳的亢烈，即水克火；心阳的升腾，可防止肺气的过于清肃，即火克金；肺气的清肃下降，可防止肝阳的上亢，即金克木等。

（二）解释脏腑之间病理上的相互影响

用相生关系可以说明疾病的传变，包括“母病传子”和“子病犯母”两个方面。如肾水为母脏，肝木为子脏，肾水不能滋养肝木而致肝阴不足，即“母病传子”。

用相克关系亦可说明疾病的传变，包括“相乘”传变和“相侮”传变两个方面。如肝火犯脾胃，属木乘土；肝火犯肺，属木侮金。

（三）用于疾病的诊断

因为五脏和五色、五音、五味及相关脉象的变化与五行有着一定的联系，所以临床诊断疾病时，可以综合四诊所得的资料，根据五行所属及生克乘侮变化规律，来诊断病情。如面见赤色，口苦，脉洪，可诊断为心火亢盛；面见青色，喜食酸味，脉弦，可诊断为肝病。若脾虚患者面见青色，为木来乘土；心脏病患者面见色黑，则为水来克火等。

（四）指导五脏疾病的治疗

1. 指导脏腑用药

不同的药物，有着不同的颜色和气味。色有青、赤、黄、白、黑，味有酸、苦、甘、辛、咸。根据五行归属理论，五色各入五脏，五味各入五脏。

2. 控制疾病的传变

根据母子相及和相乘相侮的疾病传变规律，一脏受病可波及其他四脏。因此，在治疗时除针对所病之脏进行处理外，还应调整其他脏腑，以控制其传变，如肝气过旺必乘脾土，治疗肝病时要实脾土而防传变。

3. 确定治疗法则

运用五行相生规律，确定相生治法，“虚则补其母，实则泻其子”，如“滋水涵木法”，水生木，即滋肾阴以养肝阴；“培土生金法”，土生金，即健脾气以补肺气。

运用五行相克规律，确定相克治法，如“抑木扶土法”，木克土，则疏肝健脾；“培土制水法”，土克水，则补脾利水。

4. 指导情志疗法

因为情志生于五脏，五脏之间存在着生克关系，所以情志之间也存在相互制约的关系。临床上可以用情志相互制约的关系，来达到治疗情志病的目的。

五、阴阳学说与五行学说的关系

阴阳学说和五行学说是中国传统文化认识世界的根本观点和方法，是中国古代朴素的自然观和方法论，是对物质运动规律（包括生命运行规律）的认识。

五行本原于阴阳之气，阴阳二气相互作用而产生五行。“阴变阳合而生水、火、木、金、土。五气顺布，四时行焉。”（《御纂性理精义・卷一》）。太极生阴阳，阴阳化五行。木火属阳而金水土属阴，而五行之中又各具阴阳，木之甲、火之丙、土之戊、金之庚、水之壬为阳，而木之乙、火之丁、土之己、金之辛、水之癸为阴。

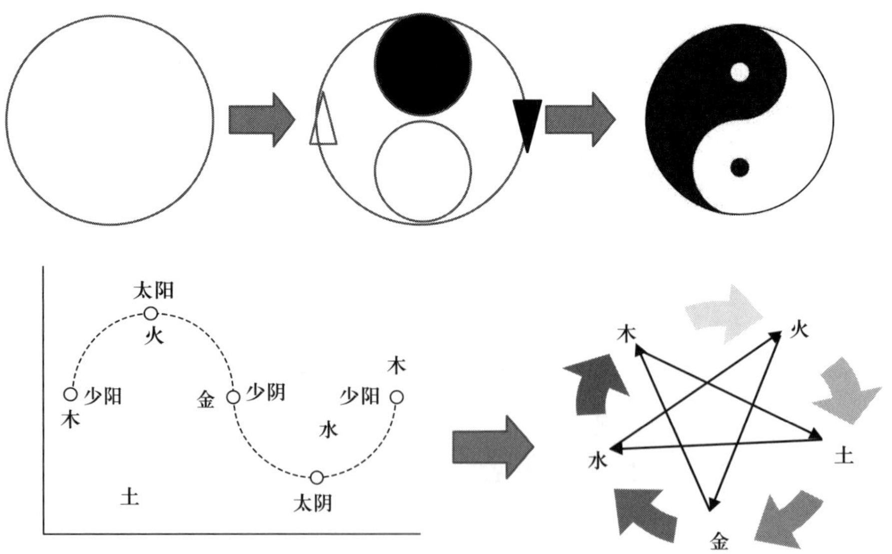

图 2-5　五行的形成

在图 2－5 中，万物初始，一片混沌，称为无极。气机运动，如环无端，形成了太极。运动中的对立制约关系形成了阴阳。阴阳的种种变化构成了五行。

在中医学领域中，阴阳学说和五行学说促进了中医学理论体系的形成和发展，贯穿于中医学理论体系的各个方面，构筑了中医学理论体系的基本框架。

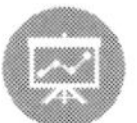

任务实施

请同学们查阅资料，在老师的指导下，帮助小明解决咳嗽的问题，并解答小明的疑惑：为什么下雪天服用西瓜霜含片，嗓子会更疼。治疗方案设计 1 见表 2－4。

表 2－4　治疗方案设计 1

类型	
诊断方法	
问诊内容	
诊断过程	
治疗原则	
方剂选择	
治疗方法	
注意事项	

请同学们查阅资料，在老师的指导下，帮助小明解决问题，并解答小明的疑惑：为什么天天躺着，还是出现了疲劳的症状。小明的疾病一定需要用药物治疗吗？有没有其他的办法可以改善小明的症状？治疗方案设计 2 见表 2－5。

表 2－5　治疗方案设计 2

类型	
诊断方法	
问诊内容	
诊断过程	
治疗原则	
方剂选择	
治疗方法	
注意事项	

通过上述相关知识，判断下面各种面色可能是由哪种脏腑病变所导致的，并写出该病的常见病因。五色主病和学习任务评价表分别见表 2－6 和表 2－7。

表 2－6　五色主病

颜色	五脏	主病	常见病因
青			
赤			
黄			
白			
黑			

表 2－7　学习任务评价表

序号	考核内容	考核标准	满分	得分
1	准备活动	资料查阅完整度（小组评价）	50	
2	课堂学习过程	提问及回答（过程评价）	10	
3	上课状态	是否集中精力（自我评价）	20	
4	任务实施	表格完成情况（教师评价）	10	
5	思考练习	得分（结果评价）	10	
合计			100	

思考与练习

1. 阴阳的最初含义是指（　　）。

A. 动静　　B. 天地　　C. 上下　　D. 日光的向背

2. 下列哪种生理功能属于阴（　　）。

A. 发散　　B. 兴奋　　C. 滋润　　D. 上升

3. 根据阴阳学说，下列哪种状态可相对称为阳（　　）。

A. 停滞　　B. 下行　　C. 凝聚　　D. 消散

4. 八纲辨证中，属阳的是（　　）。

A. 表　　B. 里　　C. 下　　D. 虚

5. “气为血之帅，血为气之母”体现了（　　）。

A. 阴阳转化　　B. 阴阳对立制约　　C. 阴阳消长　　D. 阴阳互根互用

6. 五行学说中，“木”的特性是（　　）。

A. 炎上　　B. 曲直　　C. 润下　　D. 稼穑

7. 下列（　　）不属于五行之“金”。

A. 六腑之大肠　　B. 五志之恐　　C. 五化之收　　D. 五色之白色

8. 根据五行相克规律，肝的所不胜是（　　）。

A. 心　　B. 肾　　C. 脾　　D. 肺

9. 按五行生克关系，肝为心之（　　）。

A. 子　　B. 母　　C. 所胜　　D. 所不胜

10. 中医认为世界的本源是（　　）。

A. 气　　B. 阴阳　　C. 五行　　D. 神

课题二

认识中医体系下的人体生理

任务三　认识中医的五脏六腑

任务目标

1. 掌握五脏六腑的生理功能；五脏六腑、形体官窍、五志、五液的关系。
2. 熟悉奇恒之腑、脏腑之间的关系。
3. 了解人体的生命活动与五脏调节。

任务引入

学校教师王某，女，39 岁，长期失眠，有 2 年多，每天晚上就寝时间为 9 点半左右，但入睡困难，基本上在午夜 12 点之后才能入睡，常做梦，易醒，醒后难以再次入睡，并伴有心慌等表现。早上起来后常感觉全身无力，困倦，食欲不振，月经量较多，舌质淡，苔薄白，脉细弱。

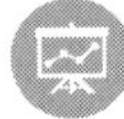

任务分析

案例中的不寐（失眠）与多梦往往与心和脾有关，因为心主神明，脾为气血生化之源。通过完成本次任务学习，需要归纳五脏六腑的生理功能，完成对五脏六腑引起的一系列症状的病因和病机分析。

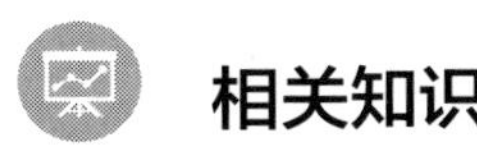

相关知识

模块一　五脏六腑

中医通过观察人体的外部征象来系统地研究人体脏腑的生理功能、病理变化及其相互关系的理论，称为藏象学说。

藏象学说的主要特点体现在两个方面。一是以五脏为中心的整体观。它以五脏为中心，配合六腑及五体、官窍，以精、气、血、津液为物质基础，以经络系统为通道，联系成为五个功能系统。二是一脏一腑通过经络相互络属，形成阴阳表里关系。

五脏是化生和贮藏精气的内脏，它的特点是“藏而不泻”“满而不实”。因为五脏所藏的精气处于充满的状态，不能外泄，故有精气之满而无水谷之实；六腑是受盛和传化水谷的内脏，它的特点是“泻而不藏”“实而不满”。因为六腑中的水谷处于传化状态，不能停滞，故有水谷之实而无精气之满。五脏，即肝、心、脾、肺、肾的合称；六腑，即胆、小肠、胃、大肠、膀胱、三焦。

一、心系统

（一）心系统的组成

心系统由心及手少阴心经、小肠及手太阳小肠经、脉及面、舌等构成，如图 3－1 所示。

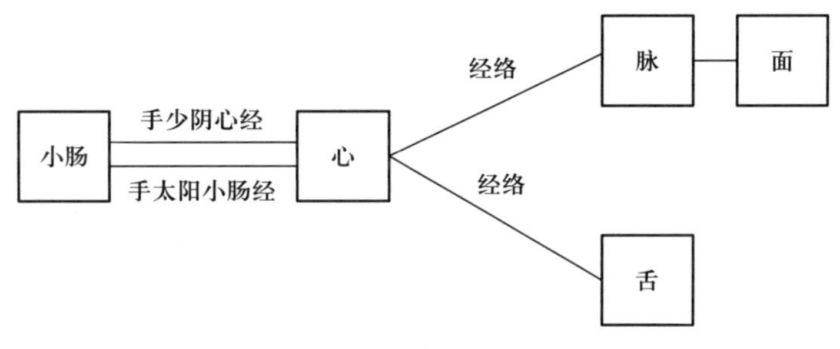

图 3－1　心系统的组成

（二）心的主要生理机能

1. 心主血脉

心主血脉是指心推动血液在脉中运行的功能。心脏和脉管相连，形成一个密闭的系统，血液通过心的推动运行于脉中。

心要完成主血脉的生理功能，必须具备三个条件，如图 3－2 所示。

（1）心气充足。心气是推动血液的动力，心脏搏动是心气的主要运动形式。心脏是人体血液循环的枢纽。

（2）脉管通畅。脉管为血之府，是血液运行的通道。

（3）血液充盈。血液必须充盈于脉中，才能正常运行。

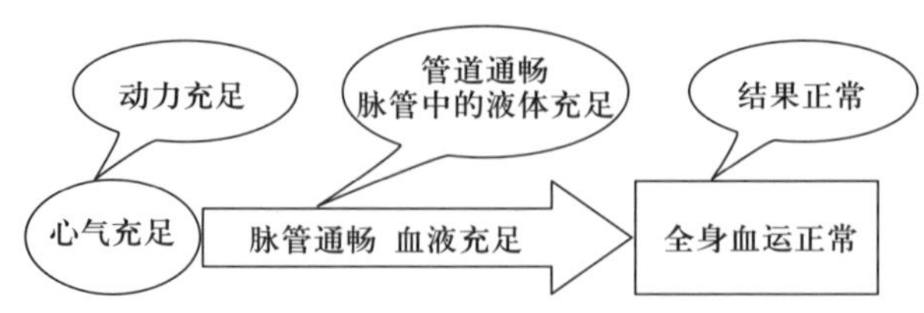

图 3-2　心生理功能的必备条件

心主血脉的功能正常与否，可以从面色、舌象、脉象和胸部的感觉中体现出来。心气充沛，血液充盈，脉道通利，则面色红润、舌色淡红润泽、脉象和缓有力、胸部舒畅；若心血亏虚，则可见面色淡白无华、舌质淡白、脉细无力，常觉心悸；若心血瘀阻，则见面色青紫、舌质紫暗或有瘀点、瘀斑，脉涩或结代，心前区憋闷疼痛等；若心火亢盛，可见面色红赤，舌尖红赤、起芒刺，口舌生疮等。

2. 心主藏神

心主管人的精神、意识和思维活动及一切生理活动，又称心主神志或心主神明。神有广义和狭义之分。广义的神，是指人体生命活动的外在表现，如人的整体形象以及面色、眼神、言语、肢体活动和姿态等。狭义的神，是指人的精神、意识和思维活动。

中医认为，人的精神、意识和思维活动与五脏均有关，但主要属于心的生理功能。心主藏神的生理功能正常，则表现为精神振奋、神志清晰、思维敏捷、对外界信息反应灵敏和正常。若心不藏神，就会出现精神、意识、思维活动的异常，如失眠多梦、神志不宁、谵语、狂乱，或精神萎靡、反应迟钝、昏不识人等。

心主藏神的功能与心主血脉的功能是分不开的。血液是心神活动的物质基础，所以心主藏神的功能只有通过心主血脉的功能才能实现，如图 3-3 所示。

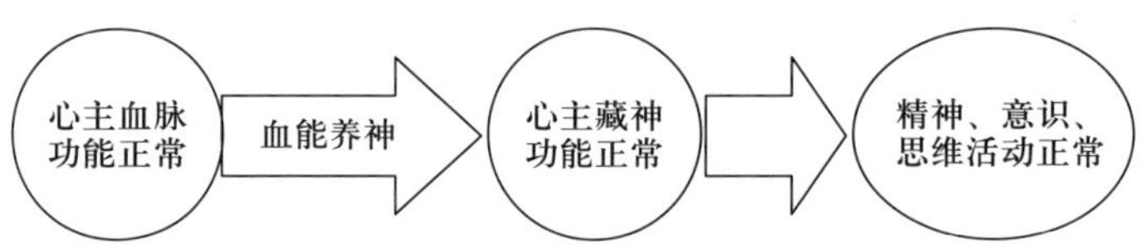

图 3-3　心主血脉与心主藏神的关系示意

（三）心与五体、五官九窍、五液、五志的关系（见图 3-4）

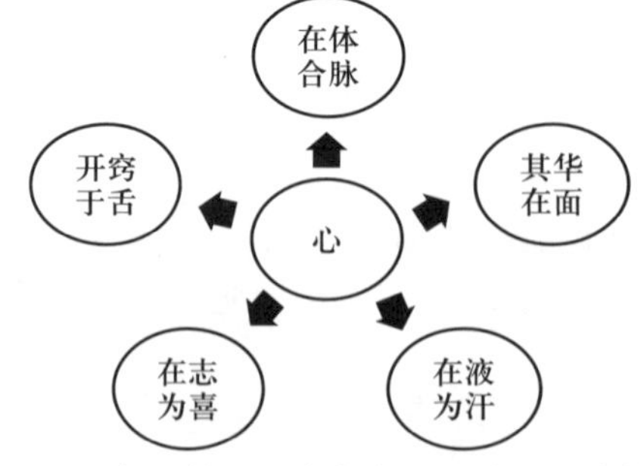

图 3-4　心与五体、五官九窍、五液、五志的关系

1. 心在体合脉，其华在面

心在体合脉，是指心与五体中的脉有密切关系，即心的功能状态，可以从脉搏中反映出来。这是因为心与脉在结构上是相连的；心具有主血脉的功能，全身的血和脉都由心所主，所以心的功能正常，则脉搏和缓有力、节律均匀；心血不足或心气不足，则脉象细弱无力；若心血瘀阻，则脉象涩或结、代等。

心其华在面，是指心的功能状态可以从面部的色泽反映出来。由于心主血脉，而面部的血管丰富且皮肤薄嫩，因而易于观察心主血脉的功能状况。若心的功能正常，则面部红润有色泽；若心气不足或心血不足，则面色淡白无华；若心血瘀阻，则面唇青紫。

2. 心开窍于舌

心开窍于舌是指心的功能状态可以从舌的色泽反映出来。其原理如下。其一，心经的经筋和别络，均上系于舌。心之气血可以通过经脉上输于舌。其二，心主血脉，而舌面上无表皮覆盖（被覆黏膜），且血管丰富，易于观察。舌是发音器官之一，有助于语言的表达。

若心的功能正常，则舌体红润光泽、语言流利；若心阳虚弱，则舌体淡白胖嫩；若心阴亏虚，则舌质红绛、瘦薄；若痰迷心窍，则舌强而语言不利；若心火上炎，则口舌生疮。

3. 心在液为汗

心在液为汗是指五液中的汗与心的功能关系密切。汗为津液所化，血与津液又同源，津液是血液的重要组成部分，而血又为心所主，故有“汗为心之液”之说。

人在精神紧张或受惊时，往往出汗增多、面红、脉数。心气不足、心阳不足，则可出现自汗；心阳暴脱，则可见大汗淋漓。汗出过多，也会损伤心阴和心阳。

4. 心在志为喜

心在志为喜是指在五志中的喜与心的功能有密切关系。这是因为五志皆以五脏精气为物质基础，喜以心血为物质基础。

心的功能正常，能使人保持良好的心境和积极的情绪；适度的喜，能缓和人的紧张情绪，使人精力充沛、正气充沛、气血畅通而健康少病。但过喜则会伤心，使心的功能过亢，则人喜笑不休；如心的功能不及，则人易悲。

（四）小肠的生理功能

1. 主受盛和化物

小肠主受盛是指小肠具有接受胃传下来的食糜状态的水谷并贮存一定时间的功能。小肠主化物是指小肠具有进一步消化食糜状态下的水谷的功能。

2. 主分别清浊

小肠主分别清浊是指小肠能将消化后的食物分成清、浊两部分，又称分清别浊。清，是指水谷精微，水谷精微经小肠吸收后，通过脾的升清作用上输心肺，化生气血津液。浊，是指食物糟粕，小肠将其再分成两部分，液体糟粕入膀胱而成尿，固体糟粕传至大肠形成粪便，分别从前后二阴排出体外。

小肠受盛和化物功能正常，则消化功能正常，二便正常；小肠受盛和化物功能失职，可出现腹部胀痛、腹泻等症状。

（五）心与小肠的关系

五脏和六腑之间，通过经脉互相络属形成表里关系。脏属阴，为里，其经脉属脏络腑；腑属阳，为表，其经脉属腑络脏。属于表里关系的脏腑，在生理上相互配合，在病理上相互影响。

心与小肠通过经脉互相络属形成表里关系。手少阴心经属心络小肠，手太阳小肠经属小肠络心。心属阴为里，小肠属阳为表。

在生理上，心与小肠的功能相互促进。心之阳气可循经脉下降于小肠，温煦小肠，促进小肠的受盛化物、分别清浊功能；小肠吸收精微，化生气血，使心有所主，神得所养。

在病理上，心与小肠的病变会相互影响。心火可循经下移小肠，导致小肠实热，灼伤津液，出现小便频数、短赤、灼热疼痛等症状；小肠实热可循经上熏于心，导致心火上炎，出现心烦、面赤、失眠、舌尖红赤或口舌糜烂等症状。

二、肺系统

（一）肺系统的组成

肺系统由肺及手太阴肺经、大肠及手阳明大肠经、皮及毛、鼻等构成，如图3－5所示。

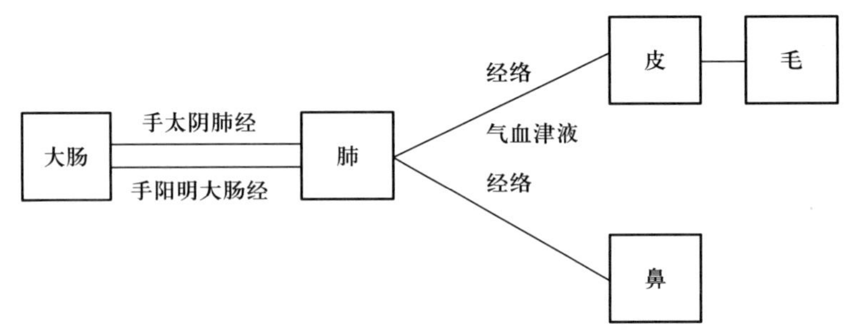

图3－5　肺系统的组成

（二）肺的生理功能

1. 肺主气、司呼吸

（1）肺主呼吸之气，这是指肺具有吸入自然界清气和排出身体内浊气的功能。肺是体内外气体交换的场所，通过肺的呼吸，吸入自然界的清气，呼出体内浊气。肺不断地吸清呼浊，吐故纳新，直接影响着气的生成，调节着气的升降出入运动，从而保证了人体新陈代谢的正常进行。

肺的主呼吸功能正常，则气道通畅，呼吸平稳均匀；如邪气犯肺，影响肺的呼吸功能，则可见咳嗽、喘促、胸闷、呼吸不利等症。

（2）肺主一身之气，这是指全身各脏腑之气都归肺主管。肺主一身之气包括气的生成和气机的调节两方面。对于气的生成，人体一身之气的生成，特别是宗气的生成，与肺有密切关系。肺吸入的自然界的清气和脾胃运化的水谷精微，是生成气（特别是宗气）的主要来源。肺的呼吸功能正常与否，不仅影响宗气的生成，也影响全身之气的生成。肺气虚不仅会出现呼吸功能减弱，而且直接影响一身之气，会使人出现少气懒言、声音低弱、倦怠乏力等症。

对于调节全身气机，肺的呼吸运动，即是气的升降出入运动的具体表现形式。肺有节律的一呼一吸，对全身之气的升降出入运动起着重要的调节作用。

肺主一身之气的功能正常，各脏腑之气才能旺盛。反之，肺主一身之气的功能失常，会影响宗气的生成和全身之气的升降出入运动。

2. 肺主宣发和肃降

肺主宣发是指肺气具有向上、向外的升宣和布散的功能。肺主宣发包括三方面的含义，如图 3-6 所示。①呼出浊气：体内新陈代谢过程中所产生的浊气，通过血液的运载，经肺的呼气功能排出体外。②布散水谷精微和津液：肺可将脾胃所运化的水谷精微和津液，向上、向外布散于周身及体表。③宣发卫气：肺将卫气宣发至体表肌肤，以发挥卫气温煦、防御和调节汗孔开合的作用。

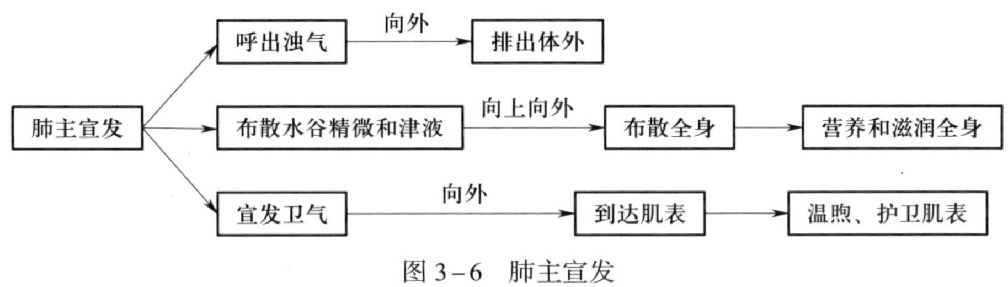

图 3-6　肺主宣发

肺主宣发的功能正常，肺主呼吸的功能才能正常，才可顺利呼出体内浊气，保证呼吸均匀；宣发正常，津液、精微布散于周身及体表，则皮毛润泽；卫气布散于肌表，腠理致密，则邪气不易入侵，人体不易感受外邪。

病理情况下，肺气失宣，浊气不能顺利呼出，可见胸闷、憋气、气促、咳喘等症；水谷精微和津液不能布达周身及体表，可见皮毛枯槁、憔悴，痰饮、水肿等症；卫气不能到达肌表，腠理开合失常，可见自汗、易感冒或无汗等症状。

肺主肃降是指肺具有向下通降和肃清呼吸道异物的功能。肺主肃降主要包括以下三个方面，如图 3-7 所示。①吸入清气：通过肺的肃降吸入自然界的清气，并向下布散，由肾来摄纳。②肃降水谷精微和津液：肺在脏腑中，位置最高，肺可将水谷精微和津液向下布散，并将代谢后的津液送至肾，化为尿液，下输膀胱。③清除异物和病邪：肺可将呼吸道的异物和病邪清除，保持呼吸道的清洁和无邪状态。

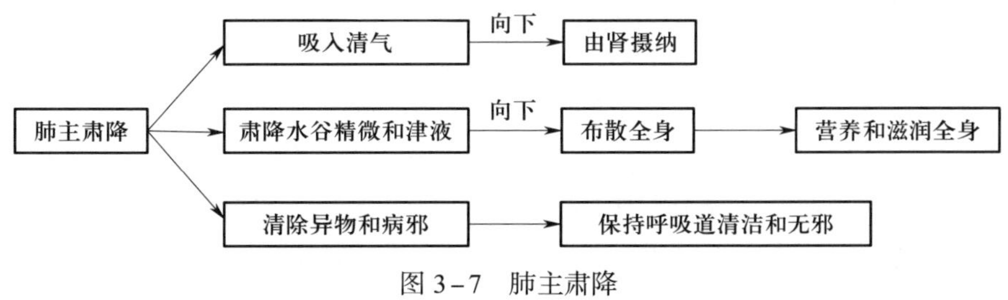

图 3-7　肺主肃降

肺的肃降功能正常，水谷精微、津液布散于各脏腑器官，以保证其功能正常；清气吸入并摄纳于肾，则呼吸均匀并有一定深度；呼吸道清洁无邪，则肺部少病。

肺的肃降功能失常，精微和津液不能布散，代谢后的津液不能化为尿液排出体外，可见水肿、痰饮、小便不利等症；肺气不降，清气不能下降于肾，可见呼吸表浅、气促等症；肺内异物和病邪不能清除，可引起咳嗽、气喘等多种疾病。

肺的宣发和肃降是相反相成的矛盾运动的两个方面。在生理情况下，肺的宣发和肃降功能相互依存、相互制约。如肺的宣发功能失常，则肺的肃降功能也不能正常。病理情况下，若宣发和肃降的功能失去平衡，就会发生肺失宣发或肺失肃降的病变。

3. 肺主通调水道

肺的宣发、肃降具有疏通和调节体内津液的输布、运行和排泄的功能。通调水道主要体现在以下两方面。①宣发疏通上部、外部的水道。肺通过宣发作用，将津液向上和向外布散于周身及体表，并通过宣发卫气，使一部分代谢后的津液转化为汗液，经汗孔排出体外。②肃降促进津液下行。肺通过肃降作用，将津液向下输布于各脏腑器官以滋润、营养，一部分代谢后的津液经过肾和膀胱的气化作用生成尿液，排出体外。由于肺具有主通调水道的功能，故有“肺主行水”之说；又由于肺居上焦，因此又有“肺为水之上源”之说。

如肺的宣发、肃降功能正常，水道通畅，人体各脏腑组织器官得到津液的滋润、营养，汗液、尿液的排泄也正常。若肺失宣降，则津液不布；津液停聚体内，则见汗、尿排泄异常，且还会发为水肿、痰饮等病证。

4. 肺朝百脉、主治节

肺朝百脉是指肺与百脉相通，全身的血液都要通过百脉会于肺，经过肺的呼吸实现身体内外的气体交换。肺主治节是指肺对全身起治理调节作用。肺主治节主要体现在以下四方面。①调节呼吸运动：通过肺主呼吸、朝百脉，将浊气排出体外，将清气输送到全身。②调节全身气机：通过肺主呼吸、朝百脉，呼吸之气的升降出入，对全身气机起调节作用。③辅助心的功能：通过肺主呼吸、朝百脉，自然界之清气与脾胃运化的水谷精微结合生成宗气，贯心脉推动血液运行。④调节水液代谢：通过肺主宣发、肃降，通调水道，调节津液的输布和排泄。因此，肺朝百脉、主治节的功能，是对肺的主要生理功能的高度概括。

综上所述，肺的生理功能是主气，主宣发、肃降，主通调水道，朝百脉、主治节。其特征是在五行中属金，为娇脏，易感外邪。因在脏腑中位置最高，被称为“华盖”，又近于心，被称为“相傅之官”。

（三）肺与五体、五官九窍、五液、五志的关系

1. 肺在体合皮，其华在毛

肺在体合皮，其华在毛是指五体中的皮及毛的功能和荣枯与肺的功能有密切关系。皮毛包括人体的皮肤、汗孔和毫毛；皮肤覆盖在身体表面，是抵御外邪的屏障，具有防止外邪入侵、排汗、调节体温和辅助肺呼吸的作用。肺与皮毛的关系，主要体现在以下两方面。①肺输精于皮毛：肺的宣发能将水谷精微、津液、卫气布散于体表，温润皮毛，使皮毛具有正常的防御外邪的功能。②皮肤有助肺呼吸的功能：汗孔又称“气门”或“玄府”，汗孔的开合有辅助肺呼吸的功能。

正常情况下，人的体温恒定，是因为人的产热与散热达到平衡状态，靠肺的宣发将津液输于皮肤，化为汗液而排出体外，通过排汗来散热，调节体温，而使人在气候炎热、衣被厚或运动量大而产热多时，不至于生病发热。

肺的功能正常，则腠理致密，毫毛润泽，体温正常，人体健康少病；如肺气虚弱，宣发失常，则腠理疏松，可见毫毛枯槁、自汗、发热、易感冒等症状；若寒邪袭表，肺宣发失常，汗孔闭塞而影响肺呼吸功能，则见无汗而喘等症。

2. 肺开窍于鼻

鼻的通气、嗅觉、助发音等功能与肺密切相关。鼻是肺系的组成部分，是呼吸道的入口。若肺气和，则呼吸通利，嗅觉灵敏；如肺有病变，则可见鼻塞流涕，嗅觉失灵等症状。

3. 肺在液为涕

涕是鼻内分泌无色透明的津液，有滋润鼻窍的作用。肺功能正常，则涕的分泌量适宜，鼻腔润泽而涕不外流；如邪气犯肺，涕的色、质、量均可改变，如风寒犯肺，涕质清稀色白；风热袭肺，涕质稠色黄；燥邪犯肺，鼻腔干燥无涕。所以根据涕的色量质的不同变化，可判断肺功能是否正常和致病邪气的性质。

4. 肺在志为悲（忧）

悲、忧均是不良的刺激所产生的消极情绪活动，悲是悲伤，忧是忧愁。悲和忧的含义略有区别，悲是对已经出现的不幸而产生的悲伤、痛苦的情绪活动；忧是对可能会发生的不幸而产生的忧虑、担心的情绪活动。悲和忧对人体的生理活动的影响基本上相同。所以，有“肺在志为悲”或“肺在志为忧”之说。如肺的功能失职，则对外界非良性刺激的反应耐受性降低，极易产生悲伤和忧愁的情绪活动；悲和忧的情绪活动也容易影响肺的主气功能，使肺气生成不足，所以悲（忧）过度最易损伤肺气，而出现胸闷、气短等症。

肺与五体、五官九窍、五液、五志的关系如图 3－8 所示。

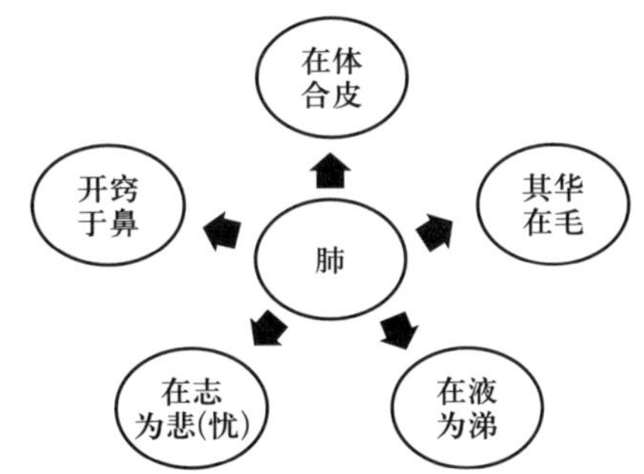

图 3－8　肺与五体、五官九窍、五液、五志的关系

（四）大肠的生理功能

大肠主要用于传导糟粕。大肠接受小肠传下的食物残渣，吸收其中的部分水分，其余变成粪便排出体外。如大肠传导功能正常，则大便通畅，干湿适中。若大肠虚寒，无力吸收水分，则会肠鸣、腹痛、泄泻等症状；大肠实热，肠道失润，则会大便干燥、排出困难等。

（五）肺与大肠的关系

手太阴肺经属肺络大肠，手阳明大肠经属大肠络肺。肺与大肠通过经脉互相络属而构成表里关系。肺为脏属阴主里，大肠为腑属阳主表。

生理上，肺气肃降，使津液下行滋润大肠，有利于促进大便排泄糟粕。大肠传化糟粕，也有利于肺气的肃降，使呼吸均匀而保持一定的深度。肺与大肠的功能是互相促进的。

病理上，肺与大肠的疾病可以通过经脉表里相传。如肺气虚失于肃降或肺热伤津，则津液不能下行，大肠失润，可出现大便不通的病变；若大肠实热，腑气不通，也会影响肺气的肃降，而见胸闷、咳喘等症。

三、脾系统

（一）脾系统的组成

脾系统由脾及足太阴脾经、胃及足阳明胃经、肉及唇、口等构成，如图 3－9 所示。

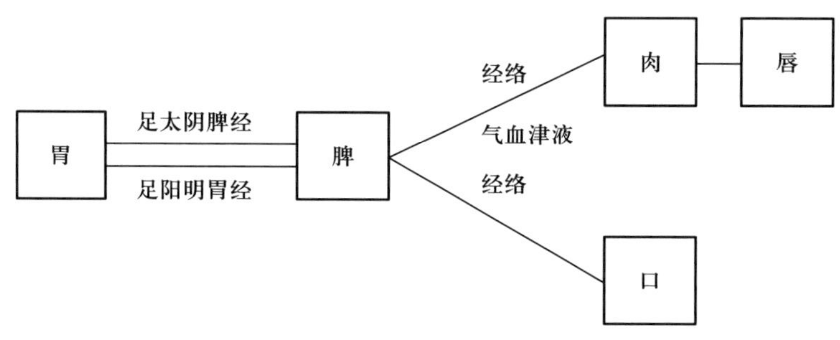

图 3－9　脾系统的组成

（二）脾的生理功能

脾的生理功能如图 3－10 所示。

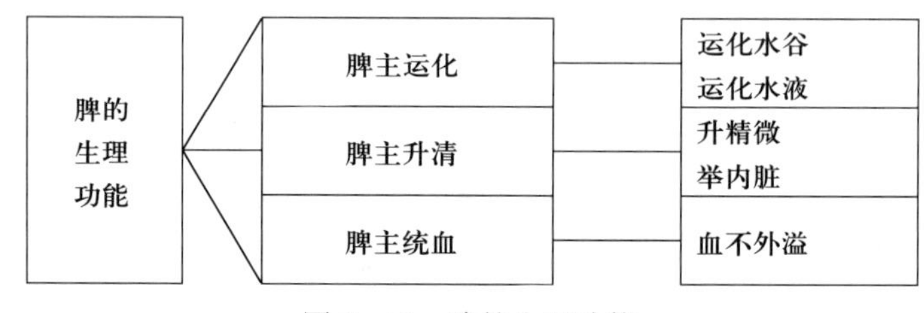

图 3－10　脾的生理功能

1. 脾主运化

脾具有将水谷化为精微，并将精微转输到全身的功能。脾主运化包括两方面。

（1）运化水谷，是指脾具有消化水谷和吸收、输布精微的功能。饮食入胃后，必须依赖于脾的运化功能，才能将水谷转化为精微物质，转输到心肺，布散于全身，从而使各个脏器得到充足的营养，以维持正常的生理功能。

脾气健运（即运化水谷的功能正常），气血就旺盛，脏腑、形体、官窍得其养，功能就健全；如脾失健运，则水谷运化障碍，可出现腹胀、食少、腹泻、消瘦、四肢无力等症状。所以古人称脾为“后天之本”“气血生化之源”。

（2）运化津液，是指脾具有吸收、输布津液的作用，又称运化水湿。脾能将津液吸收转输到全身，并将多余的津液输送到肺、肾和膀胱等脏腑。如脾气健运，则津液代谢平衡；若脾失健运，则津液代谢障碍，可见痰饮、水肿、腹泻等病变。

2. 脾主升清

脾气的运动特点是以上升为主。具体表现在升精微和举内脏两方面。

（1）升精微，是指脾气能将水谷精微等营养物质向上输入心肺，通过心肺的作用化生气血津液，营养全身及头目。

如脾能升清，则水谷精微能被正常吸收和输布，气血化生充足，机体生命活动就旺盛；若脾气不升，则水谷精微吸收和输布障碍，气血化生不足，可引起神疲乏力、头晕目眩、腹胀、泄泻等症状。

（2）举内脏，脾气上升能维持内脏位置的相对恒定，防止内脏下垂。如脾气虚弱，升举无力，可导致某些内脏下垂，如胃下垂、肾下垂、子宫脱垂、直肠脱垂（脱肛）等。临床上在治疗这些内脏下垂的病变时，采用补益脾气的方法，常能收到明显的效果。

3. 脾主统血

脾有控制血液在经脉中运行而不外溢的功能。脾的统血功能是通过气的固摄作用来实现的。脾为气血生化之源，脾气旺盛则气能摄血。

脾气健运，则气血充盈，血随气行，血行脉中不外溢；若脾失健运，气血化源不足，则气虚不能摄血，引发各种出血。脾不统血之出血的特征是，多为肌肉皮下出血，病势缓，血色浅淡、质稀，并伴有气虚证的表现。

综上所述，脾的生理功能是主运化、升清，主统血。特点是在五行中属土，以升为健，喜燥恶湿。其与胃被合称为“气血生化之源”“后天之本”和“仓廪之官”。

（三）脾与五体、五官九窍、五液、五志的关系

1. 脾在体合肉，其华在唇

肉又称肌肉，包括现代解剖学所称的肌肉组织、皮下组织和脂肪。脾在体合肉是指全身的肌肉都要依赖脾运化的水谷精微来营养。四肢肌肉最发达，活动量大，四肢肌肉状况最能体现脾在体合肉。所以中医有“脾主四肢”之说。如脾气健运，则四肢肌肉丰满、壮实有力、活动轻健；若脾失健运，则四肢倦怠、肌肉消瘦。

脾其华在唇，口唇表面的黏膜能够清晰地反映口唇肌肉的血色。脾为气血生化之源，口唇色泽能很好地体现脾胃功能状态和全身的营养状态，所以说“脾其华在唇”。如脾气健运，则口唇红润有泽；若脾失健运，则口唇淡白无华。

2. 脾开窍于口

脾的运化功能好坏可从饮食口味反映出来。口腔是进食、辨味、泌涎和磨食等的官窍。若脾气健运，则食欲和口味正常。若脾失健运，则可出现食欲不振、口淡乏味。湿邪困脾，可见口甜而黏等症状。

3. 脾在液为涎

涎的量和质可反映脾的功能。涎是较清稀的口中津液，有滋润口腔、湿润食物和助饮食

消化作用。若脾气健运，则涎分泌适度，不溢于口腔之外；若脾胃阴虚，则涎分泌量少，而见涎少口干、吞咽不利、饥不欲食的现象；若脾胃湿热，则可出现口中黏涎；脾胃不和，则可出现涎多、流涎等症状。

4. 脾在志为思

脾在志为思是指脾与五志中的思有密切关系。思虽为脾之志，但思发于脾而成于心，亦与心主神志的功能有关。正常的思考对人体的生理活动无不良影响，但思虑过度，所思不遂，则可致脾气滞结，运化失常，而见不思饮食、脘腹胀满等症状。

（四）胃的生理功能

1. 胃主受纳和腐熟水谷

胃具有接受和容纳食物，并将饮食物进行初步消化形成食糜的作用。饮食物经口咀嚼后，由食道、贲门而入胃，由胃接受和容纳，所以胃又有“太仓”和“水谷之海”之称。饮食物进入胃中，经胃气和胃津的初步消化腐熟而形成食糜。

胃受纳、腐熟水谷的功能正常，则消化吸收功能正常。如胃气虚弱，受纳和腐熟功能减弱，则可见少食纳呆、大便稀溏等症状；如胃火亢盛，则腐熟功能亢进，出现消谷善饥、胃中嘈杂等症。

2. 胃主通降

胃将腐熟后的食糜下传小肠，并促进糟粕下传大肠。食物入胃，经胃的腐熟后，形成食糜下传小肠，在小肠进一步消化。食糜向小肠的通降，又促进了糟粕下传大肠和粪便排出体外。因此，胃主通降作用还包括对小肠、大肠的作用。

胃通降功能正常，则食欲正常，大便通畅；胃失和降，则会出现恶心、呕吐、嗳气、呃逆、厌食、大便不通等症。

（五）脾与胃的关系

脾与胃通过经脉互相络属形成表里关系。足太阴脾经属脾络胃，足阳明胃经属胃络脾。脾属阴为里，胃属阳为表。

在生理上，脾与胃的功能互相促进，主要表现在三方面。①脾化胃纳，相辅相成。胃主受纳和腐熟水谷，脾主运化水谷，共同完成水谷的摄取与消化、精微的吸收和转输。脾与胃相互配合，人才能不断地摄取饮食物，补充营养，化生气血，以营养全身。②脾升胃降，相反相成。脾主升清，精微得以上升于肺，输布全身，并促进浊气下降；胃主降浊，胃降才能把受纳腐熟的水谷下传至肠，肠中糟粕得以下传，排出体外，并促进清气上升。③一燥一湿，燥湿相济。脾为阴脏，喜燥而恶湿；胃为阳腑，喜润而恶燥。脾运化津液，胃才得津以润，胃得津润，胃气才得以降；水津降，脾才得以运化津液以燥湿。

因为脾胃在生理功能上的相互联系，所以在病理上，疾病也可以通过经脉表里相传。主要表现在两方面。①纳化失调：脾不能运化，则胃不能纳食，出现食少纳呆等症状；同样，胃不能腐熟也会影响脾的运化，出现腹胀、便溏、泄泻等症。②脾胃升降失调：脾不升清，可导致胃不降浊，在出现眩晕、泄泻等症状的同时，可出现恶心呕吐、脘腹胀满等症状；反之，胃气不降也会影响脾的升清。

四、肝系统

（一）肝系统的组成

肝系统由肝及足厥阴肝经、胆及足少阳胆经、筋及爪、目等构成，如图 3－11 所示。

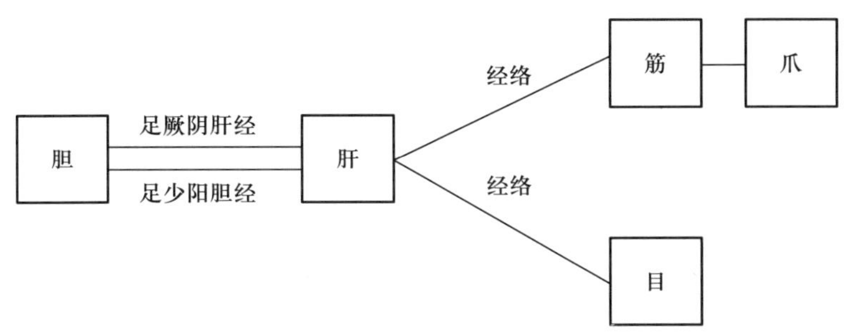

图 3-11　肝系统的组成

（二）肝的生理功能

肝的生理功能如图 3－12 所示。

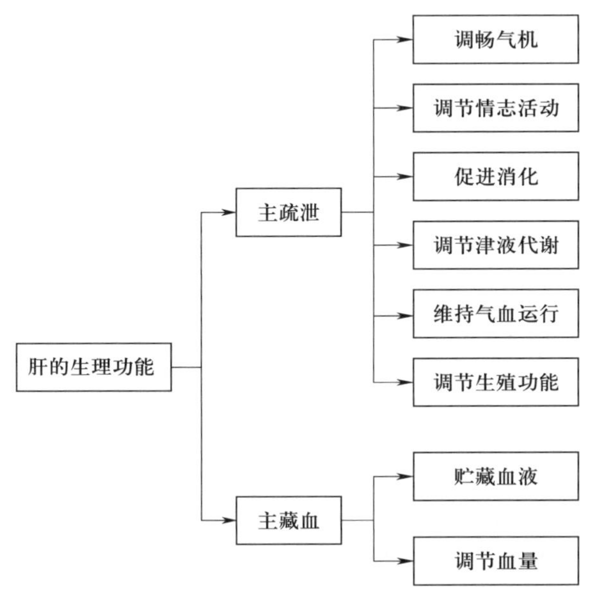

图 3－12　肝的生理功能

1. 肝主疏泄

肝主疏泄，是指肝具有疏通、舒畅、条达以保持全身气机疏通畅达，通而不滞，散而不郁的作用。肝主疏泄是保证机体多种生理功能正常发挥的重要条件。疏，即疏通，疏导。泄，即升发，发泄。肝主疏泄在人体生理活动中的主要作用有六个方面。

（1）调畅气机。气机是气的升降出入运动。气机升降出入过程是通过脏腑的功能活动而实现的。人体脏腑经络、气血津液、营卫阴阳，无不赖气机升降出入而相互联系，维持其正常的生理功能。

（2）调节情志活动。肝的疏泄功能正常时，肝气舒畅条达，人就能较好地协调自身的精神情志活动，表现为精神愉快、思维灵敏、血气和平等。若肝的疏泄功能不正常（肝失疏泄），则易于引起人的精神情志活动异常。疏泄不及，则表现为郁郁寡欢、多愁善虑等。疏泄太过，则表现为烦躁易怒、头胀头痛、面红目赤等。

（3）促进消化。肝对脾胃有促进消化吸收的作用，同时能协调脾胃的气机升降，促进胆汁的分泌与排泄。

（4）调节津液代谢。肝脏是通过其疏利调达三焦脏腑气机的作用，来调节体内的津液代谢活动的。

（5）维持气血运行。肝的疏泄能直接影响气机调畅。只有气机调畅，才能充分发挥心主血脉、肺助心行血、脾统摄血液的作用，从而保证气血的正常运行。

（6）调节生殖功能。男子的排精、女子的排卵和月经来潮都与肝的疏泄功能密切相关。

2. 肝主藏血

肝具有贮藏血液和调节血量的功能。

（1）贮藏血液。血液来源于水谷精微，生化于脾而藏受于肝。肝内贮存一定的血液，既可以濡养自身，以制约肝的阳气而维持肝的阴阳平衡、气血和调，又可以防止出血。

（2）调节血量。当机体活动剧烈或情绪激动时，人体各部分的血液需要量也就相应地增加，于是肝脏所贮藏的血液向机体的外周输布，以满足机体活动的需要。当人们在安静休息及情绪稳定时，由于全身各部分的活动量减少，机体外周的血液需要量也相应减少，部分血液便归藏于肝。

肝藏血功能正常，则肝的阴阳平衡协调，血液能濡养身体各部。若肝藏血功能失常，可致身体各部血液濡养不足，出现两目干涩、视物昏花或夜盲、筋脉拘急、肢体麻木、妇女月经量少或经闭等症状；肝藏血功能失常，还会出现呕血、咳血等症状，妇女可出现月经量过多、崩漏等症状。

综上所述，肝的生理功能是主疏泄，主藏血。其特点是在五行属木，主动、主升，被称为“将军之官”。

（三）肝与五体、五官九窍、五液、五志的关系

1. 肝在体合筋，其华在爪

肝在体合筋，是指肝与五体中的筋有密切关系。筋，是附着于骨而聚于关节，联结肌肉、骨骼、关节，专司运动的组织，包括现代解剖学的肌腱和韧带等。躯体的屈伸和转侧，肢体关节的屈伸运动，均依赖于筋和肌肉的收缩和弛张。筋的收缩和弛张运动的功能有赖于肝血的滋养，如肝血充足，则筋得濡养，舒缩自如，躯体关节运动自如、灵活有力且能耐受疲劳。若肝血不足，则筋失所养，可出现关节筋脉拘急、屈伸不利、抽搐、震颤及肢体麻木等症状。

爪又称爪甲，包括人体的指甲和趾甲。肝其华在爪，是指爪甲的荣枯可以反映肝的功能状态。爪乃筋之外延，所以称“爪为筋之余”。爪与筋的营养来源相同，均依赖于肝血的滋养。如肝血充足，爪甲得养，则外形略呈弧形、坚韧光滑、红润有泽。若肝血不足，爪甲失

养，则出现爪甲软薄粗糙、色白无华，甚至变形、脆裂等。

2. 肝开窍于目

五脏六腑的精气都能上注于目，因此五脏六腑均与目有内在的联系，但肝与目的关系最为密切，因为肝的经脉与目系相连，肝血通过肝的经脉上注于目。目的视觉功能主要依赖肝血的滋养。

如肝血充足，则视物清晰、视力正常；肝血不足，目失滋养，则两目干涩，视力减退；肝火上炎熏灼于目，则目赤肿痛、目睛生翳；肝胆湿热可见两目发黄；肝风内动可见两目斜视、上视。临床上，许多目疾从肝治疗，往往可收到显著的疗效。

3. 肝在液为泪

肝开窍于目，泪从目出，故泪为肝之液。肝的功能正常，则泪液的分泌量适中，目中润泽而泪不外溢。当异物侵入目中，泪液即可大量分泌，起到清洁目和清除异物的作用。病理情况下可见泪液分泌异常，如肝阴不足，常见泪液分泌减少、两目干涩。

4. 肝在志为怒

怒是不良的精神刺激所产生的愤怒情绪，可使肝疏泄失常。大怒可导致肝的阳气升发太过而血随气逆，出现头痛、呕血，甚则突然昏倒等症状。肝的阴血不足，肝的阳气升泄太过，则人容易发怒。所以说“怒为肝之志”“肝在志为怒”。

（四）胆的生理功能

1. 胆主贮藏与排泄胆汁

胆汁源于肝，由肝分泌而成，需要时通过胆管排泄于小肠以助饮食物的消化。胆汁贮藏和排泄正常，则饮食物可正常消化；如胆汁排泄受阻而不畅，就会影响饮食物的消化，可出现胁下胀痛、食欲减退、腹胀便稀、呕吐黄水等症状；若肝胆湿热，胆汁上溢则见口苦；胆汁外溢，浸渍肌肤，则可出现黄疸等症。

2. 胆主决断

胆与人的判断能力、决策魄力密切相关。胆主决断的功能，关系到人勇怯的个性特征和助正抗邪的强弱能力。如胆气充盛，则能协助心准确判断事物和作出决定，表现为自我意识和言行上的准确和果敢；还能抵御和消除惊恐等精神刺激的不良影响。若胆气虚弱，则表现为言行怯懦，处事优柔寡断；若胆热痰扰，则可出现心悸失眠、遇事易惊、多梦等症。

（五）肝与胆的关系

肝与胆通过经脉互相络属形成表里关系。足厥阴肝经属肝络胆，足少阳胆经属胆络肝。肝属阴为里，胆属阳为表。

在生理上，肝与胆的功能相互促进。肝的疏泄，有利于胆汁的生成与排泄；胆汁的排泄，也有利于肝的疏泄。

在病理上，肝与胆的疾病常相互影响，疾病可以通过经脉表里相传。如肝失疏泄，则胆汁的生成与排泄不利；同样，胆汁的排泄异常，也可影响肝的疏泄。所以，临床上常见肝胆火旺、肝胆湿热等肝胆同病的病变，治疗时肝胆病常同治。疏肝药常有利胆的作用，泻肝火的药也能泻胆火。

五、肾系统

（一）肾系统的组成

肾系统由肾及足少阴肾经、膀胱及足太阳膀胱经、骨及齿、耳及前后阴等构成，如图 3－13 所示。

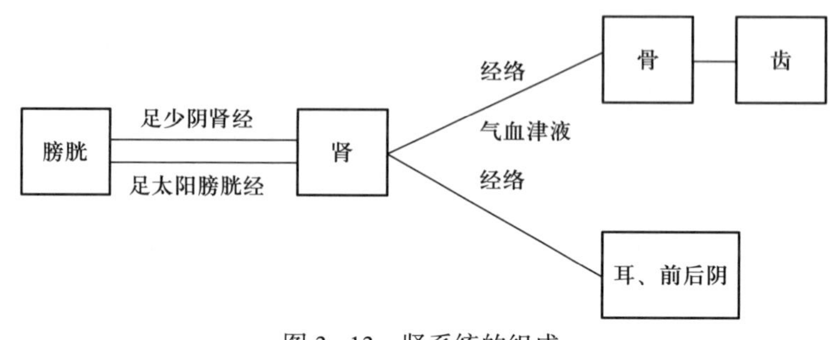

图 3－13　肾系统的组成

（二）肾的生理功能

1. 肾主藏精

肾具有封藏人体精气的功能。精的概念，有广义和狭义之分。广义的精又称精气，是指一切精微物质，如气、血、津液和水谷精微等。狭义的精，是指肾所藏的精，包括先天之精和后天之精。肾所藏的精有两个来源：一是来源于父母的生殖之精，即“先天之精”，与生俱来，是构成胚胎的原始物质；二是来源于人出生之后，脾胃运化的水谷精微和脏腑生理活动化生的精气经过代谢平衡后的剩余部分，即“后天之精”，藏于肾。先天之精与后天之精二者相互依存。先天之精赖后天之精的不断培育和充养；后天之精又赖先天之精的活力资助，方能不断地摄入和化生。先天之精与后天之精虽然来源不同，但二者密切结合而融为一体，共同组成肾中精气，如图 3－14 所示。

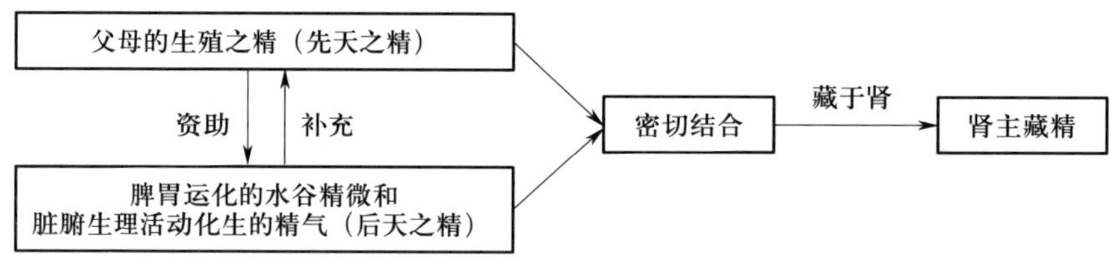

图 3－14　肾主藏精

肾精与肾气是同一种物质的两种存在状态。肾精是有形的，肾气是无形的，肾精散则化为肾气，肾气聚则化为肾精。二者处在不断相互转化的动态平衡中。肾中精气的生理作用，主要体现在以下几方面。

（1）促进人体的生长、发育和生殖机能成熟。人从出生经过生长、发育、成熟、衰老以至死亡的这一自然规律，与肾中精气的盛衰密切相关。肾中精气是决定人体生长发育的根本；齿、骨、发和生殖能力就是判断肾中精气从渐盛到衰老的外在表现。当肾中精气不足时，小儿则生长发育迟缓；青年人则性器官成熟推迟；中年人则性机能减退，出现不孕、不育或早衰；老年人则衰老更加迅速。所以，填精补肾是治疗生长发育迟缓、不孕、不育、早衰，延缓衰老的主要方法。

（2）调节人体的阴阳平衡。肾阴和肾阳，是指肾中精气的两种不同的生理作用。肾阴又称真阴、元阴、肾水、命门之水，是人体阴液的根本，是肾中精气中对人体各脏腑起滋养、濡润作用的部分；肾阳又称真阳、元阳、肾火、命门之火，是人体阳气的根本，是肾中精气中对人体各脏腑起推动、温煦、固摄、防御和气化作用的部分。所以肾阴和肾阳是人一身阴阳的根本，在生理状态下，二者相互依存、相互为用、相互制约，维持着人整体的阴阳平衡。

肾中精气不足，常会引发肾阴虚或肾阳虚的阴阳失调状态。肾阴虚，阴不制阳，产生虚热之象，表现为潮热盗汗、五心烦热、腰膝酸痛、遗精早泄、眩晕、耳鸣、五心烦热、口咽干燥、舌红少苔、脉细数等症状；肾阳虚，阳不制阴，产生虚寒之象，表现为畏寒肢冷、腰膝冷痛、性机能减退、不孕不育、面色苍白、精神萎靡、反应迟钝、舌淡胖、脉沉迟等症。

肾阴和肾阳对人体全身脏腑器官起重要的作用，它是一身阴阳的根本，所以肾阴或肾阳亏损，就会影响其他脏腑的阴阳虚衰；反之，某一脏腑阴阳的虚衰，日久必然会引起肾阴或肾阳的亏损；又因为阴阳互根，所以肾阴虚损到一定程度会导致肾阳也虚，反之肾阳虚损到一定程度会导致肾阴也虚，即形成肾的阴阳两虚。

2. 肾主水

肾具有主管人体津液的输布、排泄，维持体内津液代谢平衡的功能。

（1）肾主司津液代谢。人体的津液代谢，虽然是在肺、脾、肾、胃、大肠、小肠、三焦、膀胱等多脏腑的共同作用下完成的，但肾起主宰作用。各脏腑必须在肾的阴阳协调平衡状态下，才能正常地参与津液代谢，肾阴、肾阳是各脏腑阴阳的根本，肾对各脏腑起到温煦、推动和滋养濡润的作用，促进各脏腑的功能活动，主管和调节着人体津液代谢的各个环节，所以说肾有主司津液代谢的作用。

（2）肾主司尿液生成和排泄。生理情况下，通过胃的摄入、脾的运化输布、肺的宣发肃降，津液代谢过程中各脏腑、形体、官窍代谢后产生的浊液（废水），通过三焦水道下输于肾，在肾阳的蒸腾气化作用下，分为清浊两部分：清者通过三焦上腾于肺，重新参与津液代谢；浊者化为尿液进入膀胱，在肾与膀胱之气的推动下排出体外。

肾主津液功能正常，则津液代谢平衡，尿量正常，无少尿、水肿。肾主水功能失调，开合失常，当肾开多合少（主要是固摄功能失职）时，可出现尿多、尿频、小便清长；当肾合多开少（主要是推动功能失职）时，可见尿少、水肿等症状。

3. 肾主纳气

纳，受纳、固摄之意。肾主纳气，是指肾具有摄纳肺吸入之清气，保持吸气有一定深度，防止呼吸浅表的功能。肾主纳气，对人体的呼吸运动具有重要意义。人体的呼吸，虽为肺所主，但吸入之气，必须下归于肾，由肾气为之摄纳，呼吸才能具有深度。所以正常的呼吸是肺肾两脏相互协调的结果，所以说“肺为气之主，肾为气之根”。肾的纳气功能，实际上是肾的封藏作用在呼吸运动中的体现。

若肾中精气充足，摄纳正常，则肺的呼吸均匀，有深度。若肾气亏虚，摄纳无权，吸入之气不能归纳于肾，就会出现呼多吸少、动则喘甚等肾不纳气的症状。

综上所述，肾的生理功能是主藏精，主水、主纳气。其特点是主封藏，内寓真阴真阳。肾被称为“作强之官”，又被称为“水火之脏”。

（三）肾与五体、五官九窍、五液、五志的关系

肾与五体、五官九窍、五液、五志的关系如图 3－15 所示。

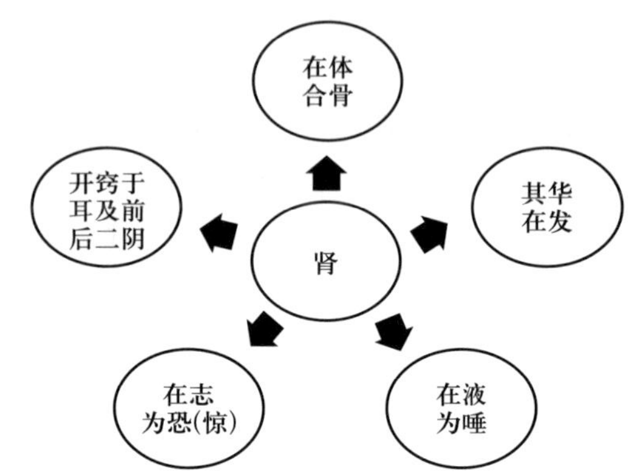

图 3－15　肾与五体、五官九窍、五液、五志的关系

1. 肾在体合骨

这是因为肾精能化生骨髓，髓居骨内，有滋养骨骼的功能。骨骼构成人体的支架，具有支撑人体、保护内脏和进行运动的作用。因骨髓由肾精化生而成，所以，肾精具有促进骨骼的生长、发育和修复骨折的作用。

如果肾精充足，则骨髓充盈，骨骼得到骨髓的滋养，肢体活动轻劲有力。如果肾精虚少，骨髓空虚，在小儿就会出现囟门迟闭、骨软无力；在成人就会出现腰膝酸痛，骨质脆弱，易于骨折，骨折后不易愈合等症。

齿为骨之余。骨与齿的营养同出一源，均有赖于肾精的充养。若肾精充足，则牙齿坚固有力而不易脱落；肾精不足，则牙齿易于松动，咀嚼无力，甚至脱落。根据“肾在体合骨”的理论，临床常用补益肾精的方法治疗骨骼及牙齿病变。

2. 肾其华在发

头发的生长、脱落和荣枯是肾中精气盛衰的反映。头发之营养来源有二：一是精，头发的生长根源于肾，与禀赋有关，肾藏精，肾精能滋养头发，所以说“肾其华在发”；二是血，头发的滋养有赖于血，故有“发为血之余”之说。

发的生长状态，是肾中精气盛衰的反映。青壮年时，肾中精气充足，精血充沛，则头发光泽黑润；老年人肾中精气不足，精血衰微，毛发花白，枯槁无泽而易脱落。这是正常的生理现象。但因久病或早衰出现头发稀疏、枯槁、早白现象，则与肾精不足和血虚有关。

3. 肾开窍于耳及前后二阴

耳是听觉器官，耳的听力与肾中精气的盈亏有密切关系，故说“肾开窍于耳”。肾中精气

充足，上濡于耳，则听觉敏锐；老年或早衰肾中精气亏虚时，可见听力减退，或见耳鸣、重听，甚则耳聋。

前阴是指男女尿道口和外生殖器的总称，是排尿与男子排精、女子排出月经、娩出胎儿的器官。肾与前阴的关系，主要体现在排尿和生殖两方面。肾中精气化生的“天癸”，能促进前阴器官的发育和功能发挥。肾中精气充足，则排尿和生殖功能正常。若肾中精气虚衰，一方面可导致膀胱气化功能失职，可出现小便不利、尿少、尿频、余沥不尽和水肿等症状；另一方面可导致生殖功能异常，出现阳痿、早泄、月经不调以及不孕不育等症。

后阴即肛门，是排出大便的器官。肾与后阴的关系，主要体现在排泄大便方面。大便的排泄，有赖于肾中阴液对肠道的濡润作用及肾阳的推动、温煦作用。肾中精气充盈，则大便通畅。如肾阴不足，则肠道失润，可出现大便干结、便秘等症；如肾阳不足，则可出现五更泻、久泻滑脱或冷秘等症。

4. 肾在液为唾

唾是口中津液较稠厚的部分，有滋润口腔和湿润食物以助消化的作用。肾之阴液，通过足少阴肾经，由肾达舌下之金津和玉液二穴，分泌出唾。

5. 肾在志为恐（惊）

惊与恐相似。惊是由突然刺激引起的精神紧张；恐是自感畏惧和害怕。惊恐过度，可伤及肾气，引起肾气不固，出现二便失禁症状；引起肾不主骨，见两腿软弱无力，不能站立。恐也与心主神志有关，故恐导致的病证也常见其他神志失常的症状。

（四）膀胱的生理功能

膀胱的功能主要是贮尿和排尿。在人体的津液代谢过程中，含有浊物、多余的津液经肾阳的气化功能生成尿液，下输膀胱。尿液在膀胱贮存一定量时，即可及时自主地排出体外。膀胱病变可出现尿痛、尿涩、尿少，甚至癃闭或尿频、遗尿、尿失禁等症。

（五）肾与膀胱在生理上的关系

肾与膀胱通过经脉互相络属形成表里关系。足少阴肾经属肾络膀胱，足太阳膀胱经属膀胱络肾。肾属阴为里，膀胱属阳为表。

尿的生成以及膀胱的贮尿和排尿，有赖于肾中精气的蒸腾气化。肾中精气充足，固摄和推动等功能正常，则膀胱开合有度，尿液排泄贮存自如，不但能使膀胱贮存尿液而不泄，而且使其贮存到一定的程度时得以及时排出体外。

因为肾与膀胱在生理上密切相关，所以病理上，肾与膀胱疾病也可以通过经脉表里相传。如肾中精气不足，固摄无权，则可导致膀胱失约，出现尿频、遗尿、尿失禁等症状；若肾中精气不足，推动无力，或膀胱开合失常，则可导致津液不化，出现水肿、小便不利、尿少、癃闭等症状。

六、心包与三焦

（一）心包

心包是指包在心脏外的包膜，具有保护心脏的功能，又称心包络。当外邪侵犯心脏时，心包代心受邪。心包受邪与心受邪所表现的症状是一致的，如热入心包证，常表现为神昏、谵语等心主藏神的功能失常。

（二）三焦

三焦的概念有二：一是六腑之一的三焦，是指脏腑之间和脏腑内部的间隙所形成的通道；二是指上焦、中焦、下焦的合称，指部位的划分，即横膈以上称为上焦，包括脏腑心、肺，膈与脐之间称为中焦，包括脾、胃，脐以下为下焦，包括肾、大肠、小肠、膀胱、女子胞等。肝在解剖位置上属中焦，但按其生理病理特征，中医将其归为下焦。

1. 六腑之一的三焦的功能

（1）三焦是元气运行的通道。人体的元气只有通过三焦这个通道，才能输布全身。

（2）三焦是津液运行的通道。津液代谢是通过脾、肺、肾等脏腑的功能协同完成的，但必须借助三焦这个通道才能正常地输布和排泄。

2. 上、中、下三焦的功能

（1）上焦如雾，这是对上焦所属脏腑（心、肺）的功能概括，是指心、肺对气血的输布作用。

（2）中焦如沤，这是对中焦所属脏腑（脾、胃）的功能概括，是指脾、胃对水谷的消化作用。

（3）下焦如渎，这是对下焦所属脏腑（肾、大肠、小肠）的功能概括，是指肾、大肠、小肠对糟粕的排泄作用。

（三）心包与三焦的关系

心包与三焦通过经脉互相络属而构成表里关系，手厥阴心包经属心包络三焦，足少阳三焦经属三焦络心包。心包为脏属阴主里，三焦为腑属阳主表。

模块二　奇恒之腑

一、脑

脑，又名髓海、头髓。脑深藏于头部，位于人体最上部，其外为头面，内为脑髓，是精髓和神明高度汇集之处，为元神之府。

脑的生理功能为主宰生命活动、主精神意识和主感觉运动，如图3–16所示。

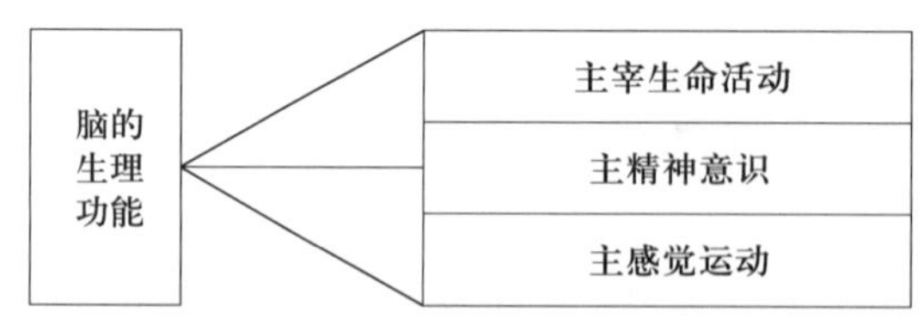

图3–16　脑的生理功能

（一）主宰生命活动

脑为元神之府，是生命的枢机，主宰人体的生命活动。元神存则有生命，元神败则人即死。得神则生，失神则死。因为脑为元神之府，元神为生命的枢机，故脑不可伤。

（二）主精神意识

人的精神活动，包括思维意识和情志活动等，都是客观外界事物反映于脑的结果。思维意识是精神活动的高级形式，是“任物”的结果。这种思维意识活动是在元神功能基础上，后天获得的思虑识见活动，属识神范畴。识神，又称思虑之神，是后天之神。情志活动是人对外界刺激的一种反应形式，也是一种精神活动，与人的情感、情绪、欲望等心身需求有关，属欲神范畴。脑主精神意识的功能正常，则精神饱满，意识清楚，思维灵敏，记忆力强，语言清晰，情志正常；否则，便出现神明功能异常。

（三）主感觉运动

目、舌、口、鼻、耳为五脏外窍，皆位于头面，与脑相通。人的视、听、言、动等，皆与脑有密切关系。脑为元神之府，散动觉之气于筋而达百节，为周身连接之要领，而令之运动。脑统领肢体，与肢体运动紧密相关。

总之，脑髓充则神全，神全则气行，气行则有生机。

二、髓

髓是骨腔中的一种膏样物质，为脑髓、脊髓和骨髓的合称。髓由先天之精所化生，由后天之精所充养，有养脑、充骨、化血之功。

髓的生理功能为充养脑髓，滋养骨骼，化生血液。

（一）充养脑髓

髓以先天之精为主要物质基础，赖后天之精的不断充养，分布骨腔之中，由脊髓而上引入脑，成为脑髓。脑得髓养，脑髓充盈，脑力充沛，则元神之功旺盛，耳聪目明，体健身强。先天不足或后天失养，以致肾精不足，不能生髓充脑，致髓海空虚，头晕耳鸣、两眼昏花、腰膝酸软、记忆减退，或小儿发育迟缓、囟门迟闭、身高矮小、智力动作迟钝等。

（二）滋养骨骼

髓藏骨中，骨赖髓以充养。精能生髓，髓能养骨，肾精充足，骨髓生化有源，骨骼得到骨髓的滋养，骨骼才能保持坚刚之性。若肾精亏虚，骨髓失养，就会出现骨骼脆弱无力，或发育不良等。

（三）化生血液

精血可以互生，精生髓，髓亦可化血。骨髓是造血器官，骨髓可以生血，精髓为化血之源。因此，血虚证，常可用补肾填精之法治之。

三、女子胞

女子胞，又称胞宫、子宫、子脏、胞脏，位于小腹正中部，是女性的内生殖器官。女子胞的主要生理功能为主持月经和孕育胎儿。

（一）主持月经

月经，又称月信、月事、月水。健康的女子，到了14岁左右，肾气充盛，产生天癸，冲、任二脉通畅，女子胞发育成熟，月经初潮，以后会 1 个月左右周期性排血一次。直到 49 岁左右，肾气渐衰，天癸竭，冲、任二脉不通，则出现月经紊乱，直到绝经。如果肾中精气不充，冲、任二脉气血不足，就会出现月经不调、经闭或不孕等症。

（二）孕育胎儿

胞宫是女性孕育胎儿的器官。女子月经来潮，便有受孕生殖的能力。受孕之后，月经停止来潮，脏腑经络气血皆下注于冲任，到达胞宫以养胎。胎儿在胞宫内生长发育，约达 10 个月后，就从胞宫娩出。若肾虚冲任不固，或血虚不能养胎，气虚不能摄胎，则可出现胎动不安或滑胎。

模块三　脏腑之间的关系

一、脏与脏之间的关系

（一）心与肺的关系

1. 肺气助心血运行

气行则血行，肺通过主气、生成宗气、主宣降、朝百脉等生理功能来助心行血。无论是肺气虚弱还是肺失宣降，均可导致心血运行失常，出现胸闷，心律改变，甚至唇青舌紫等血瘀表现。

2. 心血载肺气布散

血为气之母，肺吸入之清气必须由心血运载，才能布散全身。因此，心阳不足、心气虚弱、心脉瘀阻等导致血运失常时，也会影响肺气的宣降，出现咳嗽、气喘等症状。

（二）心与脾的关系

1. 血液生成方面

脾主运化，气血化源充足，则心有所主；心火温煦脾阳（火生土），则使脾气健运，化生气血，则血液充盈，形成良性循环。

2. 血液运行方面

心主血脉，推动血液，脾主统血，固摄血液，二者共同维持血液的正常运行。

病理上，两脏病变常相互影响，如思虑伤脾、暗耗心血或脾不统血致血液流失，均可形成心脾两虚证，出现心悸、失眠、多梦、眩晕、面色无华、腹胀、泄泻、体倦乏力等症状。

（三）心与肝的关系

1. 血液运行方面

心主血，推动血液在脉中运行。肝藏血，贮藏血液和调节血量；肝又主疏泄而促进血行。所以，血液的运行离不开两脏功能的协调。由于两脏在血液运行方面的密切关系，临床上心血虚与肝血虚常并见，产生心肝血虚，出现心悸、失眠、眩晕、肢体麻木、月经量少或闭经等症状。

2. 情志方面

心主藏神而主管精神、意识和思维活动，肝主疏泄，畅达气血而调节情志。所以，心肝两脏病变，往往可见心烦失眠、急躁易怒等精神情志方面的异常表现。

（四）心与肾的关系

1. 心肾相交

心肾之间的阴阳互济互制的动态平衡关系，又称水火既济。心位于胸中，居上焦，五行中属火，属阳；肾位于腹中，居下焦，五行中属水，属阴。在上者为天，其气宜降，降已而升；在下者为地，其气宜升，升已而降。心火必须下降于肾，与肾阳共同温煦肾阴，使肾水不寒；肾水必须上济于心，与心阴共同滋养心阳，使心火不亢。

肾水不足，不能上济于心；或心火妄动，下伤肾阴，心肾的这种平衡被破坏，出现心烦、失眠、遗精等症状，称为“心肾不交”或“水火不济”。

2. 精神互用

心主藏神，神是精的外在表现，心神可协调脏腑的功能，维持肾中精气，故可以益精；肾藏精，精舍志，精是神的物质基础，故积精可以养神。神赖血养，志须精舍，心神肾精相交互用，故说“精神互用”。

（五）肺与脾的关系

1. 气的生成方面

肺主气司呼吸，吸入自然界的清气；脾主运化水谷，化生水谷精微。自然界的清气和水谷精微是生成气的两个主要来源。所以肺与脾功能的强弱，关系到人体之气的盛衰。另外，肺与脾的功能可以相互促进。肺的气津需要脾运化的水谷精微不断补充；脾的运化有赖于肺宣降布散水谷精微。肺脾病变，可相互影响，如脾气虚损，可致肺气不足，形成脾肺气虚证，出现纳少、腹胀、泄泻、咳嗽痰多、气短乏力等。

2. 津液代谢方面

肺主宣发和肃降，通调水道；脾主运化津液，吸收和布散津液。肺脾两脏在津液代谢中占有重要地位。若脾失健运，津液内停，则会聚湿生痰成饮，痰饮壅肺，肺失宣降，可出现喘咳痰多等症状。所以说“脾为生痰之源，肺为贮痰之器”。同样，肺病日久，也可使水湿内停而困脾，导致脾失健运。

（六）肺与肝的关系

肺与肝的关系，主要体现在气机升降调节方面。肝居膈下，属下焦，五行中属木，应五方之东，肝之气当升；肺居膈上，属上焦，五行中属金，应五方之西，肺之气当降。肝气升于人身之左，肺气降于人身之右，与自然界之气升于东而降于西相应。所以，肝升与肺降在人体气机升降平衡协调中起重要作用。

若肝升太过，或肺降不及，则可致气火上逆，可出现呛咳，甚至咳血等症状，称为“肝火犯肺”或“木火刑金”；若肺失清肃，燥热内盛，也可引起肝失疏泄，出现咳嗽、胸胁胀痛、头晕头痛、面红目赤等症状。

（七）肺与肾的关系

肺属金，肾属水，其为母子关系，两者在生理上相互促进，病理上相互影响。这种密切关系，被称为“金水相生”。主要体现在三方面。

1. 津液代谢方面

肺主宣发和肃降，通调水道，有赖于肾的蒸腾气化功能；肾主津液，主持和调节全身津液代谢，也有赖于肺的宣降将津液不断下输膀胱。肺失宣降，必累及于肾，出现尿少、水肿等症状；肾气化不利，则水上泛于肺，出现咳嗽、气喘等症状。

2. 呼吸方面

肺主气司呼吸，肾主纳气。肺吸入之自然界清气，必须下降至肾，由肾中精气来摄纳，故有“肺为气之主，肾为气之根”之说。若肾中精气不足，则摄纳无权，可见呼多吸少、呼吸表浅等症状；肺气久虚，必累及于肾，导致肾不纳气，可出现动则气喘等症状。

3. 肺肾之阴相互资生

肾阴为人体阴液的根本，所以，肺阴虚可损及肾阴；反之，肾阴虚不能上滋于肺，亦可导致肺阴亏虚，最后导致肺肾阴虚，出现两颧嫩红、骨蒸潮热、盗汗、干咳音哑、腰膝酸软等症。

（八）肝与脾的关系

1. 运化方面

肝主疏泄，调节胆汁的排泄和分泌，促进脾的运化功能；脾胃的运化失职，也可影响肝的疏泄功能。

若肝失疏泄导致脾失健运，则可出现精神抑郁、胸胁胀满、纳少、腹泻等症状；脾胃湿热可致肝的疏泄和胆汁的排泄不畅，出现纳呆、厌油、黄疸等症状。

2. 血液方面

血液的运行，主要由心主血脉的功能来实现，但与肝和脾的功能密切相关。肝主藏血，能贮藏血液和调节血量；脾主运化和主统血，能化生血液和固摄血液。脾之运化生血，有赖肝之疏泄；肝所藏之血，有赖脾之生血统血。此外，肝主藏血和脾主统血均有防止出血的作用。

（九）脾与肾的关系

1. 后天与先天相互促进

肾为先天之本，脾为后天之本。肾阳温煦脾阳使其健运，此为先天促进后天；脾气运化补充肾之精气使其壮大，此为后天促进先天。脾肾有病，常相互影响、互为因果。肾阳不足，不能温煦脾阳，则脾阳必虚；脾阳不足，久之必损肾阳。二者最终均会导致脾肾两虚。

2. 津液代谢方面

肾中精气的气化蒸腾作用，能促进脾的运化；脾的运化水湿作用，能协助肾调节津液代谢。脾肾阳虚，则津液代谢失调，出现形寒肢冷、腰膝酸痛、腹部冷痛、水肿、小便不利、五更泄等症状。

（十）肝与肾的关系

1. 肝肾同源

肝肾同源有两方面含义。①精血同源。肾藏精，肝藏血，精和血同源于水谷精微，且肝血旺盛，则化精藏肾，肾精充足，则化血藏肝。肝血与肾精这种同生互化的关系，称为“精血同源”。病理上，精血的病变常互相影响。肾精亏损，可导致肝血不足；肝血不足，也可导致肾精亏损。②阴液互补。由于精血同源，肝肾之阴也息息相通，在生理上可互补、互用，病理上可相互影响。但必须指出的是，肝阴与肾阴之间，肾阴占主导地位。肾阴不足，肝阴必虚；肝阴不足日久，则可导致肾阴不足。二者均可导致肝肾阴虚，治疗以补肾阴为主。

2. 藏泄互用

肝主疏泄与肾主封藏之间有相反相成的关系。肾主藏精，则可使生殖之精不致妄泄；肝主疏泄，则女子月经按时而下或男子精满自溢。若二者失调，则可出现女子月经过多、男子遗精滑精，或女子经少经闭、男子阳强不泄等症状。

二、腑与腑之间的关系

胆、胃、大肠、小肠、膀胱、三焦腑的生理功能虽然不同，但它们都是化水谷、行津液的器官。饮食物的消化吸收、津液的输布、废物的排泄等一系列过程，就是六腑在既分工又合作的情况下共同完成的。胃、胆、小肠密切协作，共同完成饮食物的消化、吸收，并将糟粕传入大肠，经过大肠再吸收，将废物排出体外。膀胱的贮尿排尿，与三焦的气化也是相互联系的。三焦的功能则包括了它所参与的消化、吸收与排泄等各方面的功能。因此，六腑之间必须相互协调，才能维持其正常的“实而不满”，升降出入的生理状态。由于六腑传化水谷，需要不断地受纳排空，虚实更替，故有“六腑以通为用”的说法。

模块四　人体的生命活动与五脏调节

人体的基本生命活动，主要指神志活动、呼吸运动、血液循行等。在健康状态下，表现为人体正常的生理机能活动；在病理状态下，则体现为患病机体的异常生命现象。五脏为人体生命的中心，在机体的调节机制中，以五脏调节最为重要。

一、神志活动与五脏调节

神志，又称神明、精神。志为情志，亦属于神的范畴。中医学根据天人相应、形神统一的观点，人的神志活动主要包括五神（即魂、神、意、魄、志）和五志（即怒、喜、思、悲、恐）两个方面。

五脏与五神的关系是肝藏魂、心藏神、脾藏意、肺藏魄、肾藏志，所以称五脏为“五神脏”。魂、神、魄、意、志是人的精神思维意识活动，属于脑的生理活动的一部分。中医学将其分属于五脏，成为五脏各自生理功能的一部分，但总统于心。

（一）肝藏魂

魂，是指能伴随心神活动而作出较快反应的思维意识活动。肝主疏泄及藏血，肝气调畅，藏血充足，魂随神往，魂的功能便可正常发挥。如果肝失疏泄或肝血不足，魂不能随神活动，就会出现狂乱、多梦、夜寐不安等症。

（二）心藏神

心藏神是指心统领和主宰精神、意识、思维、情志等活动。

（三）脾藏意

意，忆的意思，又称为意念。意就是将从外界获得的知识经过思维取舍，保留下来形成回忆的印象。

（四）肺藏魄

魄是不受内在意识支配而产生的一种能动作用表现，属于人体本能的感觉和动作，即无意识活动。

（五）肾藏志

志为志向、意志。意已定而确然不变，并决定为将来之行动付诸实践者，谓之志。意与志，均为意会所向，故意与志合称为意志。

二、呼吸活动与五脏调节

人以天地之气生，人体与环境之间的气体交换称为呼吸。呼吸过程是指人体吸入自然界之清气，呼出体内浊气的气体出入交换、吐故纳新的过程。呼吸是生命活动的重要指征，是人体重要的生命活动之一，也是全身各组织器官正常生理活动的必要保证。

呼吸运动是一个完整的过程，是周身之气升降出入运动的具体表现形式之一，它包括“吸清”与“呼浊”两方面的内容。

吸清过程，是肺通过肃降作用，经鼻腔或口腔将自然界的清气吸入体内，再途经喉咙、气管等呼吸道而进入肺中。天气通于肺，口鼻者为气之门户，喉咙是清浊之气呼吸出入升降的要道。吸入肺中的清气在胸中与脾上输的水谷之精气互相结合形成宗气，宗气一方面温养肺脏自身和喉咙等上呼吸道，以继续维持正常的呼吸运动；另一方面由肺入心，在心肺的共同作用下布散周身，内灌脏腑经脉，外濡肌肤腠理。其中清气通过经脉下达于肾，由肾封藏摄纳，使气有所归依，同时不断地充养肾气。

呼浊过程，是指吸入体内的自然之清气被周身组织器官所利用，并在新陈代谢的活动中产生了浊气，其大部分通过经脉复上行至心入肺，在肺的宣发作用下，再经气管、喉、鼻（口腔）等呼吸道而呼出体外。有一部分浊气则通过皮毛汗孔的开合作用，由“气门”而排泄。

肾主纳气，肺所吸入之清气有赖肾的摄纳，防止呼吸浅表。肺为气之主，肾为气之根，肺主出气，肾主纳气，阴阳相交，呼吸乃和。肝主疏泄，调畅气机。肝为刚脏而主疏泄，肺为娇脏而主肃降。肝从左升，肺从右降，升降得宜则气机舒展。脾主运化，水谷精气由脾上升，与肺的呼吸之气相合而生成宗气。宗气走息道而行呼吸，贯心脉以行气血。脾脏不仅调节气的运行，而且调节气的质量。心主血，血为气之母，气血不和，气不得血，则散而无统，血是气的载体，并给气以充分营养。吸入于肝与肾，呼出于心与肺。因为五脏都参与呼吸气机的调节，所以五脏中任何一脏的功能异常，均可引起呼吸系统疾病，故曰："五脏六腑皆令人咳，非独肺也。"

三、血液循环与五脏调节

血液是构成人体和维持人体生命活动的基本物质之一，具有营养和滋润作用：血在脉中循行，内至五脏，外达皮肉筋骨，营养和滋润全身各脏腑组织。血液在循行过程中，不但为各脏腑组织提供丰富的养料，同时将各脏腑组织新陈代谢过程中所产生的废物，运输到有关器官而排出体外。

心、血、脉是一个相对独立而且密闭的系统。其中，脉是一个相对密闭的管道系统。血液循行于脉管之中，流布全身，环周不休。

血液的正常循行，必须依赖于气的推动、温煦和固摄作用。气行则血行，气止则血止，气温则血滑，气寒则血凝。气为阳，血为阴，气血冲和，阴平阳秘，机体内外环境相对稳定，血液方能正常地不断循环流动，在人体内负责运输、调节、防御等功能。但阴与阳，则阳主阴从；气与血，则气主血辅。所以，阴阳平衡，气血和谐，阳、气为主，阴、血为辅，则是血液循行的必要条件。

心主血脉，为血液循行的基本动力。全身的血液依赖心气的推动在脉中正常运行，输送各处。心气充沛，才能维持正常的心力、心率、心律，血液才能在脉内正常运行，周流不息，营养全身。肺朝百脉，助心行血，经过肺的宣发将全身血液聚会于肺，然后再输送到全身。人周身经络，皆根于心，而上通于肺，以回于下，如树之有根有干有枝。肝藏血是指肝有贮藏血液和调节血量的生理功能。所谓"肝藏血，心行之，人动则血运于诸经，人静则血归于肝脏"。脾统血是指脾有统摄血液在经脉之中流行，防止溢出脉外的功能，五脏六腑之血全赖脾气统摄。肾主藏精，精血同源，血液的正常运行有赖于血液本身的充盈，肾脏对血液循环的作用主要是对有效血液循环的调节。

总之，血液循行是五脏共同调节的结果。其中，心为血液循行的基本动力，肺助心行血，亦为其动力；肝之疏泄藏血，脾之统摄，肾精化而为血，又为人身阴阳之本，是血液循行的调节因素。

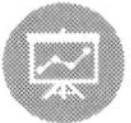

任务实施

理解"五脏六腑"，针对所给任务中王某的症状进行辨析。

1. 根据五脏六腑的知识，结合它们之间的相互关系和影响，分析任务中王某病变的具体脏腑。

2. 正确辨证，分析相关脏腑出现异常的病因病机。

3. 陈述五脏六腑生理功能出现异常后的其他临床表现。学习任务考核表和学习任务评价表分别见表 3－1 和表 3－2。

表 3-1　　学习任务考核表

序号	考核内容	考核标准	配分	得分
1	分析任务中王某的症状	针对症状，分析出五脏六腑中出现异常的是心系统和脾系统	40	
2	分析病因病机	能正确说出病因是心脾两虚	40	
3	分析其他临床表现	能说出心脾功能出现异常的其他临床表现	20	
合计			100	

表 3-2　　学习任务评价表

序号	考核内容	考核标准	满分	得分
1	准备活动	资料查阅完整度（小组评价）	50	
2	课堂学习过程	提问及回答（过程评价）	10	
3	上课状态	是否集中精力（自我评价）	20	
4	任务实施	表格完成情况（教师评价）	10	
5	思考练习	得分（结果评价）	10	
合计			100	

思考与练习

1. 主纳气的脏是（　　）。

A. 肺　　B. 脾　　C. 肾　　D. 肝

2. 气之主是（　　）。

A. 肝　　B. 肺　　C. 脾　　D. 肾

3. 被称为“水谷之海”的是（　　）。

A. 脾　　B. 大肠　　C. 小肠　　D. 胃

4. 被称为“先天之本”的是（　　）。

A. 肝　　B. 心　　C. 脾　　D. 肾

5. 被称为“气血生化之源”的是（　　）。

A. 肝　　B. 心　　C. 脾　　D. 肾

6. 肾主水是（　　）。

A. 指具有主管人体津液的输布、排泄，维持体内津液代谢平衡的功能

B. 指将腐熟后的食糜下传小肠，并促进糟粕下传大肠的作用

C. 指具有将水谷化为精微，并将精微转输到全身的功能

D. 指具有摄纳肺吸入之清气，保持吸气有一定深度，防止呼吸浅表的功能

7. 心藏神的含义是（　　）。

A. 能伴随心神活动而作出较快反应的思维意识活动

B. 指不受内在意识支配而产生的一种能动作用表现

C. 能统领和主宰精神、意识、思维、情志等活动

D. 将从外界获得的知识经过思维取舍，保留下来形成回忆的印象

8. 五神包括（　　）。

A. 怒、喜、思、悲、恐　　B. 喜、乐、思、悲、恐

C. 魂、神、魄、情、志　　D. 魂、神、意、魄、志

9.（　　）过程是指人体吸入自然界之清气，呼出体内浊气的气体出入交换，吐故纳新的过程。

A. 呼吸　　B. 泌尿　　C. 呼气　　D. 吸气

10.（　　）是构成人体和维持人体生命活动的基本物质之一，具有营养和滋润作用。

A. 气　　B. 精液　　C. 血液　　D. 精

任务四　认识气、血、精、津液

学习目标

1. 正确叙述气、血、精、津液的含义。
2. 描述气、血、精、津液的生理功能。
3. 叙述气的分类主要有几种。
4. 描述气、血、精、津液的运行形式。

任务引入

某市陈某，女，20岁，近三年来月经常常提前，而且每次行经十余日方止，月经量多、色淡。

陈某的皮肤经常有紫斑，并常觉头晕眼花，心悸气短，失眠多梦，食欲减退，食后腹胀，每次吃油腻的食物就会便溏，伴随肢体麻木，皮肤枯涩，面色萎黄，精神不振，身体日渐消瘦，舌质淡，苔薄白，脉细弱。

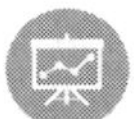

任务分析

根据陈某的症状，对应分析气、血、精、津液的含义及其功能失调的表现，其症状中的气短、腹胀、便溏等症状涉及何种气？不同气的异常运行如何导致相应症状？

 相关知识

气、血、精、津液是构成人体和维持人体生命活动的基本物质。正是因为人体的脏腑、经络、形体、官窍等由气、血、精、津液构成，并依赖气、血、精、津液为物质基础维持着各自的生理功能；而气、血、精、津液的新陈代谢过程，又要依赖于脏腑经络的功能活动才能实现。在人体的整个生命过程中，气、血、精、津液与脏腑、经络、形体、官窍之间，始终存在着相互依存、相互为用的密切关系。气、血、精、津液，是中医学理论体系的重要组成部分，也对临床辨证论治起着十分重要的指导作用。

模块一　气、血、精、津液

一、气

（一）气的概念

气是构成人体和维持人体生命活动的基本物质。气直接影响人的状态和功能，影响人的表现，气是人与自然界的联系媒介。

（二）气的生成

1. 气的来源

人体之气的来源可分为三个方面，一是肾中之精化生的精气，二是由饮食水谷所化生的水谷精微之气，三是自然界的清气。肾藏先天之精，为先天之本，故肾精所化生的某些精气又被称为先天之气；饮食水谷化生的水谷精微之气与肺所吸入的自然界的清气相结合，则为后天之气。

2. 脏腑的作用

先天之气和后天之气，是通过有关脏腑的作用而化生为人体之气的。主要与肾、脾胃、肺等的生理功能密切相关。

肾的主生殖作用。先天之气是通过肾的生殖作用，将父母的生殖之精结合形成胚胎，成为人体的原始之气、根本之气。

脾胃的运化作用。胃主受纳腐熟水谷，脾主运化水谷，共同完成对饮食物的消化和精微物质的吸收。吸收的水谷精微，又称“水谷之气”“谷气”，上输心肺，化生气血，输布全身，成为人体之气的主要来源。故称“脾胃为生气之源”。

肺的主呼吸作用。肺司呼吸，吸入自然之清气。清气与谷气结合，生成宗气。宗气属于后天之气，是维持人体生命活动的基本物质。

简而言之，在肾、脾胃、肺等脏腑的作用下，将先天之精气、水谷之精气、自然之清气，化生为人体之气。也就是说，人体之气生成的基本条件，一是肾、脾胃、肺等脏腑的生理功能正常；二是先天之精气、水谷之精气与自然之清气等物质来源充足。其中，以脾胃的运化功能最为重要，称“脾胃为生气之源”。如果其脏腑功能失常，或物质来源不足，皆可影响气的生成。

（三）气的运动

气的运动，被称为气机。气是活力很强的物质，运动是气的根本属性。气流行分布于全身，激发推动脏腑、经络、组织的功能，维持人体的生命活动。

1. 气机的概念

人体之气是不断运动着的活力很强的精微物质，流行全身，内至五脏六腑，外达皮肉筋骨，无处不到，是人体生命活动发生、发展、变化的动力。

2. 气运动的基本形式

气的运动形式是多种多样的，可以概括为升、降、出、入四种基本形式。在人体的生命活动中，气的升与降、出与入是对立统一的矛盾运动，既相互促进，又相互制约，以维持气的运行畅通和协调平衡，从而保证各脏腑组织功能活动的正常进行。气的运动正常，必须畅通无阻，升降出入运动之间必须协调平衡。这种状态叫作“气机调畅”。

3. 气的运动与脏腑关系

人体脏腑、经络、形体、官窍等都是气升降出入的场所。气的升降出入运动，体现在脏腑、经络、形体、官窍的生理活动中。各脏腑因部位、生理功能及特性不同，在气机升降出入方面表现出不同的趋势。如从位置来讲，心肺在上，在上者宜降；肝肾在下，在下者宜升；脾胃居中，通连上下，为气机升降的枢纽。从生理功能及特性来讲，肺主宣降，主气，司呼吸，其中宣发呼浊的过程体现气的升、出运动，肃降吸清的过程体现气的降、入运动。肝气升发，是肝主疏泄的内在动力。脾气主升，胃气主降，共同完成食物的消化、吸收、精微转输等生理活动。六腑虽以通为用、宜降，但在传化饮食物过程中，也有吸收并向上输送精微的功能，可谓“降中寓升”。其他如血液的化生和运行，津液的生成、输布和排泄等均离不开气的升降出入运动。总之，脏腑的气机具有升已而降、降已而升，升中有降、降中有升的特点和对立统一、协调平衡的运动规律。

4. 气运动的意义

气的升降出入运动对人体的生命活动十分重要，它是维持机体生命活动的必要条件。气的升降出入运动正常，气机调畅，脏腑功能活动正常，人体才能维持正常的生理活动；气的升降出入运动失常，气机不调，则导致脏腑等的功能活动障碍；气的升降出入运动一旦停止，机体无法维持人体生理活动，则生命活动终止。所以，从某种意义上说，人的生命活动就是气的运动。

5. 气运动失常的表现形式

气的升降出入运动失去协调平衡，称为“气机不调”或“气机不畅”。气机不调的主要表现形式有：气的运动失常，阻滞局部，或郁而不散，称为“气滞”或“气郁”；气的上升运动太过或下降运动不及，称为“气逆”；气的上升运动不及或下降运动太过，称为“气陷”；气的外出运动太过，大量外脱而不能内守，称为“气脱”；气的出入运动受阻，不能外达而郁闭于内，称为“气闭”。

（四）气的分类

人体的气是多种多样的，由于其生成来源、分布部位和功能特点的不同，而有许多不同的名称，主要有元气、宗气、营气和卫气四种。

1. 元气

（1）概念

元气又称原气，是人体最基本、最重要的气，是人体生命活动的原动力。

（2）组成

元气以受于父母的先天之精为基础，根于肾中，由肾中精气所化生，又赖后天水谷精气的培育。

（3）分布

元气根于肾中，通过三焦分布全身。《难经・六十六难》说："三焦者，原气之别使也。"三焦为元气运行的通道。

（4）主要功能

元气藏于肾，分布到全身，其功能主要有以下两个方面。一是在肾之元气，即为肾气，具有激发、推动人体的生长发育与生殖的功能。二是分布于全身之元气，具有激发、推动全身各脏腑、经络、组织功能活动的作用。

所以，元气是人体的根本之气，为人体生命活动力的原动力。若元气不足，人体的生长发育迟缓，各脏腑、组织功能低下。

2. 宗气

（1）概念

宗气又称大气，是积于胸中之气。

（2）组成

宗气由自然界清气和水谷精微在胸中相合形成。因此，肺的呼吸功能与脾胃的运化功能正常与否，直接影响着宗气的盛衰。

（3）分布

宗气聚集于胸中，贯注于心肺之脉。一方面分布于肺、息道和鼻，一方面贯注于心，进入脉内，下注丹田，注足阳明之气街，复下行于足。

（4）主要功能

一是走息道以司呼吸，宗气积于胸中，上行喉咙，助肺司呼吸。呼吸的强弱与宗气的盛衰有密切联系。声音出于喉咙，喉为宗气出入之门户，为声音之枢。

二是贯心脉以行气血，宗气聚于胸中，贯注于心脉，助心行气血。气血的运行及心搏强弱、节律、心率等，均与宗气盛衰有关。虚里为心尖搏动处，在左乳下。

三是主司视、听、言、动等功能活动，宗气主司气血的运行和呼吸运动，因而对人体的运动、感觉等多种生理活动具有调节作用。

3. 营气

（1）概念

营气又称荣气，是指行于脉中之气。营行脉内，化生血液，与血的关系极为密切，可分而不可离，故常常与"营血"并称。营气与卫气相对而言，属于阴，故又称"营阴"。

（2）组成

营气来源于脾胃运化的水谷精微之气，由水谷精微中的精华部分化生。

（3）分布

营气分布于血脉之中，成为血液的组成部分，并循脉上下，营运于全身。

（4）主要功能

营气的主要生理功能有营养全身和化生血液两个方面。水谷精微中的精专部分，是营气的主要成分，是脏腑、经络等生理活动所必需的营养物质，同时是血液的组成部分。

4. 卫气

（1）概念

卫气是行于脉外之气。卫气与营气相对而言，属于阳，故又称“卫阳”。

（2）组成

卫气来源于脾胃运化的水谷精微之气，由水谷精气中的“悍气”化生，具有“慓疾滑利”的特性。

（3）分布

卫气行于脉外，通过肺的宣发作用，分布于全身。

（4）主要功能

卫气的生理功能有三个方面。一是护卫肌表，防御外邪入侵；二是温养脏腑、肌肉、皮毛；三是调节控制腠理的开合、汗液的排泄，以维持体温的相对恒定。

营气和卫气，都以水谷精微为主要的生成来源，但是“营在脉中”“卫在脉外”；营主内守而属于阴，卫主外卫而属于阳，营卫协调，不失其常，才能维持正常的腠理开合和体温，以及正常的防御外邪的能力。反之，若营卫不和，则可出现多种病变，见表4-1。

除上述四气之外，还有脏腑之气、经络之气等。它们属于人体之气的一部分，是构成各脏腑、经络的最基本物质，又是推动和维持各脏腑、经络进行生理活动的物质基础。

表4-1　营气和卫气的关系

分类	相同点	不同点			
		性质	分布	功能	阴阳属性
营气	生成来源相同，由脾胃吸收的水谷之气与肺吸入的自然之气相结合而化生	水谷之精气（清者）	行于脉中	化生血液 营养全身	阴
卫气		水谷之悍气（浊者）	行于脉外	防御外邪入侵，温养脏腑、肌表，调节汗孔开合，控制汗液排泄	阳

二、血

（一）血的概念

血即血液，是循行于脉中的富有营养的红色液态物质，是构成人体和维持人体生命活动的基本物质之一。血主于心，藏于肝，统于脾，布于肺，根于肾，有规律地循行脉管之中，在脉内营运不息，充分发挥灌溉全身的生理效应。血液的主要组成部分，包括营气和津液两部分。

血液循行在脉管之中，脉管约束血液运行，所以称脉为“血府”。如果说血液溢出脉管之外，就形成出血，称为“离经之血”。如果血液在脉中循行不畅或停滞，就形成瘀血。

血液是人体生命活动中的营养物质。如果血虚，则会影响全身脏腑组织器官的功能活动，而产生多种疾病。

（二）血的生成

生成血液的主要物质是水谷之精和肾精，其在脾、胃、心、肺、肝、肾等脏腑的共同作用下化生为血液。

1. 水谷之精化血

水谷之精化血，是在脾、胃、心、肺等脏腑的作用下完成的，饮食物经过中焦脾胃的运化，水谷精微被吸收，传输至心肺，与肺吸入的清气相结合，经心火的化赤（即心肺的气化作用），而变化成红色的液态物质，入于脉中，即为血液。

水谷精微中包含的津液，以及生成的营气，是化生血液的主要物质，因而有营气化血、津液化血之说。

脾胃吸收水谷精微化生血液，故说脾胃为生血之源。如果脾胃功能失调，水谷精微化生不足，则会导致血液生成不足。临床上的血虚证，常常选用调理脾胃的方法进行治疗。

2. 肾精化血

肾精化血，主要与肝、肾两脏的作用相关。

肾藏精，精生髓，精髓是化生血液的基本物质，故说精髓可以化血。

肾藏精，肝藏血，肝血可养肾精，肾精可化肝血，肝肾精血互化，即肝肾精血同源。

此外，肾阳的温煦，可促进脾胃化生水谷精微，进而奉心化赤为血。

总之，血液的生成，以水谷之精和肾精为主要物质基础。故精足则血足，精亏则血少。血液的生成，是通过脾、胃、心、肺、肝、肾等脏腑的功能活动而完成的。其中，又以脾胃的运化功能最为重要，故有“脾胃为气血生化之源”之说。如果某一脏腑功能出问题，就可导致血液的生成不足，产生血虚的病理变化。

（三）血的运行

1. 血液在脉管内运行

血液在脉管内运行于全身，循环不息。心主血脉，是血液循行的动力，脉是血液循行的通道，心与脉共同构成一个相对独立的心血脉系统。血液从心出发，又回归于心，呈离心性和向心性的环行，而营周不休。

2. 影响血液运行的因素

血液的运行，受到脏腑功能、气的作用，以及脉道通畅等因素的影响。

（1）脏腑功能

血液的正常运行与心、肺、肝、脾四脏的功能密切相关。

心主血脉，心气是推动血液运行的基本动力。肺朝百脉，肺主气，辅助心血的运行。肝主疏泄，调畅气机，以促进血液的运行；肝主藏血，随着机体动静的变化，调节血流量。脾主统血，脾气统摄血液在脉管内运行，防止血溢脉外。心、肺、肝、脾四脏相互协同，以保证血液的正常循环。

（2）气的作用

气血相伴而行，气的推动作用，是血液运行的基本动力。气的固摄作用，可确保血液在脉管中运行，使其不溢出脉外。气的温煦作用会产生热量，使血液运行畅通，而不致寒滞。

（3）脉道通畅

脉道通畅，也是保持血液正常运行的基本条件。若痰、瘀阻滞脉道，可造成血行不畅或阻塞不通的病理变化。

（四）血的功能

血具有营养滋润全身的生理功能，又是神志活动的物质基础。

1. 营养滋润全身

血液的主要成分是营气和津液，是最富有营养作用的液态物质，故其有濡润、滋养的作用。血循行于脉内，是血发挥营养作用的前提；血沿脉管循行于全身，为全身各脏腑组织输送营养。

血液在脉管内运行全身，全身各脏腑便可以发挥正常的生理功能。血的濡养作用，可从面色、肌肉、皮肤、毛发、感觉和运动等方面反映出来。若血液充足，濡养作用正常，则面色红润，肌肉壮实，皮肤致密，毛发润泽，感觉灵敏，运动自如。若血液亏虚，濡养作用减退，则可见面色无华或萎黄，肌肉消瘦，皮肤干燥，毛发不荣，肢体麻木，运动不灵活等。

2. 神志活动的物质基础

人的精神情志活动，是脏腑功能活动的外在表现，脏腑得到血液的濡养，精神情志活动才能正常。如血液充足，神得血养，则表现为精力充沛，神志清晰，反应灵敏，思维敏捷。若血液亏虚，不能养神，则可表现为心血虚、肝血虚，常有惊悸、失眠、多梦等神志不安的表现，失血甚者还可出现烦躁、恍惚、癫狂、昏迷等神志失常的改变。

三、精

（一）精的概念

1. 概念

精，有精华、精微的含义，是指精微物质。精是人体生命的本原，是构成人体和维持人体生命活动的最基本的精微物质。

2. 精的分布与分类

中医学中的精，因其来源、分布及作用等的不同，有多种名称以及含义。

（1）先天之精：禀受于父母，来源于父母的生殖之精，与生俱来，是构成胚胎的原物质，是生命的本原。

（2）生殖之精：藏于肾中，源于肾精，是先天之精在后天之精的资助下化生而成的，具有繁衍后代的作用。男女生殖之精结合形成胚胎，以繁衍后代。

（3）水谷之精：也称后天之精，是人出生之后，由脾胃等脏腑吸收的水谷精微所化生的，是维持人体生命活动的重要物质。

（4）脏腑之精：是分藏于五脏六腑之中的精。五脏六腑的功能活动，既要先天之精气的激发推动，更需后天之精气的充养。故脏腑之精中，既含有先天之精，又有后天之精。脏腑之精具有维持五脏六腑功能活动的作用。

所以，也有将精分为狭义之精和广义之精。狭义之精，专指肾中具有繁衍后代作用的生殖之精。广义之精，泛指人体内的一切精微物质。

（二）精的生成

人之精根源于先天而充养于后天，精的生成，总体来说禀受于父母，充实于水谷。对于精而言，有先天之精和后天之精之分。

先天之精，禀受于父母，是指父母的生殖之精结合形成胚胎。胎儿在胞中，全赖母体气血育养。因此，先天之精还包括胎儿从母体中汲取的营养物质。

后天之精，来源于水谷。人出生之后，脾胃运化吸收水谷精微，输布到五脏六腑而成为五脏六腑之精，以维持脏腑的生理活动。其盛者藏于肾中，以保持肾中之精的充足。

所以，人体之精的来源，以先天之精为本，并得到后天之精的不断充养。先天之精与后天之精相互促进，相互辅助，使人体之精保持充盛。

（三）精的功能

精是构成人体和维持人体生命活动的精微物质，其生理功能如下。

1. 繁衍生殖

生殖之精与生俱来，为生命起源的原始物质，具有生殖以繁衍后代的作用。这种具有生殖能力的精称为天癸。

2. 生长发育

人之生始于精，由精而成形，精是胚胎形成和发育的物质基础。人出生之后，有赖精的充养，才能维持正常的生长发育。随着精气由盛而衰的变化，人从幼年成长为青年成长为壮年后步入老年，呈现生、长、壮、老、已的生命运动规律。

3. 生髓

精可以转化为血，是血液生成的来源之一。精血同源，精生髓，髓生血，精足则骨髓充，血液生化有源，故精足则血旺，精亏则血虚。精作为精微的生命物质，既可单独存在于脏腑组织中，也可不断地融合于血液中。

4. 濡润脏腑

人以水谷为本，受水谷之气以生。饮食经脾胃消化吸收，转化为精，水谷精微不断地输布到五脏六腑等全身组织器官之中，维持人体的正常生理活动。其剩余部分则归藏于肾，储以备用。肾中所藏之精，既贮藏又输泄，如此生生不息。

四、津液

（一）津液的基本概念

津液是人体一切正常水液的总称。津液包括各脏腑组织的正常体液和分泌物，如胃液、肠液、唾液、关节液等，习惯上也包括代谢产物中的尿、汗、泪等。津与液的区别见表 4-2。

表 4-2　津与液的区别

区别	津	液
性状	较清稀，流动性较大	较稠厚，流动性较小
分布	布散于皮肤、肌肉、孔窍之中	灌注于骨节、脏腑、脑髓之中
作用	偏于滋润	偏于濡养

（二）津液的代谢

津液的生成、输布和排泄，也叫作津液的代谢，是一个涉及多个脏腑生理活动的复杂的生理过程。

1. 津液的生成

津液来源于水谷，经过脾、胃、小肠、大肠等的消化吸收而生成。

胃主受纳腐熟水谷，"游溢精气"，上输于脾。脾主运化，消化吸收水谷精微。小肠主液，受盛化物，泌别清浊，吸收饮食物中的大量津液；大肠主津，吸收食物残渣中的多余水分，参与津液的生成过程。小肠、大肠所吸收的精微和津液，均归属于脾的运化功能。"脾气散精"，将精微和津液转输心肺而输布全身。所以津液生成，有赖于脾、胃、小肠、大肠的生理功能。

若脾、胃、小肠、大肠的吸收津液功能失调，就会导致津液生成不足的病变。

2. 津液的输布

津液的输布是由脾、肺、肾、肝、三焦等脏腑功能的综合作用而完成的。脾主运化津液，通过"脾气散精"，一方面上输于肺，一方面灌注四肢，将津液布散全身。肺气主宣发肃降，通调水道。通过肺气宣发，将津液输布至体表，通过肺气肃降，将津液输布至脏腑，脏腑利用后的津液则下输肾与膀胱。肾主水，是肾对津液的气化作用，主管整个人体的津液代谢，将津液之清者上升，固摄体内，浊者生成尿液，下输膀胱。肝主疏泄，调畅气机，气行则水行，肝气疏泄以促进津液的运行。三焦为"决渎之官"，是津液运行的通道，三焦气化，津液输布全身。

3. 津液的排泄

津液的排泄依赖于肺、肾、膀胱、大肠、三焦等脏腑功能的共同作用，通过呼吸道、汗、尿、大便的排出而完成。

肺气宣发，将津液向上输布于呼吸道，向外输布于体表皮毛，津液或经呼吸道排出，或经皮肤汗孔化为汗液排出。肾主水，津液经肾的气化作用，代谢后的浊液生成尿液，下输膀胱。膀胱有贮尿和排尿的作用。在肾和膀胱的共同作用下，尿液排出体外。大肠传导糟粕，排泄粪便，在排出粪便时，也带走一些残余水分。三焦运行津液，津液通过三焦气化代谢产生的浊液，以尿液形式排出体外。

若肺、肾、膀胱、大肠、三焦等脏腑对津液的输布、排泄功能失常，可导致津液停滞体内，产生痰饮、水肿等病证，或排泄过多，产生津液不足的病理变化。

（三）津液的功能

津液的功能主要包括滋润濡养、化生血液、调节阴阳和运载作用等。

1. 滋润濡养

津液是液态物质，津液中含有大量水分及营养物质，渗灌于脏腑官窍、形体肢节，发挥滋润和濡养的作用。津的质地清稀，其滋润作用较为明显；液的质地较为稠厚，其濡养作用较为突出。津液布散于肌表，则滋养肌肤毛发；流注于孔窍，则滋养和保护眼、鼻、口等；灌注于内，则濡养脏腑经络；渗入于骨腔，则充养脑髓和脊髓；流注关节，则对关节屈伸起着润滑作用。

2. 化生血液

血是由水谷化生的津液与营气相结合，注入脉中而形成的。津液是血液的成分之一，是血液的物质基础。津液除发挥滋润濡养作用外，还能调节血液的浓度和血容量，当血液浓度增高，或血容量不足时，津液就会渗入脉中稀释血液，并补充血容量。

3. 调节阴阳

在正常情况下，人体阴阳处于相对平衡的状态。津液作为阴精的一部分，对调节人体的阴阳平衡起着重要作用。脏腑之阴的平衡与否，与津液的盛衰是分不开的。人体根据体内环境和体外环境的变化，通过津液的自我调节使机体保持正常状态，以适应外界的变化。

4. 运载作用

津液是气的载体。津液属阴，气属阳，无形之气须依附于有形的津液才能运行于周身。当汗、吐、下而丢失大量津液时，气便会随之脱失，即所谓“气随津脱”或“气随液脱”，故有“大汗亡阳”及“吐下之余，定无完气”之说。

津液不仅运载无形之气，同时将机体代谢后的废物运输到相关形体官窍，以汗、尿等形式排出体外，以保障生理活动的正常进行。如经皮肤汗孔排出的汗、经肾与膀胱排出的尿，其中除含大量的水分外，还包含许多代谢废物。若津液的运载功能失常，则排泄障碍，废物潴留体内而产生多种病理变化。

模块二　气、血、精、津液间相互关系

一、气与血的关系

气属阳，主动，主煦之；血属阴，主静，主濡之。这是气与血在属性和生理功能上的区别。但两者都源于脾胃化生的水谷精微和肾中精气，在生成、输布等方面关系密切，故曰：“气中有血，血中有气，气与血不可须臾相离，乃阴阳互根，自然之理也”（《难经本义》）。“人

之一身，皆气血之所循行，气非血不和，血非气不运，故曰：气主煦之，血主濡之”（《医学真传·气血》）。这种关系可概括为“气为血之帅，血为气之母”。

（一）气对血的作用

气对血的作用，是气为血之帅，包含着三方面的意义：气能生血，气能行血，气能摄血。

1. 气能生血

气能生血是指气的运动变化是血液生成的动力。从摄入的饮食物转化成水谷精微，从水谷精微转化成营气和津液，从营气和津液转化成赤色的血，其中每一个转化过程都离不开气的运动，而气的运动又是通过脏腑的功能表现出来的。气的运动能力旺盛，则脏腑的功能活动旺盛，化生血液的功能亦强；气的运动能力减弱，则脏腑功能衰退，化生血液的功能亦弱。气旺则血充，气虚则血少。故在临床治疗血虚证时，常配合补气药，就是补益生血的动力，所以周学海说：“前贤谓气能生血者……人身有一种气，其性情功力能鼓动人身之血，由一丝一缕化至十百千万，气之力止而后血之数亦止焉。常见人之少气者，及因病伤气者，面色络色必淡，未尝有失血之症也，以其气力已怯，不能鼓化血汁耳。此一种气，即荣气也，发源于心，取资于脾胃，故曰心生血，脾统血，非心脾之体能生血统血也，以其脏气之化力能如此也。”（《读医随笔·气能生血血能藏气》）

2. 气能行血

气能行血指气的推动作用是血液循行的动力。

气一方面可以直接推动血行，如宗气，另一方面又可促进脏腑的功能，通过脏腑的功能推动血液运行。“运血者，即是气”（《血证论·阴阳水火气血论》），“气行乃血流”（《素问·五脏生成论》）。气生成于血中而固护于血外，气为血之帅，血在脉中流行，实赖于气之率领和推动。总之，气行则血行，气止则血止，气有一息之不运，则血有一息之不行。所以临床上治疗血行失常，常以调气为上，调血次之。如气虚不能行血则面色㿠白，补气行血则面色润泽；气滞则血瘀，妇女月经闭止，行气活血则经通。

3. 气能摄血

气能摄血即气对血的统摄作用。气的固摄作用使血液正常循行于脉管之中而不溢于脉外。“人身之生，总之以气统血”“血之运行上下，全赖乎脾”（《血证论·脏腑病机论》）。气摄血，实际上是脾统血的作用。“诸血皆统于脾”（《类证治裁·内景综要》），脾为气血运行上下之总枢，其气上输心肺，下达肝肾，外灌溉四旁，充溢肌肤，所谓“居中央而畅四方”，血即随之运行不息。若脾虚不能统血，则血无所主，因而脱陷妄行。气不摄血则可见出血之候，故治疗时必须用补气摄血之法，方能达到止血的目的。

（二）血对气的作用

血为气之母，是指气在生成和运行中离不开血。血为气之母的含义有二。其一，血能生气。气存血中，血不断地为气的生成和活动提供水谷精微，水谷精微是全身之气的生成和维持其生理功能的主要物质基础。而水谷精微又赖血以运之，借以不断为脏腑供给营养，使气的生成与运行正常进行。所以血盛则气旺，血衰则气少。其二，血能载气，“守气者，即是血”“载气者，血也”（《血证论》）。气存于血中，赖血之运载而达全身。血为气之守，气必依附于血而静谧。故云："气阳而血阴，血不独生，赖气以生之；气无所附，赖血以附之。"（《医论三十篇》）气不得血，则散而无所附。所以在临床上每见大出血之时，气亦随之而涣散，形成气随血脱之候。

综上所述，气与血一阴一阳，互相维系，气为血之帅，血为气之守。"一身气血，不能相离，气中有血，血中有气，气血相依，循环不已"（《不居集》）。

二、气与精的关系

（一）气对精的作用

精包括先天之精和后天之精。精依气生，气化为精。精之生成源于气，精之生理功能赖于气之推动和激发。如肾精之秘藏，赖元气固护于外。气聚则精盈，气弱则精走。元气亏损，肾失封藏，每见失精之害。"精乃气之子"，精之与气，本自互生，精气充足，则神自旺。

（二）精对气的作用

"精化为气，谓元气由精而化也"（《类经》）。精藏于肾，肾精充盛，盛乃能泻，不断地供给五脏六腑，以促进脏腑的生理活动。五脏六腑的功能正常，则元气方能化生不已。精盈则气盛，精少则气衰，故元精失则元气不生，元阳不充。所以失精家每见少气不足以息，动辄气喘，肢倦神疲，懒于语言等气虚之证。

三、气与津液的关系

气属阳，津液属阴，这是气和津液在属性上的区别，但两者均源于脾胃所运化的水谷精微，在生成和输布过程中有着密切的关系。在病理上，病气即病水，病水即病气。所以在治疗上，治气即治水，治水即治气。

（一）气对津液的作用

气对津液的作用表现为气能生津、行津、摄津三方面。

1. 气能生津

气是津液生成与输布的物质基础和动力。津液源于水谷精气，而水谷精气有赖脾胃之腐熟运化而生成。气推动和激发脾胃的功能，使中焦之气机旺盛，运化正常，则津液充足。"水化于气"，"气可化水"，津液的生成、输布和排泄均离不开气的作用。故三焦气失职，则津液停聚而为湿、为水、为肿。如太阳蓄水证，水热互结于膀胱，气化不行，津液不布，则口渴而小便不利，治以五苓散助气化而散水邪，膀胱津液得以化气，升腾于上，敷布于脏腑而还为津液，不生津而渴自止。所以气旺则津充，气弱则津亏。

2. 气能行津

气能行津指气的运动变化是津液输布排泄的动力。气的升降出入运动作用于脏腑，表现为脏腑的升降出入。脾、肺、肾、肝等脏腑的升降出入完成津液在体内的输布、排泄过程，所谓"气行水亦行"（《血证论·阴阳水火气血论》）。当气的升降出入运动异常时，津液输布、排泄过程也随之受阻。反之，津液的输布和排泄受阻而发生停聚时，则气的升降出入运动亦随之而不利。气虚、气滞导致的津液停滞，称作气不行水；津液停聚导致的气机不利，称作水停气滞。两者互为因果，可形成内生之水湿、痰饮，甚则水肿等病理变化。这是在临床上治疗水肿时行气与利水法常常并用的理论依据之一。

3. 气能摄津

气能摄津是指气的固摄作用控制着津液的排泄。体内的津液在气的固摄作用控制下维持着一定的量。若气的固摄作用减弱，则体内津液任意经汗、尿等途径外流，出现多汗、漏汗、多尿、遗尿的病理现象，临床治疗时应注意补气固津。

（二）津液对气的作用

水谷化生的津液，通过脾气升清散精，上输于肺，再经肺之宣降通调水道，下输于肾和膀胱。在肾阳的蒸动下，化而为气，升腾敷布于脏腑，发挥其滋养作用，以保证脏腑的正常生理功能，故云："水精四布，五经并行。"（《素问·经脉别论》）此外，津液是气的载体，气必须依附于津液而存在，否则将涣散不定而无所归。因此，津液的丢失必导致气的耗损。如暑病伤津耗液，不仅口渴喜饮，且津液虚少，无以化气，而见少气懒言、肢倦乏力等气虚之候。若因汗、吐太过，使津液大量丢失，则气亦随之而外脱，形成"气随液脱"之危候，故曰："吐下之余，定无完气。"（《金匮要略心典》）

四、血与精的关系

精能化血，血能生精，精血互生，故有"精血同源"之说。

（一）血对精的作用

"夫血者，水谷之精气也，和调于五脏，洒陈于六腑，男子化而为精，女子上为乳汁，下为经水"（《赤水玄珠·调经门》）。"精者，血之精微所成"（《读医随笔·气血精神论》）。血液流于肾中，与肾精化合而成为肾所藏之精。由于血能生精，故血旺则精充，血亏则精衰。临床上每见血虚之候往往有肾精亏损之征。

（二）精对血的作用

"血即精之属也，但精藏于肾，所蕴不多，而血富于冲，所至皆是"（《景岳全书·血证》）。肾藏精，精生髓，髓养骨，"骨髓坚固，气血皆从"（《素问·生气通天论》）。由此可见，精髓是化生血液的重要物质基础。精足则血足，肾精亏损可导致血虚。目前治疗再生障碍性贫血，用补肾填精之法常获效，是以精可化血为理论依据的。

五、血与津液的关系

血与津液均是液态物质，均有滋润和濡养的作用，与气相对而言，二者均属于阴，在生理上相互补充，在病理上相互影响。

（一）血对津液的作用

运行于脉中的血液，渗于脉外便化为有濡润作用的津液。"十二经脉，三百六十五络，其血气皆上于面而走空窍……其气之津液，皆上熏于面"（《灵枢·邪气脏腑病形》）。当血液不足时，可致津液病变。如血液瘀滞，津液无以渗于脉外以濡养皮肤、肌肉，则肌肤干燥粗糙，甚至甲错。失血过多时，脉外之津液渗入脉中以补偿血容量的不足，致脉外的津液不足，出现口渴、尿少、皮肤干燥等症状。所以，中医有“夺血者无汗”“衄家不可发汗”“亡血者，不可发汗”之说。

（二）津液对血的作用

津液和血液同源于水谷精微，输布于肌肉、腠理等处的津液，不断地渗入孙络，成为血液的组成成分。所以，有“津血同源”之说。汗为津液所化，汗出过多则耗津，津耗则血少，故又有“血汗同源”之说。如果津液大量损耗，不仅渗入脉内致津液不足，甚至脉内之津液还会渗出脉外，形成血脉空虚、津枯血燥的病变。所以，对于多汗夺津或精液大量丢失的患者，不可用破血逐瘀之峻剂，故《灵枢·营卫生会》有“夺汗者无血”之说。

血与津液均是周流于全身的液态物质，不仅同源于水谷精微，而且在运行输布过程中相辅相成，互相交会，津可入血，血可成津。“水中有血，血中有水”“水与血原并行而不悖”（《血证论·阴阳水火气血论》），共同发挥其滋养、濡润作用。在病理上，血与津液又相互影响，“孙络外溢，则经有留血”（《素问·调经论》）。“经为血，血不利则为水，名曰血分”（《金匮要略·水气病脉证并治》）。血能病水，水能病血。水肿可导致血瘀，血瘀亦可导致水肿。瘀血也可是水肿形成后的病理产物，而水肿则往往有瘀血见证。“汗出过多则伤血，下后亡津液则伤血，热结膀胱则下血，是水病而累血也”（《血证论·阴阳水火气血论》）。这里把汗、津液以及膀胱所藏之液均归于水类。阴水损耗过多，必然使阴血发生虚或瘀的变化。

“吐血咳血，必兼痰饮，血虚则精竭水结，痰凝不散，失血家往往水肿，瘀血化水，亦发水肿，是血病而兼水也”（《血证论·阴阳水火气血论》）。例如，心咳、肺咳，往往可以继发水肿。另外，血、水还可以同时发病，例如，妇女经闭水肿、外伤瘀血水肿等。由于血液与津液在病理上常互相影响而并存，故在治疗上应注意水病治血、血病治水、水血兼顾等。

任务实施

1. 根据所学习气、血、精、津液的知识，结合它们之间的相互关系和影响，分析任务中陈某的症状。学习任务考查表与学习任务评价表分别见表 4－3 和表 4－4。

2. 一般气血不足、血虚应如何调理？

表 4－3　　学习任务考查表

序号	考核内容	考核标准	配分	得分
1	分析任务中陈某的症状	针对症状，分析“气血不足”“血虚”对应的症状	40	
2	气血不足、血虚等调理	1. 饮食调理 2. 药物推荐	60	
合计			100	

表 4－4　　学习任务评价表

序号	考核内容	考核标准	满分	得分
1	准备活动	资料查阅完整度（小组评价）	50	
2	课堂学习过程	提问及回答（过程评价）	10	
3	上课状态	是否集中精力（自我评价）	20	
4	任务实施	表格完成情况（教师评价）	10	
5	思考练习	得分（结果评价）	10	
合计			100	

思考与练习

1. 构成人体的最基本的物质是（　　）。

A. 精　　B. 气　　C. 血　　D. 津液

2. 气的外出运动太过称（　　）。

A. 气脱　　B. 气逆　　C. 气陷　　D. 气闭

3. 人体最基本的气是（　　）。

A. 脏腑之气　　B. 元气　　C. 宗气　　D. 卫气

4. 具有推动呼吸和血行功能的气是（　　）。

A. 元气　　B. 宗气　　C. 营气　　D. 卫气

5. 积于胸中之气是（　　）。

A. 元气　　B. 宗气　　C. 营气　　D. 肺气

6. 化生血液最基本的物质是（　　）。

A. 肾精　　B. 水谷精微　　C. 津液　　D. 气

7. 和血液运行关系最密切的脏腑是（　　）。

A. 心　　B. 肺　　C. 肝　　D. 脾

8. 神志活动的最主要物质基础是（　　）。

A. 精　　B. 气　　C. 血　　D. 津液

9. 和津液代谢关系最密切的脏腑是（　　）。

A. 脾、胃、小肠　　B. 肺、脾、肾

C. 肾、肝、三焦　　D. 肺、肾、肝

10. 治疗血虚时常配伍补气药，是因（　　）。

A. 血能生气　　B. 气能生血

C. 气能摄血　　D. 气能行血

任务五　认识经络

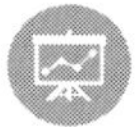

学习目标

1. 掌握经络的基本概念、十二经脉的分布规律和气血流注次序。
2. 熟悉十二经脉的循行部位和奇经八脉的生理功能。
3. 了解经络的生理功能和应用。

任务引入

王某，男，49 岁，感冒，微咳，低热，颈后有酸胀感。吹灸两风池穴及风府穴，热感有如片状向内移动，当时痛止。再吹灸两太阳穴，感应同前。全身微微汗出，思睡。醒后缓解。

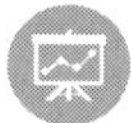

任务分析

艾灸是用点燃的艾条、艾炷或其他药条来刺激人体的特定穴位，达到治病养生的目的。通过刺激人体的穴位经络，激发经气，助全身气血流通，让人体的肌骨筋肉都受到温养，达到温经散寒、化瘀散结、抗病祛邪的功效。

准确的腧穴定位是灸法取得疗效的前提。根据患者不同的疾病选用适当的腧穴，是灸法取得疗效的关键。

我们的任务就是认识人体的经络腧穴，重点掌握经络的基本概念、十二经脉的分布规律和气血流注次序。

相关知识

一、经络概述

（一）经络的基本概念

经络，是经脉和络脉的总称，为人体运行气血、联络脏腑、沟通内外、贯穿上下的径路。经脉是经络系统的主干；络脉是经脉的分支。如《医学入门·经穴起止》说：“经者，径也，径直者为经；经之支脉旁出者为络。”经脉多以纵行为主，循行于较深的部位，有循行规律；络脉纵横交错，网络全身，深浅部位皆有分布，浮络循行于较浅的部位。

经脉与络脉相互衔接，遍布全身，将人体脏腑官窍、四肢百骸等连接成统一的有机整体，并通过经络之气调节全身各部的功能，运行气血，协调阴阳，使整个机体保持协调平衡。如《灵枢·海论》说：“夫十二经脉者，内属于腑脏，外络于肢节。”《灵枢·本藏》说：“经脉者，所以行血气而营阴阳，濡筋骨，利关节者也。”

（二）经络学说的形成

经络学说的形成，经历了经络概念的产生和理论体系的建立两个阶段。

1. 经络概念的产生

经络概念的产生，是古人以“观物取象，以象会意”的认识方法，一是直接观察到血液流行于脉中，体表可触及的筋肉等条索状物，以及解剖可见的与脏腑、形体、官窍相连接的系带状物等；二是运用“天人合一”的整体思维，将人体结构与自然界相关事物相比类，如自然界有十二经水（河流），人有十二经脉。

《史记·扁鹊仓公列传》最早记载“阳脉”“阴脉”及“经”“维”“络”等名称；湖南长沙马王堆汉墓出土的帛书《阴阳十一脉灸经》和《足臂十一脉灸经》，记载了 11 条脉的具体名称、循行走向、所主疾病及灸法，但只称“脉”而非“经脉”，提示脉是经络的形态学基础之一。《素问·生气通天论》记载“筋脉和同”“筋脉横解”“筋脉沮弛”，筋脉亦属经络范畴。随着针灸、导引、气功等临床实践和理论水平的提升，经络概念逐渐成熟和完善。

2. 经络学说体系的建立

《黄帝内经》总结归纳了以前对“脉”的有关认识，构筑了经络学说体系的基本框架，是经络学说形成的标志。该书 162 篇中，专论或主论经络的篇章有 20 余篇，系统阐述了十二经脉的起止、具体循行路线及其与相应脏腑的“属络”关系，十二经脉首尾相接及气血在经脉中“如环无端”“周而复始”地运行，十二经脉的生理功能及十二经脉标本、根结之间的上下、内外对应的联系，十二经脉和脏腑功能发生异常时所出现的病候。对奇经八脉中冲、任、督三脉的起止、循行路线、生理功能和有关病候，以及带脉、阴阳维脉、阴阳跷脉的分布部位及生理功能进行了大致的描述；对络脉及十二经筋、十二皮部的名称、分布、生理功能、常见病候也进行了讨论；并以“天人合一”的思维方法，阐述了经络气血运行与自然界日月时辰的通应关系等。

《难经》首创“奇经八脉”一词，对奇经八脉的含义、功能、循行路线和病候等都有较详细的论述，对正经和奇经的关系有明晰的阐发，对某些经穴（如八会穴）的特异性进行了总结，并提出了“十二经皆有动脉”“肾间动气为十二经脉之根”等理论，丰富了经络学说的内容。

《针灸甲乙经》是中医学第一部针灸学专著，为晋代皇甫谧集《素问》《针经》(即《灵枢》古名）与《明堂孔穴针灸治要》三部著作分类合编而成，内容主要论述中医学经络学说和针灸方法，在经络学说的发展及针灸疗法的应用中，起到承先启后、继往开来的重大作用。

（三）经络系统的组成

经络系统由经脉、络脉组成。经脉包括十二经脉、奇经八脉，以及附属于十二经脉的十二经别、十二经筋、十二皮部；络脉包括十五络脉和浮络、孙络等。

1. 经脉

经脉是经络系统中的主干，为全身气血运行的主要通道。

十二经脉，又称“十二正经”，包括手三阳经、手三阴经、足三阳经、足三阴经。十二正经是经络系统的核心，有一定的起止，有一定的循行路径和分布规律，有一定的走向及交接规律，与脏腑有直接的属络关系，相互之间有表里关系，各有专属的穴位。

奇经八脉，是十二经脉以外别道奇行的经脉，包括督脉、任脉、冲脉、带脉、阴维脉、阳维脉、阴跷脉和阳跷脉。奇经与脏腑没有直接的属络关系，相互之间也无表里关系，如《圣济总录》说："脉有奇常，十二经者，常脉也；奇经八脉则不拘于常，故谓之奇经。盖人之气血常行于十二经脉，其诸经满溢则流入奇经焉。"奇经八脉中，只有督脉、任脉有专属循行路线与专属穴位，故十二经脉与任脉、督脉，合称为"十四经"。

十二经脉的附属部分，十二经别，是从十二经脉别行而离入出合、深入体腔的支脉，为十二经脉的最大分支，其生理作用、病机变化均与十二经相一致，故称"别行的正经"。十二经筋，是十二经脉之气濡养筋肉骨节的体系，附属于十二经脉的筋膜系统。十二皮部，是十二经脉功能活动反映于体表的部位。

2. 络脉

络脉，是从经脉中分出而遍布全身的分支，有别络、浮络和孙络之分。

别络，是十二经脉和任、督二脉各自别出之络与脾之大络的总称，又称"十五别络"。别络有本经别走邻经之特点，是络脉中的较大者，起加强十二经脉中表里两经在体表的联系和统领一身阴阳诸络的作用。此外，《素问·平人气象论》提出"胃之大络，名曰虚里"，故又有"十六别络"之说。

浮络，是循行于人体浅表部位且常浮现的络脉。其分布广泛，没有定位，起着沟通经脉、输达肌表的作用。

孙络，是最细小的络脉，属络脉的再分支，分布全身，难以计数，具有"溢奇邪、通荣卫"(《素问·气穴论》）的作用。

二、十二经脉

十二经脉，为十二脏腑所属络的经脉，是经络系统的核心部分，故又称为"正经"。

（一）十二经脉的名称

十二经脉的名称由手足、阴阳、脏腑三部分而组成。命名原则如下。

上为手，下为足：手经行于上肢，足经行于下肢。起于或止于手的经脉，称"手经"；起于或止于足的经脉，称"足经"。

内为阴，外为阳：分布循行于四肢内侧的经脉，称"阴经"；分布循行于四肢外侧的经脉，称"阳经"。按照阴阳三分法，阴分为三阴：太阴、少阴、厥阴。阳分为三阳：太阳、阳明、少阳。手足各有三阴经：太阴经、厥阴经、少阴经。手足各有三阳经：太阳经、阳明经、少阳经。

脏属阴，腑属阳：十二经脉与六脏六腑各有特定的配属关系，六阴经属于脏，并冠以所属脏之名，如内属于肺则称"肺经"；六阳经属于腑，并冠以所属腑之名，如内属于胃则称"胃经"。见表 5-1。

表 5-1　十二经脉名称分类表

	阴经（属脏络腑）	阳经（属腑络脏）	分布部位（阴经行内侧、阳经行外侧）	
手	太阴肺经	阳明大肠经	上肢	前缘
	厥阴心包经	少阳三焦经		中线
	少阴心经	太阳小肠经		后缘
足	太阴脾经*	阳明胃经	下肢	前缘
	厥阴肝经*	少阳胆经		中线
	少阴肾经	太阳膀胱经		后缘

* 在小腿下半部和足背部，肝经在前缘，脾经在中线。在内踝尖上 8 寸处交叉后，脾经在前缘，肝经在中线。

（二）十二经脉的走向和交接规律

1. 走向规律

十二经脉走行方向的规律，《灵枢·逆顺肥瘦》曰："手之三阴，从脏走手；手之三阳，从手走头；足之三阳，从头走足；足之三阴，从足走腹（胸）。"手三阴经起于胸中，循上肢内侧，走向手指端；手三阳经起于手指端，循上肢外侧，走向头面部；足三阳经起于头面部，下行经躯干循下肢外侧，走向足趾端；足三阴经起于足趾端，经下肢内侧，走向腹部、胸部。

2. 交接规律

（1）相表里的阴经与阳经在四肢末端交接

手太阴肺经和手阳明大肠经在食指端交接，手少阴心经和手太阳小肠经在小指端交接，手厥阴心包经和手少阳三焦经在无名指端交接；足阳明胃经和足太阴脾经在足大趾端交接，足太阳膀胱经和足少阴肾经在足小趾端交接，足少阳胆经和足厥阴肝经在足大趾爪甲后交接。

（2）同名的手足阳经在头面部交接

手阳明大肠经与足阳明胃经在鼻翼旁交接，手太阳小肠经与足太阳膀胱经在目内眦交接，手少阳三焦经与足少阳胆经在目外眦交接。

（3）足、手阴经在胸中交接

足太阴脾经与手少阴心经在心中交接，足少阴肾经与手厥阴心包经在胸中交接，足厥阴肝经与手太阴肺经在肺中交接。如图 5-1 所示。

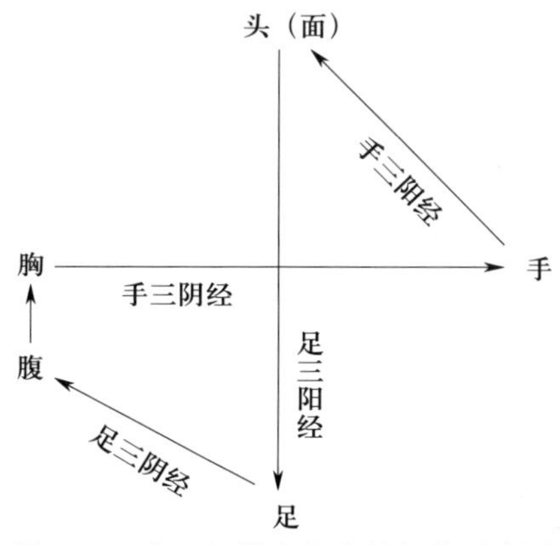

图 5-1　十二经脉走向交接规律示意图

（三）十二经脉的分布规律

十二经脉左右对称分布于人体两侧，每条经脉虽有迂回曲折，或交叉出入，但基本上为纵行，或自上而下，或由下而上。

1. 头面部的分布

手三阳经止于头，足三阳经起于头。手足六条阳经交会于头面部，故称“头为诸阳之会”（《类经·藏象类》）。

诸阳经分布特点可概括为，阳明在前，少阳在侧，太阳在后。阳明经行于面部、额部；少阳经行于头两侧部；太阳经行于面颊、头顶和头后部。

诸阴经不起止于头面部，但部分阴经或其分支可上达头面部，手少阴心经的分支、足厥阴肝经上达目系，足厥阴肝经与督脉会于头顶部，足少阴肾经的分支上抵舌根，足太阴脾经连舌本、散舌下等。

2. 躯干部的分布

手三阴经均从胸部行至腋下；手三阳经行于肩和肩胛部。

足三阳经自上而下走行，则阳明经行于前（胸腹面），太阳经行于后（背腰面），少阳经行于躯体两侧。足三阴经自下而上均行于腹胸面。

十二经脉在腹胸部的分布规律，自内向外，依次为足少阴肾经、足阳明胃经、足太阴脾经和足厥阴肝经。

3. 四肢部的分布

手经行于上肢，足经行于下肢；阴经行于内侧面，阳经行于外侧面。

按正立姿势，两臂自然下垂、拇指向前的体位描述，四肢部的分布规律为，手足阴经为太阴在前缘、厥阴在中线、少阴在后缘；手足阳经为阳明在前缘、少阳在中线、太阳在后缘。但足厥阴肝经有例外，即内踝尖上 8 寸以下为厥阴经行于前，太阴经行于中，少阴经仍在后。

（四）十二经脉的表里关系

十二经脉的阳经与阴经之间，通过经脉与脏腑的属络关系，以及经别和别络的相互沟通作用，组成六对“表里相合”关系。如《素问·血气形志》说：“手太阳与少阴为表里，少阳与心主为表里，阳明与太阴为表里，是为手之阴阳也。”“足太阳与少阴为表里，少阳与厥阴为表里，阳明与太阴为表里，是为足阴阳也。”见表 5－2。

表 5－2　　十二经脉表里关系表

表	手阳明大肠经	手少阳三焦经	手太阳小肠经	足阳明胃经	足少阳胆经	足太阳膀胱经
里	手太阴肺经	手厥阴心包经	手少阴心经	足太阴脾经	足厥阴肝经	足少阴肾经

相互表里的两条经脉，在四肢末端交接，分别循行于四肢内、外侧面相对应的位置；分别属络于相为表里的脏与腑；还有经别和别络的表里沟通，形成了脏腑经脉表里相合的关系。

表里两经不仅具有经脉属络的联系，而且互为表里的脏与腑，在生理功能上相互配合，在病变上亦相互影响。如脾胃同病，出现消化吸收等的异常，肺热移于大肠出现便秘等。根据表里两经的经气互通原理，临床治疗时，表里两经的腧穴常交叉配合使用。

（五）十二经脉的气血流注次序

十二经脉是气血运行的主要通道。十二经脉之间首尾衔接，气血由中焦水谷精微化生后，上注于肺，自手太阴肺经开始，逐经依次流注，最后注入足厥阴肝经，再流注复达于手太阴肺经，形成了“阴阳相贯，如环无端”的十二经脉气血流注系统。如图 5-2 所示。

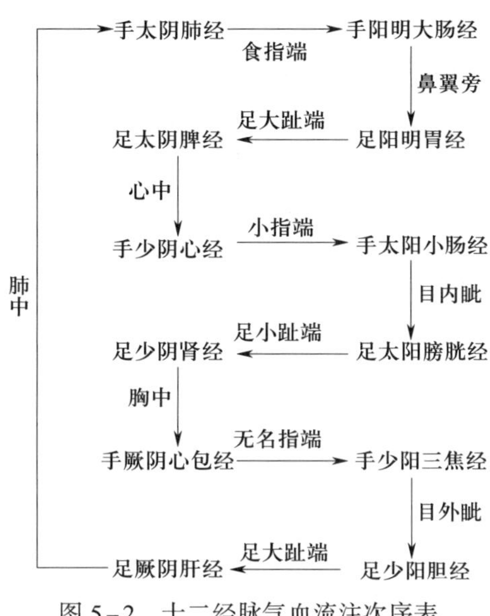

图 5-2　十二经脉气血流注次序表

三、奇经八脉

奇经八脉是十二经脉之外的重要经脉，交叉贯穿于十二经脉之间，在全身起到重要的统率、联络和调节作用。

（一）奇经八脉的名称

奇经八脉，是督脉、任脉、冲脉、带脉、阴跷脉、阳跷脉、阴维脉、阳维脉的总称。《难经·二十七难》说：“凡此八脉者，皆不拘于经，故曰奇经八脉也。”因其有异于十二正经，故名曰奇经。

奇经八脉的分布循行不像十二经脉那样规则，多为“别道奇行”；与脏腑没有直接的相互属络，彼此之间也没有表里配合关系；除任脉、督脉之外，均无本经专属腧穴。

（二）奇经八脉的走向和分布特点

奇经八脉走向和分布特点，主要有四个方面。其一，除带脉外，均自下向上走行。其二，奇经八脉纵横交错地循行分布于十二经脉之间，但上肢没有奇经的分布。其三，冲（除小部分外）、任、督、带四脉都是单行一条。督、任、冲三脉皆起于胞中，称为“一源而三歧”：督脉行于腰背正中，上至头面；任脉行于胸腹正中，上抵颏部；冲脉与足少阴肾经相并上行，环绕口唇。带脉横行腰腹。其四，阴阳跷脉和阴阳维脉分布左右对称：阴跷脉行于足跟内侧，随足少阴等经上行，至目内眦与阳跷脉会合；阳跷脉起于足跟外侧，伴足太阳等经上行，至目内眦与阴跷脉会合，再沿足太阳经上额，于项后与足少阳胆经会合。阴维脉起于小腿内侧，沿腿股内侧上行，至咽喉与任脉会合；阳维脉行于足跗外侧，沿腿膝外侧上行，至项后与督脉相会。

（三）奇经八脉的生理功能

奇经八脉别道奇行，有联络、统率、调节十二经脉的作用。

1. 密切十二经脉的联系

奇经八脉在循行分布过程中，不但与十二经脉交叉相接，加强十二经脉之间的联系，补充十二经脉在循行分布上的不足，而且对十二经脉的联系起到分类组合及统领作用。如督脉与手足六阳经交会于大椎而称“阳脉之海”，统率诸阳经；任脉与足三阴经交会于脐下关元穴，足三阴又接手三阴经，故任脉因联系手足六阴经而称“阴脉之海”，统率诸阴经；冲脉通行上下前后，渗灌三阴三阳，有“十二经之海”之称；带脉约束纵行诸经，沟通腰腹部的经脉；阳维脉维络诸阳经，联络所有阳经与督脉相合；阴维脉维络诸阴经，联络所有阴经与任脉相会，二者共同维系一身阳经与阴经；阳跷、阴跷脉左右成对，有“分主一身左右阴阳”之说。

2. 调节十二经脉气血

奇经八脉具有蓄溢和调节十二经气血的作用。当十二经脉气血有余时，则流入奇经八脉，蓄以备用；当十二经脉气血不足时，奇经中的气血及时溢出给予补充，以维持十二经脉中气血的相对恒定。《难经·二十八难》说：“沟渠满溢，流于深湖……人脉隆盛，入于八脉而不环周，故十二经脉亦不能拘也。”

3. 与某些脏腑关系密切

奇经与肝、肾等脏以及脑、髓、女子胞等奇恒之腑有较为密切的联系。如督脉“入颅络脑”“行脊中”“络肾”加强脑、髓、肾之间的沟通；任、督、冲三脉同起于胞中，相互交通等。因此，奇经八脉与这些脏腑在生理、病机上均有一定联系。

（四）奇经八脉各自的生理功能

1. 督脉

“督”，有总督、统领之意。

（1）调节阳经气血，为“阳脉之海”

督脉行于背部正中，诸阳经及阳维脉均会合于督脉。如督脉与手足三阳经会于大椎；与足太阳会于百会、脑户；与阳维脉会于风府、哑门。督脉具有统率一身之阳经，调节全身阳经气血的作用，故称为“阳脉之海”。

（2）反映脑、髓和肾的功能

督脉起于胞中，“贯脊属肾”，肾主生殖，故督脉主司生殖功能，特别是男子生殖功能。历代医家对男子精冷不育，常以补督益肾法治之。督脉上行脊里，入络于脑，上贯心，故生理、病机与脑、髓、心等密切联系。

2. 任脉

“任”，有担任、妊养之意。

（1）调节阴经气血，为“阴脉之海”

任脉循行于腹面正中线，诸阴经均直接或间接交会于任脉。如任脉与足三阴经会于中极、关元；与阴维脉会于廉泉、天突；与手太阴经会于上脘；与足太阴经会于下脘；与足厥阴经会于曲骨；手三阴经通过足三阴经与任脉发生联系。任脉具有总任一身之阴经，调节全身阴经气血的作用，故称为“阴脉之海”。

（2）任主胞胎

任脉起于胞中，与女子月经来潮及妊养、生殖功能有关。任脉为妇人生养之本，故有“任主胞胎”之说。调理冲任是治疗妇女月经病的主要方法。

3. 冲脉

“冲”，有要冲、要道之意。言本经为十二经气血通行之要冲。

（1）调节十二经脉气血，为“十二经之海”

冲脉循行范围广泛，上至头，下至足，后行于背，前布于胸腹，贯穿全身，阴阳表里无所不涉，为一身气血之要冲，能“通受十二经气血”。其上行者，行于脊内渗诸阳；下行者，行于下肢渗诸阴，能容纳和调节十二经脉及五脏六腑之气血，故有“十二经脉之海”和“五脏六腑之海”之称。

（2）与女子月经及生殖功能有关

冲脉起于胞中，为“血海”（《灵枢·海论》）。《素问·上古天真论》说：“任脉通，太冲脉盛，月事以时下，故有子。”妇女月经来潮及生殖能力与冲、任脉气血盛衰有关。冲、任脉气血旺盛，下注于胞中，而为月经，或妊娠时以养胎。若冲、任脉气血不足或通行不利，则会发生月经失调或不孕。因此，临床上治月经病及不孕症，多以调理冲、任二脉为要。

4. 带脉

“带”，有腰带、束带之意，引申为约束。

（1）约束纵行诸经

带脉是全身唯一横行的经脉，环腰一周，犹如束带，总束纵行诸脉，以调节脉气，使之通畅。如《太平圣惠方·辨奇经八脉法》说：“夫带者，言束也，言总束诸脉，使得调柔也。”

（2）主司妇女带下

因带脉亏虚，不能约束经脉，多见妇女带下量多、腰酸无力等症。故《傅青主女科》曰：“夫带下俱是湿证，而以带名者，因带脉不能约束而有此病。”

5. 阴跷脉、阳跷脉

“跷”，有轻捷、矫健之意。

（1）主司下肢运动

《太平圣惠方·辨奇经八脉法》说：“夫跷者，捷疾也。言此脉是人行走之机要，动作之所由，故曰跷脉焉。”阴阳跷脉皆起于足，其脉气多发在足内、外踝及髋上至肩、颈项等关节处，二跷阴阳之气交通和谐，使下肢运动灵活。

（2）司眼睑开合

阴阳跷脉交会于目内眦，阳跷主一身左右之阳，阴跷主一身左右之阴，阴阳气相并，共同濡养眼目，主司眼睑开合。如《灵枢·脉度》说：“气并相还则为濡目，气不荣则目不合。”《灵枢·寒热病》说：“阳气盛则瞋目，阴气盛则瞑目。”

6. 阴维脉、阳维脉

“维”，有维系、维络之意。

阴维脉“维络诸阴”；阳维脉“维络诸阳”。阴维脉与手足三阴经相交会，最后合于任脉；阳维脉与手足三阳经相交，最后合于督脉。阴阳相辅，对诸阴阳经脉气血起着溢蓄调节作用。

十二经脉与奇经八脉中的任脉、督脉在人体的分布如图 5-3、图 5-4 和图 5-5 所示。

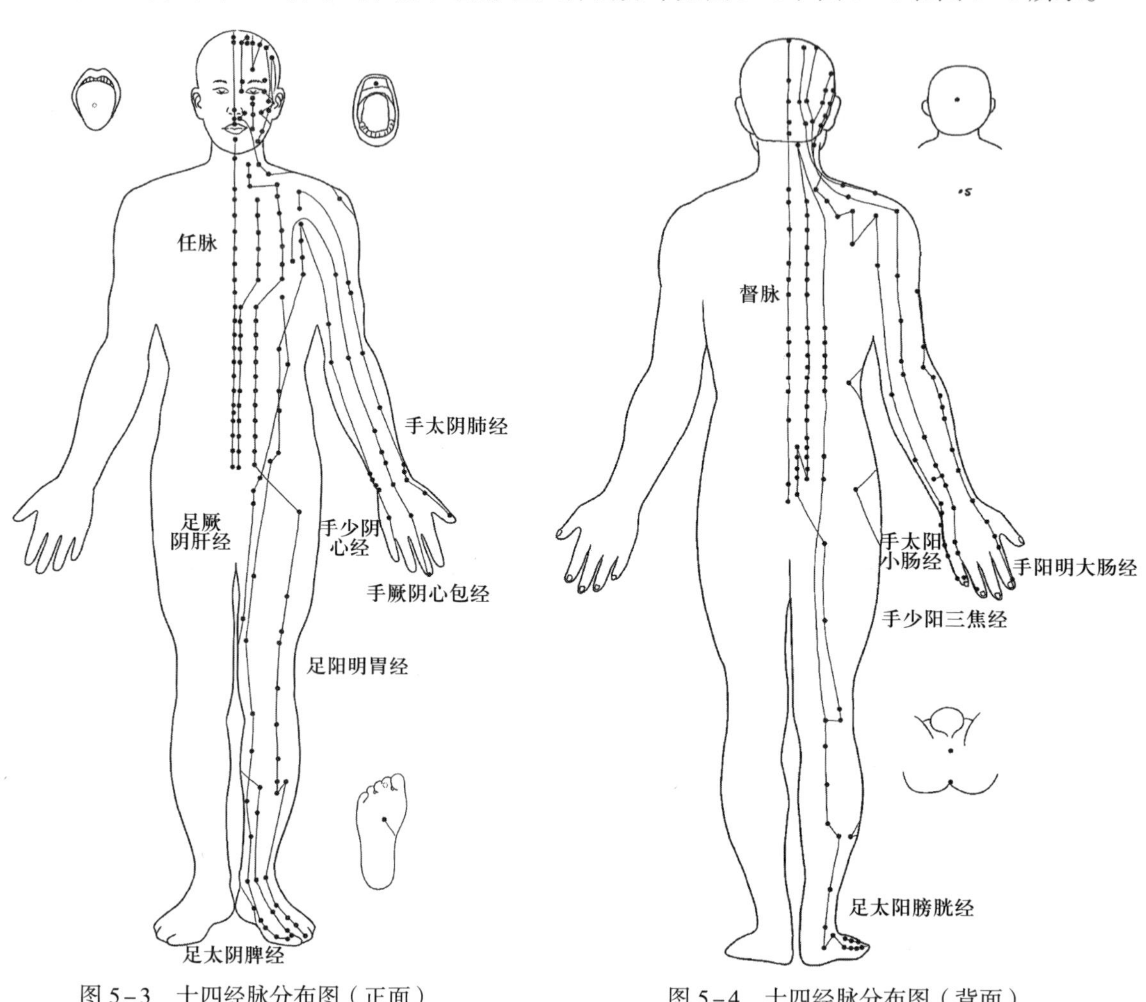

图 5-3　十四经脉分布图（正面）

图 5-4　十四经脉分布图（背面）

四、经别、经筋、皮部、别络

（一）十二经别

十二经别，又称“经别”，是从十二经脉别行分出，深入躯体深部，循行于胸腹及头部的支脉。首载于《灵枢·经别》。

1. 十二经别的循行分布特点

十二经别，多分布于肘膝、脏腑、躯干、颈项及头部，循行分布特点可用“离、入、出、合”加以概括。十二经别循行，多从四肢肘膝附近的正经别出，称为“离”；走入体腔脏腑深

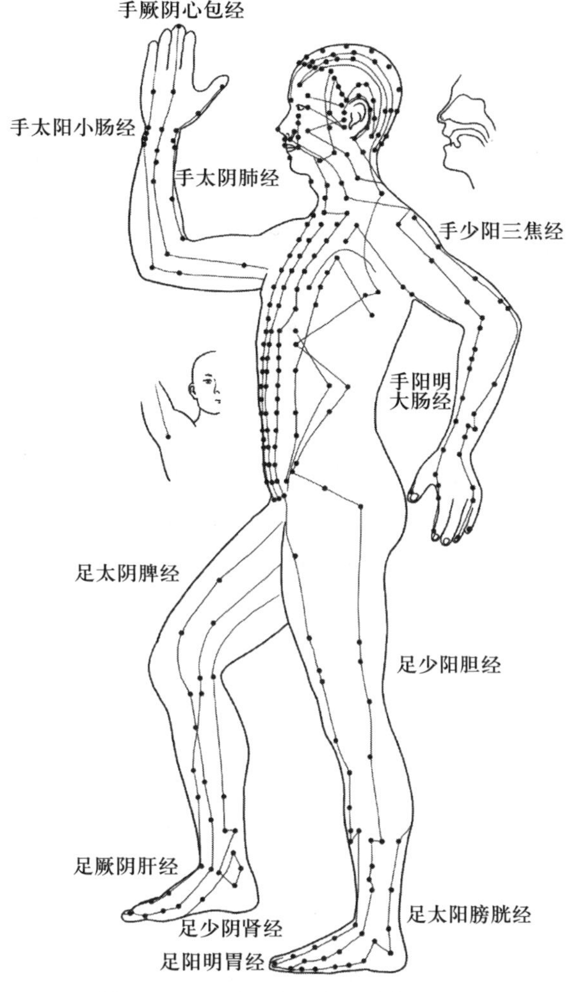

图 5-5 十四经脉分布图（侧面）

部，呈向心性循行，称为“入”；然后浅出体表，而上头项部，称为“出”；阴经的经别合于相表里的阳经经别，然后一并注入六条阳经，称为“合”。每一对相表里的经别组成一合，十二经别分手足三阴、三阳，组成六对，称为“六合”。

2. 十二经别的生理功能

十二经别循行布散范围较广，到达某些十二经脉没有到达的部位，因此，对生理、病机、诊断与治疗等都有一定作用。

（1）加强十二经脉表里两经在体内的联系

十二经脉中阳经为表、阴经为里，在循行分布和功能活动上，表里两经关系密切，经别则加强了这种联系。主要表现于十二经别进入体腔后，表里两经的经别是相并而行的，大多数经别都循行于该经脉所“属络”的脏腑，特别是阳经经别全部联系到与本经有关的脏与腑；浅出体表时，阴经经别又都合入阳经经别，一起注入体表的阳经，加强了十二经脉表里经之间的关系；加强经脉与脏腑之间的联系，使体内脏腑的配合以及表里两经在内行部分的联系更加密切。

（2）加强体表与体内、四肢与躯干的向心性联系

十二经别一般从十二经脉的四肢分出，进入体内后又都呈向心性运行，扩大了经络的联系范围以及加强由外向内的信息传递。

（3）加强足三阴、足三阳经脉与心脏的联系

足三阴、足三阳的经别循行腹、胸，除加强了腹腔内脏腑的表里联系外，又与胸腔内的心脏相联系，为“心为五脏六腑之大主”提供了理论依据。

（4）加强十二经脉和头面部的联系

十二经脉主要是六条阳经分布于头面部，而十二经别中六条阳经及六条阴经的经别均上达头面部。这样加强了十二经脉对头部的联系，为“十二经脉，三百六十五络，其血气皆上于面而走空窍”（《灵枢·邪气藏府病形》）的理论提供了经络结构上的支持，并且为近代发展的耳针、面针、鼻针等提供了一定的理论依据。

（5）扩大十二经脉的主治范围

十二经别的循行，使十二经脉的分布和联系的部位更加广泛，从而也扩大了十二经脉的主治范围。如足太阳膀胱经不经过肛门，但是其经别却“别入于肛”，故足太阳膀胱经的某些穴位如承山、承筋等，可治肛门疾病。

（二）十二经筋

十二经筋，又称“经筋”，是十二经脉之气结聚散络于筋肉骨节的体系，是附属于十二经脉的筋膜系统。

1. 十二经筋的循行分布特点

十二经筋的循行特点可以用“结、聚、散、络”加以概括。所谓“结、聚、散、络”，是指十二经筋起于四肢末端，盘旋结聚于关节，布于胸背，终于头身。从总体分布来看，其循行与十二经脉的体表循行基本一致，但十二经筋是从四肢末端向心循行。

2. 十二经筋的生理功能

十二经筋多附于骨和关节，具有约束骨骼、主司关节运动的功能。如《素问·痿论》说：“宗筋主束骨而利机关也。”十二经筋除附于骨骼外，还满布于躯体和四肢的浅部，延伸十二经脉在体表的循行，加强经络系统对肢体的连缀作用，且深入体内，对脏腑与周身各部位组织起到一定的保护作用。

（三）十二皮部

十二皮部，又称“皮部”，是十二经脉功能活动反映于体表的部位，也是络脉之气在皮肤所散布的部位。

十二经脉及其所属络脉，在体表有一定分布范围。十二皮部就是十二经脉及其所属络脉在体表的分区。皮部受十二经脉及其络脉气血的濡养滋润而维持正常生理功能。皮部位于人体最浅表部位，与外界直接接触，并依赖布散于体表的卫气，发挥其抗御外邪的

作用。

观察不同部位皮肤的色泽和形态变化，有助于诊断某些脏腑、经络的病变。在皮肤一定部位施行贴敷、艾灸、热熨、梅花针等疗法，可治疗内在脏腑的病变。这是皮部理论在诊断和治疗方面的应用。

（四）十五络脉

十五络脉，又称“十五别络”，即十二经脉各有一条，加上任脉、督脉的别络和脾之大络。如再加胃之大络，也可称为“十六别络”。

十五络脉是络脉的主体，对全身无数细小的络脉起着主导作用。从别络分出的细小络脉称为“孙络”，分布在皮肤表面的络脉称为“浮络”。

1. 十五络脉的循行分布特点

十二经脉的别络从肘膝关节以下分出后，阴经的别络均络于阳经，阳经的别络均络于阴经。别络循行于四肢，或上行头面，或进入躯干，与内脏有某些联系，但均没有固定的属络关系。

2. 十五络脉的生理功能

（1）加强十二经脉表里两经在体表的联系

阴经的别络走向阳经，阳经的别络走向阴经，加强了十二经脉表里两经在体表的联系，并能通达某些正经没有到达的部位，补正经之不足。

（2）加强人体前、后、侧面的联系，统率其他络脉

十二经脉的别络，其脉气汇集于十二经的“络穴”；督脉的别络散布于背部和头部，别走太阳；任脉的别络散布于腹部；脾之大络散布于胸胁部。故别络可加强十二经脉及任、督二脉与躯体组织的联系，尤其是加强人体前、后、侧面的联系，并统率其他络脉以渗灌气血。

（3）渗灌气血以濡养全身

孙络、浮络等从大的络脉分出后，呈网状扩散，密布全身。循行于经脉中的气血，通过别络的渗灌作用注入孙络、浮络，逐渐扩散到全身而起到濡养作用。

五、经络的生理功能和应用

经络是人体的重要组成部分，是脏腑与形体、官窍联系的桥梁和枢纽，是血气灌注脏腑组织、形体、官窍的通道。经络学说被广泛用于指导临床各科疾病的治疗，是针灸、推拿及药物疗法的理论基础。

（一）经络的生理功能

以十二经脉为主体的经络系统，具有沟通联系、运行气血、感应传导及调节机体功能平衡等生理功能。

1. 沟通联系作用

人体由脏腑、形体、官窍和经络构成。人体正是通过经络的起止、上下、循行、出入、挟贯、属络、交、连、支、布、散等，将五脏六腑、四肢百骸、五官九窍等组织器官有机地

结合起来，构成一个统一的整体。脏腑、形体、官窍各种功能的协调统一，主要是依赖经络的沟通联系作用实现的。经络在人体内所发挥的沟通联系作用是多方位、多层次的，主要表现为以下四个方面。

（1）脏腑与体表之间的联系

内在脏腑与外周体表肢节的联系，主要是通过十二经脉的沟通作用来实现的。《灵枢·海论》说："夫十二经脉者，内属于腑脏，外络于肢节。"十二经脉中，手之三阴三阳经脉，循行于上肢内外侧；足之三阴三阳经脉，循行于下肢内外侧。每条经脉对内与脏腑发生特定的属络关系，对外联络筋肉、关节和皮肤，即十二经筋与十二皮部。外周体表的筋肉、皮肤组织及肢节等，通过十二经脉的内属外连而与脏腑相互沟通。这种联系表现了经络的特定性和广泛性。

（2）脏腑与官窍之间的联系

十二经脉内属于脏腑，在循行分布过程中，又经过目、舌、口、鼻、耳及二阴等官窍，如《灵枢·邪气藏府病形》说"十二经脉，三百六十五络，其血气皆上于面而走空窍"，以及"手少阴……系舌本"，冲、任、督三脉均"下出会阴"等，均指出经脉与耳、目、舌等官窍的密切联系，进而使得内在脏腑通过经络与官窍相互沟通而成为一个整体，脏腑的生理功能和病理变化便可以通过经络反映于相应的官窍。

（3）脏腑之间的联系

脏腑之间通过经络的沟通而密切联系在一起。十二经脉中，每一经都分别属络一脏和一腑，又通过经别和别络加强联系，这是脏腑相合理论的主要结构基础。某些经脉除属络特定内在脏腑外，还联系多个脏腑。如足少阴肾经，不但属肾络膀胱，还贯肝，入肺，络心，注胸中接心包；足厥阴肝经，除属肝络胆外，还挟胃，注肺中等。也有多条经脉同入一脏的情况，如手太阴经属肺，手阳明经络肺，足厥阴经注肺，足少阴经入肺，手少阴经过肺等。此外，还有经别补正经之不足，如足阳明、足少阳及足太阳的经别都通过心。这样就构成了脏腑之间的多种联系。

（4）经脉之间的联系

经络系统各部分之间的联系是多层次的。十二经脉有一定的衔接和流注规律，除了依次首尾相接，如环无端外，还有许多交叉和交会。如手足六条阳经与督脉会于大椎，手少阴经与足厥阴经皆连目系，手足少阳经与手太阳经在目外眦和耳中交会，足少阳胆经和手少阳经的支脉在面部相合等。十二经脉之中，在表里经、同名经和异名经之间，都存在着经脉相互贯通、内部气血相互交流的关系，尤以表里经更为突出。十二经脉中，六阴经和六阳经之间存在着阴阳表里相合关系，凡相表里的经脉，属于脏则络于腑，属于腑则络于脏，并在上、下肢端互相交接沟通。加上十二经别、十二经的别络从内外加强了表里经之间的联系，使得表里经在不同层次上都能充分融合交流，为脏腑表里相合理论奠定了结构基础。十二经脉和奇经八脉之间也是纵横交错、相互联系的。如足厥阴肝经在头顶与督脉和足太阳膀胱经交会于百会穴，足少阳胆经与阳跷脉会于项后，手足太阳经与足阳明经及阴阳跷脉会合于目内眦，足三阴经与阴维脉、冲脉均会于任脉，冲脉从气街起与足少阴经相并而上行，冲脉与任脉并于胸中，后通于督脉，任、督二脉又通会于十二经等。奇经八脉之间也存在着一定的联系。

如阴维、冲脉会于任脉，冲脉与任脉并于胸中，又与督脉相通等，体现奇经之间的关联性。再如阳维脉与督脉会于风府穴，冲、任、督三脉同起于胞中，“一源而三歧”等，其联系也是十分密切的。此外，还有无数络脉从经脉分出，网络沟通于经脉与脏腑、经脉与经脉之间，使经络系统成为具有完整结构的网络状的调节系统。

2. 运行气血作用

经脉作为运行气血的主要通道而具有运输气血的作用，络脉作为经脉的分支而具有布散和渗灌经脉气血到脏腑、形体、官窍及经络自身的作用。各脏腑、形体、官窍及经络自身，得到气血的充分濡养，则能发挥其各自的功能。故《灵枢・本藏》说：“经脉者，所以行气血而营阴阳，濡筋骨，利关节也。”《灵枢・脉度》说：“阴脉荣其脏，阳脉荣其腑，如环之无端，莫知其纪，终而复始。其流溢之气，内溉脏腑，外濡腠理。”正是由于经脉的运输渗灌作用，才使得气血内溉脏腑，外濡腠理，而脏腑腠理在气血的不断循环灌注及濡养下，生理功能得以正常发挥，则机体强健，自能抵御外邪的侵袭。

3. 感应传导作用

感应传导，是指经络系统具有感应及传导各种信息的作用。如对经穴刺激引起的感应及传导，又称为“针感”“经络感传”“经络现象”，《黄帝内经》称之为“气至”，即“得气”，表现为局部有酸、麻、重、胀、寒、热等特殊的感觉，有时还会传导。经络的感应传导作用，是通过运行于经络之中的经气对信息的感应传导作用而实现的。经气，是一身之气分布于经络者，具有感受、负载和传递信息的作用。经气是信息的载体，各种治疗刺激及信息可以随经气到达病所，起到调整疾病虚实的作用。《灵枢・九针十二原》强调“刺之要，气至而有效”。

人的生命活动极其复杂，机体中每时每刻都有许多生命信息的发出、交换和传递。经络分布于人体各脏腑、形体、官窍，通上达下，出表入里，犹如机体的信息传导网络，不但能感受信息，而且能根据信息的性质、特点、量度进行传导，将信息分别传输至相关的脏腑、形体、官窍。这种信息传导既可以发生在各脏腑、形体、官窍之间，又可以发生在体表与脏腑之间。如肌表受到某种外界刺激（如针刺、按摩等），受激信息就会由经络中的经气感受和负载，并沿经络传送至脏腑，根据信息的性质和强度的不同，产生或补或泻的作用。脏腑功能活动或病机变化的信息，亦可由经络中的经气感受，并沿经脉、络脉、经筋、皮部等传达于体表，表现不同的症状和体征。这是“有诸内必形诸外”的主要生理基础。

4. 调节机体功能平衡

经络系统通过其沟通联系、运输气血作用及其经气感应和传导信息的作用，调节各脏腑、形体、官窍的功能活动，使人体生理功能相互协调，维持阴阳动态平衡状态。经络的调节作用，可促使人体功能活动平衡协调。在患病时，机体阴阳平衡遭到破坏，通过经穴配伍和针刺手法以激发经气，扶正祛邪，调畅气血，调节阴阳，使机体转归于协调平衡，达到治疗疾病的目的，故《灵枢・根结》说：“用针之要，在于知调阴与阳。”如针刺足阳明胃经的足三里穴，可调节胃的功能。当胃的功能低下时，可增强胃气；当邪滞胃中时，可泻其有余。又如针刺手厥阴心包经的内关穴，既可使心动加速，在某些情况下，又可抑制心动。故该穴在临床上既可治心动过缓，又可治心动过速。可见，经络的调节作用可表现出一种良性的双向调节作用，这在针灸、推拿等疗法中具有重要意义。

（二）经络学说的应用

经络学说不仅可以用来说明人体的生理功能，而且在阐释疾病病机变化，指导疾病诊断与治疗方面，也具有极为重要的价值。

1. 阐释病机变化

在疾病状态下，经络又是外邪由表及里、体内病变反映于外表、脏腑病变相互传变的途径。

（1）外邪由表传里的途径

由于经络内属于脏腑，外布于肌表，病邪侵袭体表，外邪就通过经络由表及里，由浅入深，逐次向里传变而累及脏腑。外邪侵袭肌表，可见发热恶寒、头身疼痛等症状；因肺合皮毛，表邪不解，久之则内传于肺，出现咳嗽、胸闷、胸痛等症状；肺经和大肠经相互络属，故又可伴有腹痛、腹泻或大便燥结等大肠病变。正如《素问·缪刺论》所说："夫邪之客于形也，必先舍于皮毛；留而不去，入舍于孙脉；留而不去，入舍于络脉；留而不去，入舍于经脉，内连五脏，散于肠胃。"

（2）体内病变反映于外的途径

内在脏腑与外在形体、官窍之间由经络密切相连，故脏腑病变可通过经络的传导反映于外。临床上常用经络学说阐释五脏六腑病变出现的体表或相应官窍的症状和体征，并可用"以表知里"的思维方法诊察疾病。如足阳明胃经入上齿中，手阳明大肠经入下齿中，故胃肠积热可见齿龈肿痛；足少阳胆经入耳中，故胆火上扰可致耳暴鸣或暴聋；手少阴心经之别络上达于舌，故心火上炎可见舌尖碎痛或口舌生疮；足少阴肾经别入跟中，故肾精亏虚可见足跟部绵绵作痛。

（3）脏腑病变相互传变的途径

脏腑病变的相互传变，也可用经络学说来解释。因为脏腑之间有经脉相互联系，所以脏腑的病变可以通过经络传到另一脏腑。再如手少阴心经和手太阳小肠经相互络属，故心热可移于小肠而致小便黄赤，甚则尿血。足少阴肾经"入肺""络心"，故肾水泛滥，可以"射肺""凌心"。

2. 指导疾病诊断

经络循行起止有一定的部位，属络相应脏腑，内脏的疾病可通过经络反映于相应的形体部位。根据经脉的循行部位和所属络脏腑的生理病机特点来分析各种临床表现，可推断疾病发生在何经、何脏、何腑，并且可根据症状的性质和先后次序来判断病情的轻重及发展趋势。

（1）循经诊断

循经诊断是根据疾病表现的症状和体征，结合经络循行分布部位及其属络脏腑进行的诊断。如两胁疼痛，多为肝胆疾病；在胸前"虚里"处疼痛，痛连左手臂及小指，则应考虑真心痛等心脏疾病。有些脏腑经络的疾病反映在经络循行部位时并没有明显的征象，需要切、按、触摸，甚至要借助多种仪器才能检测出其异常反应。如在临床实践中，可发现一些患者在经络循行通路上，或经气聚结的某些穴位处，有明显的压痛，或有条索状、结节状反应物，或局部皮肤的色泽、形态、温度等发生变化。根据这些临床表现，可辅助病证的诊断。如中府穴压痛或肺俞穴出现梭状或条索状结节，可以提示肺脏的疾病；阑尾穴明显压痛，多为肠痈；横骨压痛，多反映月经不调或遗精。有的压痛还与疾病的证型有关。如阳明经头痛者在阳白穴有压痛，太阳经头痛者在天柱穴有压痛，高血压性头痛在期门穴有压痛者多为肝火上炎，在京门穴有压痛者多为肾阴亏损。此外，还有大量研究资料表明，足太阳膀胱经的背腧穴阳性反应均与相应脏腑的病变呈对应关系。

（2）分经诊断

分经诊断是根据病变所在部位，详细区分疾病所属经脉进行诊断。如痛在前额者，多与阳明经有关；痛在两侧者，则与少阳经有关；痛在头后部及项部者，多为太阳经病变；痛在巅顶者，主要与厥阴经有关。又如上牙痛，病在足阳明胃经；下牙痛，病在手阳明大肠经。此外，《伤寒论》六经辨证，也是在经络学说的基础上发展起来的辨证体系。

经络学说在疾病诊断中还有多方面的应用，如观察小儿手指络脉，根据络脉的颜色、长短及结聚状态来判断，青色主寒主痛，赤色主热，络脉小短主气虚，络脉结聚主血瘀等。

3. 指导疾病治疗

（1）指导针灸推拿治疗

针灸、推拿疗法是以经络学说作为理论基础的常用治病保健方法。经络能够通行气血，沟通上下内外，联络脏腑、形体、官窍，感应传导信息，协调阴阳，同时是病邪入侵和疾病传变的通道。利用经络的这些特性，用针灸、推拿等多种方式刺激腧穴，可以达到调理经络气血及脏腑功能，扶正祛邪的治疗目的。腧穴是经络气血转输交会之处，又是病邪侵入脏腑经络的门户，所以刺激特定腧穴，通过经气的传导作用和脏腑的反应来调整人体气血和脏腑功能，可恢复体内阴阳的相对协调平衡。由于经络在人体分布上呈密切联系的网状结构，因而针灸、推拿在治疗学中有着整体性调节的特点，即刺激腧穴可在不同水平上同时对机体多个器官、系统的正常或异常功能产生影响。如在针刺麻醉产生镇痛效应时，还会对有关系统的功能实施多方面的调节，因而对机体干扰减少，血压、脉搏维持稳定，同时术后切口疼痛程度轻，恢复快。因此，针灸的调节作用大都不是直接针对致病因子或病变组织，而主要是通过调节体内失衡的经络气血和脏腑功能而实现的，是既可纠正异常的功能状态，又较少干扰正常的生理功能的治疗方式。

针灸处方中的配穴原则，是以经络学说为指导的。经络是按一定部位循行分布的，所以取穴的基本原则是“循经所过，主治所及”。又因为经络循行有交叉纵横、错综分布的现象，所以有变通的取穴原则。常用的循经取穴、十二经表里配穴、输募配穴、阴阳配穴以及某些特定的配穴法，都以经络的循行为依据。

此外，目前广泛应用于临床的针刺麻醉，以及电针、耳针、头针、穴位注射、穴位结扎、穴位埋线等治疗方法，同样是在经络学说指导下创立和发展起来的。这些疗法的发展和应用，又进一步充实和发展了经络学说。

（2）指导药物治疗

中药口服和外用治疗，是以经络为通道，以气血为载体，通过经络的传输，到达病所而发挥治疗作用的。中药四气五味理论，与经络学说的关系非常密切。经络的十二经脉病候，按经脉、脏腑及病证的寒热虚实进行总结归纳，对后世根据脏腑经络辨证论治，应用中药的四气五味理论，针对病证遣药有很大启发作用。

方剂是临床针对疾病证候性质，按照君、臣、佐、使组方原则，配伍而成的中药处方。如张元素所创的“九味羌活汤”，为分经论治的代表方剂。可见，经络学说也是指导方剂组成的主要理论之一。

总之，经络学说是中医学独特的理论，指导疾病的诊断与治疗。

任务实施

通过上述所学的相关知识，填入经脉所属脏腑，并分析该条经脉的主治疾病。十二经脉对应脏腑主治与学习任务评价表分别见表 5－3 和表 5－4。

表 5－3　十二经脉对应脏腑主治

十二经脉	对应脏腑	主治
手阳明经		
手太阴经		
手少阳经		
手厥阴经		
手太阳经		
手少阴经		
足阳明经		
足太阴经		
足少阳经		
足厥阴经		
足太阳经		
足少阴经		

表 5－4　学习任务评价表

序号	考核内容	考核标准	满分	得分
1	准备活动	资料查阅完整度（小组评价）	50	
2	课堂学习过程	提问及回答（过程评价）	10	
3	上课状态	是否集中精力（自我评价）	20	
4	任务实施	表格完成情况（教师评价）	10	
5	思考练习	得分（结果评价）	10	
合计			100	

思考与练习

1. 经络系统中的主干是（　　）。

A. 经脉　　B. 络脉　　C. 皮部　　D. 经筋

2. 孙络属于（　　）。

A. 浮络　　B. 奇经八脉　　C. 经脉　　D. 络脉

3. 同名的手足阳经在（　　）交接。

A. 头面部　　B. 胸中　　C. 四肢末端　　D. 指尖

4. “阳脉之海”是（　　）。

A. 阴跷脉　　B. 冲脉　　C. 督脉　　D. 任脉

5. “阴脉之海”是（　　）。

A. 阴跷脉　　B. 冲脉　　C. 督脉　　D. 任脉

6. “十二经脉之海”是（　　）。

A. 阴跷脉　　B. 冲脉　　C. 督脉　　D. 任脉

7. “五脏六腑之海”是（　　）。

A. 阴跷脉　　B. 冲脉　　C. 督脉　　D. 任脉

8. 手、足阴经在（　　）交接。

A. 头部　　B. 胸中　　C. 面部　　D. 四肢

9. 手太阳小肠经与足太阳膀胱经相交于（　　）。

A. 手指　　B. 心中　　C. 目内眦　　D. 目外眦

10. 足太阴脾经与手少阴心经相交于（　　）。

A. 手指　　B. 心中　　C. 目内眦　　D. 目外眦

任务六　认识体质

学习目标

1. 正确叙述体质的基本概念。
2. 理解影响体质的因素。
3. 理解体质的分类。
4. 理解体质在养生中的作用。

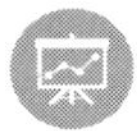

任务引入

某天上午，某市中心医院王医生接诊了两个病情很相似的女性，年龄都是40岁左右。其中张姓女子是复发性口腔溃疡，17年来从未不间歇，严重时疼痛得无法上班，甚是痛苦。患者苦诉自打祖父再到父亲，加上她和女儿，四代人都经常性口腔溃疡。患者平时素有心烦急躁，眠浅多梦，经检查发现食管溃疡，舌红苔黄腻。

另一位李姓女子则是满脸红疙瘩，口腔溃疡不间断，有的部位因为反复溃疡，都形成了瘢痕，而且外阴部也有溃疡面。她说去西医医院，需要到口腔科、皮肤科、妇科分别治疗，实在太麻烦了，所以来中医院就诊。

任务分析

根据两位患者的症状，对照中医体质分类，分析其可能的体质类型，并提出相应的养生建议。

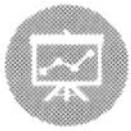

相关知识

体质学说，是研究正常人体的体质、形成、特征、类型及其与疾病的发生、发展、演变、诊断、防治等关系的理论。《黄帝内经》对于体质的形成、特征、分类，以及体质与病机、诊断、治疗的关系作出了详细的论述。重视体质差异性的研究，有助于分析疾病发生的规律，对于提高疾病的预防、诊断和治疗水平有着重要的意义。

模块一　体质的基本含义

一、体质的概念

体质，是指人类个体在生命过程中，在先天和后天的基础上所形成的，通过人体的形态结构、生理功能和心理活动的差异性而表现出来的相对稳定的特性。体质由先天因素和后天因素决定，并通过人体的形态结构、生理功能和心理特征的差异性表现出来。

二、体质的构成

人体的正常生命活动是形与神的协调统一，即神形合一，这是生命存在和健康的基本特征。形与神两方面相互依存、相互影响，一定的形态结构必然产生相应的生理功能和心理特征；而良好的生理功能和心理特征是人的正常形态的反映，并在体质的固有特征中体现出来。可见，体质是由形态结构、生理功能和心理特征三个方面构成的。

（一）人的形态结构

人体形态结构是个体体质特征的重要组成部分。形态结构包括外部形态结构和内部形态结构。外部形态结构是体质的外在表现，内部形态结构是体质的内在基础，二者之间是相联系的一个有机的整体，并可以通过外部形态体现出来。因此，人的体质特征首先从外部形态、体格、体形等方面表现出来。

外部形态，包括体格、体形、体重、特征、体姿、面色、毛发等。外部形态能反映人体的生长发育水平、营养状况和锻炼程度，是反映体质的标志之一。如人的体形有胖瘦高矮，皮肉有厚薄坚脆，肤色有黑白苍嫩等的差异。形态差异反映体质特征，并与发病、治疗有一定联系，如胖人多湿，瘦人多火等。

（二）人的生理功能

生理功能是个体体质特征的组成部分。人体的生理功能是内部形态结构完整性、协调性的反映，是脏腑经络及气血津液等功能的体现。生理功能活动中的各种表现，是了解体质状况的重要内容。

（三）人的心理特征

心理特征是人的精神面貌、性格、情绪的综合表现，主要表现为性格、人格、气质等的差异。

心理特征是形态结构和生理功能的反映。由于人体的脏腑气血及其功能各有不同，因此，个体所表现出的精神情志活动也有差异，如有人善怒，有人善悲，有人胆壮，有人胆怯等。人的形态结构、生理功能是心理特征产生的基础，使个体容易表现出某种心理特征；心理特征又能影响生理功能，表现出相应的某种行为特征。

心理特征还与个体的生活经历以及所处的社会文化环境有着密切的联系。因此，同一个体在不同的环境氛围中，可表现出不同的心理特征。

三、体质的特点

（一）体质是人体身心特征的概括

体质反映个体在形态结构、生理功能和心理特征中的基本特征，是对个体的身体素质和心理素质的概括。

（二）体质具有普遍性、全面性和复杂性

个体的身心特征全面体现在人体形态、生理功能及心理特征的各个方面，不同个体之间的体质表现是千状万态、复杂多样的。

（三）体质具有稳定性和可变性

体质的形成秉承于先天，得养于后天。先天禀赋决定着个体体质的相对稳定性和个体体质的特异性。在生命过程中的某一阶段，体质状态具有相对稳定性。在后天的各种环境因素、饮食营养、精神因素、年龄变化、疾病损害等的影响下，又使机体体质具有可变性，也称体质的演化性。

模块二　影响体质的因素

体质是在先天和后天的基础上形成的，因此，影响体质的因素主要有先天和后天两个方面。

一、先天因素

先天因素，又称先天禀赋，是指子代出生以前，在母体内所禀受的一切特征。先天禀赋是体质形成的基础，是人体体质强弱的前提条件。影响子代体质的先天因素主要有以下五个方面。

（一）父母身体素质

后代生命来源于父母的生殖之精，父母的身体素质、体质特征，通过生殖之精传给子孙后代，成为后代的体质特征。诸如身体的强弱、胖瘦、刚柔、高矮、肤色、性格、气质，乃至先天性生理缺陷和遗传性疾病，都与先天遗传因素有关。因此，父母体质优良，肾精充足，则后代体质强壮；父母体质衰弱，肾精不足，则后代体质羸弱。

（二）父母血缘关系

现代生物医学认为，近亲结婚的父母血缘相近，劣态的遗传基因越容易占优势，而产生遗传缺陷性疾病，可出现怪胎、畸形胎，或使子代出现体质缺陷，或体弱多病，或痴愚等。中国古代就有父母近亲结婚影响下一代繁殖之说。

（三）父母生育年龄

父母生育年龄也是影响子代体质的因素。父母在最佳生育年龄内结婚生子，后代体质健壮。因为人在青壮年时期精力最旺盛，肾精最充足，此时生子，后代身体多健壮。若生育年龄过早或过迟，肾精不足，其后代体质多羸弱。

（四）妊娠期养胎

养胎是指母体受孕怀胎以后直到分娩期间，应注意饮食起居、心理、劳逸等方面的调养休息，以保证胎儿正常发育。营养、休息、情绪等影响妊娠期母体的健康，母体健康状况直接影响着胎儿的发育，从而决定其出生后的体质。所以，妊娠期间注意养胎，宜适寒温，节饮食，慎起居，悦心情，缓动作，忌房事。

（五）妊娠期疾病

母体在妊娠期患有某些疾病，会影响胎儿的发育和体质。治疗妊娠期疾病的某些药物亦会伤胎。因此，孕妇应尽量避免生病。

二、后天因素

后天因素，是指人出生之后的各种生活和心理因素。先天因素是体质形成的基础，后天因素是体质演化的条件，即体质是在后天各种因素的影响下逐步变化的。良好的生活环境、合理的饮食起居、稳定的心理情绪，可以促进身心健康，增强体质。反之则会使体质衰弱，甚至导致疾病。影响体质的后天因素主要有以下五个方面。

（一）年龄

体质是随着个体生长而不断演变的。因此，人体的体质在不同的年龄阶段就会有不同的特征。

1. 幼年期体质

幼年期是人体生长发育的早期，其生机旺盛，但脏腑娇嫩，形气未充，故为“稚阴稚阳”之体。患病则易虚易实，易寒易热。因其生机旺盛，即使有病也易于治愈。

2. 青春期体质

青春期是体质渐趋成熟期，其形体长成，生理功能健全，至青春期末，体质基本定型。

3. 青壮年体质

青壮年期是人体生命最旺盛时期，其脏腑坚固，气血充实，人的生理和心理都处于成熟阶段，也是体质最强健阶段。此时期精力充沛，健康少病，即或生病，也多为实证，经治疗后很快痊愈。

4. 老年期体质

在老年期，个体脏腑生理功能减退，气血衰少，体质日趋下降，逐渐呈现老态龙钟的衰老征象。易感邪患病，并且不易治愈。

年龄对体质的影响，特别要重视青春期和更年期。以性成熟为特征的青春期，是人体结构、功能和代谢急剧变化的时期，体内各种生理活动进行着整体性调整，是人生中第一个转折时期，此时应从各个方面注重健身，以增强体质。更年期则是从成年期转入老年期，是全身各系统的结构与功能渐进性衰退的过渡阶段，是人生中第二个转折时期，此时应注重养生，保持身心健康，减少疾病，以达到延年益寿的目的。

（二）营养

营养是决定体质强弱的重要因素。但人们的生活条件不尽一致，营养状况有差异，因而就逐渐形成不同的体质。

一般来说，营养良好，形体多丰腴，体质较好；营养较差，形体多瘦小，体质偏弱。但饱食无度，过食肥甘，体虽肥胖，往往形盛气虚而多痰，体质常常欠佳；虽粗茶淡饭，尚不致饥馁，则气血流畅，痰湿不生，体质往往较好。

人体需要的营养物质是多种多样的，因此，摄入食物必须多样化。若食物偏嗜，使体内某种营养物质缺乏或过多，可能造成脏腑气血阴阳的偏盛或偏衰，形成有偏倾趋向的体质，甚至可引起疾病。如嗜食肥甘厚味，可助湿生痰，形成痰湿体质；嗜食辛辣，则可化火灼津，形成阴虚火旺体质；过吃咸食，则胜心伤血，形成心气虚弱体质；过食生冷寒凉，会损伤脾胃，形成脾气虚弱体质；贪恋醇酒佳酿，湿热中生，易伤肝脾，形成湿热体质。

因此，合理的膳食结构，科学的饮食习惯，适当的营养，是维持和增强体质的重要因素。

（三）劳动与锻炼

适度的劳动和体育锻炼，可以活动筋骨肌肉，滑利关节，流通气血，加强脏腑功能，促进食物的消化吸收。因此，长期从事体力劳动和锻炼的人，肌肉丰满，筋骨坚强，脏腑功能旺盛，体质健壮而少病。反之，长期不参加劳动和锻炼的人，养尊处优，四体不勤，以致气血运行不畅，筋肉松弛无力，脏腑功能减退，体质羸弱而多病。

劳动和运动要适度，做到劳逸结合。若劳动和锻炼过度，则易损伤筋骨，消耗气血，以致脏腑精气不足，功能减弱，形成虚性体质。

（四）精神情志

人的精神情志是以脏腑气血为基础的，是脏腑功能的外在表现。精神情志的变化，往往伴随着脏腑气血的变化，而影响人的体质。情志和调，气血调畅，脏腑功能协调，则体质强壮。反之，长期强烈的精神刺激，持久不懈的情志活动，超越人体的生理调节能力，可致脏腑气血的不足或紊乱，给体质造成不良影响，还可与某些疾病的发生有特定的关系。如郁怒不解，情绪急躁，属于“木火质”，易患眩晕、中风等疾病；忧愁日久，郁闷寡欢，属于“肝郁质”，易诱发癌症。因此，保持良好的精神状态有益于身体健康，可以增强体质。

（五）地理环境

不同的地理区域，有着不同的地势、水土、物产及气候特征，人们的饮食结构、居住条件、生活方式、社会民俗等亦有不同。人类具有能动的适应性，由于自然环境条件不同，人类各自形成了与其生存环境条件相协调的自我调节机制和适应方式，从而形成了不同地域人群的形态结构、生理功能和心理特征的体质特征。所以，不同地区人群的体质有差异。

从某种意义上来说，恶劣的地理气候环境，能培养出健壮的体魄和强悍的性格；舒适的地理气候环境，则会造就娇弱的体质和温顺的性格。就我国的地理气候而言，南方多湿热，北方多燥寒，东部沿海为海洋性气候，西部内地为大陆性气候。因此，西北方人形体多壮实，腠理偏致密，性格偏刚强，其抗病能力较强；东南方人体形多瘦弱，腠理偏疏松，性格偏温和，其抗病能力较弱。这是因为长期生活在某种环境中对该环境产生了适应。

此外，人们的经济条件、生活水平、结婚生育、疾病治疗以及城乡差别等，也是影响体质的重要因素。

模块三　体质的分类

一、体质的分类方法

中医学体质的分类，以整体观念为指导思想，以阴阳五行学说为思维方法，以藏象及气血精津液学说为理论基础，来确定人群中不同个体的体质差异。古代医家从不同角度对体质作了不同的分类。如阴阳分类法，以阴或阳的偏多、偏少分类；五行分类法，分为木、火、土、金、水五行人；脏腑分类法，以脏腑的形态与功能分类；气血津液分类法，以气血津液的偏少及代谢异常分类；体态分类法，以躯体的外部形态分类；性情分类法，以性格的刚柔及勇怯分类等。

二、体质的分类及特征

（一）平和质

总体特征：阴阳气血调和，以体态适中、面色红润、精力充沛等为主要特征。

形体特征：体形匀称健壮。

常见表现：面色、肤色润泽，头发稠密有光泽，目光有神，鼻色明润，嗅觉通利，唇色红润，不易疲劳，精力充沛，耐受寒热，睡眠良好，胃纳佳，二便正常，舌色淡红，苔薄白，脉和缓有力。

心理特征：性格随和开朗。

发病倾向：平素患病较少。

对外界环境适应能力：对自然环境和社会环境适应能力较强。

（二）气虚质

总体特征：元气不足，以疲乏、气短、自汗等气虚表现为主要特征。

形体特征：肌肉松软不实。

常见表现：平素语音低弱，气短懒言，容易疲乏，精神不振，易出汗，舌淡红，舌边有齿痕，脉弱。

心理特征：性格内向，不喜冒险。

发病倾向：易患感冒、内脏下垂等病；病后康复缓慢。

对外界环境适应能力：不耐受风、寒、暑、湿邪。

饮食调理：要注意多吃益气健脾的食物；少吃具有耗气作用的食物，如空心菜、生萝卜等。

起居应规律，避免熬夜或过度劳累。尤其在夏天的中午应适当休息，保持充足睡眠。平时注意保暖，避免运动后出汗受风；避免剧烈运动，可做一些柔缓的运动，如散步、打太极拳、做操等，并持之以恒。

（三）阳虚质

总体特征：阳气不足，以畏寒怕冷、手足不温等虚寒表现为主要特征。

形体特征：肌肉松软不实。

常见表现：平素畏冷，手足不温，喜热饮食，精神不振，舌淡胖嫩，脉沉迟。

心理特征：性格多沉静、内向。

发病倾向：易患痰饮、肿胀、泄泻等病；感邪易从寒化。

对外界环境适应能力：耐夏不耐冬；易感风、寒、湿邪。

饮食调理：可多吃温补阳气的食物；少吃生冷寒凉的食物，如梨、西瓜、荸荠等。

秋冬季节注意保暖，尤其是后背、腹部、足底等部位。夏季避免长时间待在空调房间。适当进行户外活动，选择一些舒缓柔和的运动，要避免出汗过多。

（四）阴虚质

总体特征：阴液亏少，以口燥咽干、手足心热等虚热表现为主要特征。

形体特征：体形偏瘦。

常见表现：手足心热，口燥咽干，鼻微干，喜冷饮，大便干燥，舌红少津，脉细数。

心理特征：性情急躁，外向好动，活泼。

发病倾向：易患虚劳、失精、不寐等病；感邪易从热化。

对外界环境适应能力：耐冬不耐夏；不耐受暑、热、燥邪。

饮食调理：宜清淡，忌肥腻厚味、燥烈之品，葱、姜、蒜、韭、辣椒等辛味之品则应少吃，羊肉、葵花子等性温、燥烈之品宜少食。

居住环境宜安静，避免熬夜、剧烈运动和在高温酷暑下工作。做有氧运动，可选择太极拳、太极剑等动静结合的传统健身项目。锻炼出汗应及时补充水分。

（五）痰湿质

总体特征：痰湿凝聚，以形体肥胖、腹部肥满、口黏苔腻等痰湿表现为主要特征。

形体特征：体形肥胖，腹部肥满松软。

常见表现：面部皮肤油脂较多，多汗且黏，胸闷，痰多，口黏腻或甜，喜食肥甘甜黏，苔腻，脉滑。

心理特征：性格偏温和、稳重，多善于忍耐。

发病倾向：易患消渴、中风、胸痹等病。

对外界环境适应能力：对梅雨季节及湿重环境的适应能力差。

饮食调理：注意以清淡为主，控制肥肉及甜、黏、油腻食物的摄入，少食肥甘厚味，酒类也不宜多饮，且勿过饱。宜食蔬菜、水果，尤其是一些具有健脾利湿、化痰祛痰作用的食物。

居住环境宜干燥，平时要多进行户外活动。体育锻炼应根据自己的具体情况循序渐进，但运动时通常需要达到出汗的程度，所以衣着应透气散湿，且要经常晒太阳。

（六）湿热质

总体特征：湿热内蕴，以面垢油光、口苦、苔黄腻等湿热表现为主要特征。

形体特征：体形中等或偏瘦。

常见表现：面垢油光，易生痤疮，口苦口干，身重困倦，大便黏滞不畅或燥结，小便短黄，男性易阴囊潮湿，女性易带下增多，舌质偏红，苔黄腻，脉滑数。

心理特征：容易心烦急躁。

发病倾向：易患疮疖、黄疸、热淋等病。

对外界环境适应能力：对夏末秋初湿热气候，湿重或气温偏高环境较难适应。

饮食调理：应以清淡为主，减少饮酒；可选择甘寒、甘平的食物，减少摄入辛辣食物。

避免居住在低洼潮湿的地方，居住环境宜干燥、通风。盛夏暑湿较重的季节，要减少户外活动的时间。不要熬夜或过于劳累，必须保持充足而有规律的睡眠。适合做高强度、大运动量的锻炼，如中长跑、游泳、爬山、各种球类、武术等。夏天气温高、湿度大，最好选择凉爽地点锻炼。

（七）血瘀质

总体特征：血行不畅，以肤色晦暗、舌质紫黯等血瘀表现为主要特征。

形体特征：胖瘦均见。

常见表现：肤色晦暗，色素沉着，容易出现瘀斑，口唇黯淡，舌黯或有瘀点，舌下络脉紫黯或增粗，脉涩。

心理特征：易烦，健忘。

发病倾向：易患癥瘕及痛证、血证等。

对外界环境适应能力：不耐受寒邪。

饮食调理：可常食具有活血、祛瘀、散结、行气、疏肝解郁作用的食物；对于非禁忌的人，黄酒、葡萄酒和白酒可少量常饮，醋可多吃。

作息时间宜有规律，保持充足睡眠，应加强体育锻炼，以免血行不畅。

（八）气郁质

总体特征：气机郁滞，以神情抑郁、忧虑脆弱等气郁表现为主要特征。

形体特征：形体瘦者为多。

常见表现：神情抑郁，情感脆弱，烦闷不乐，舌淡红，苔薄白，脉弦。

心理特征：性格内向不稳定、敏感多虑。

发病倾向：易患脏躁、梅核气、百合病及郁证等。

对外界环境适应能力：对精神刺激适应能力较差；不适应阴雨天气。

饮食调理：可少量饮酒，以活动血脉，活跃情绪；多食一些具有行气、解郁、消食、醒神作用的食物。

应尽量增加户外活动和群体性活动，更多地融入社会。由于这类人容易失眠，睡前一定要避免饮茶、咖啡和可可等具有提神醒脑作用的饮料。

（九）特禀质

总体特征：先天失常，以生理缺陷、过敏反应等为主要特征。

形体特征：过敏体质者一般无特殊形体特征；先天禀赋异常者或有畸形，或有生理缺陷。

常见表现：过敏体质者常见哮喘、风团、咽痒、鼻塞、喷嚏等；患遗传性疾病者有垂直遗传、先天性、家族性特征；患胎传性疾病者具有母体影响胎儿个体生长发育及相关疾病特征。

心理特征：随禀质不同情况各异。

发病倾向：过敏体质者易患哮喘、荨麻疹、花粉症及药物过敏等；遗传性疾病如血友病、先天愚型等；胎传性疾病如五迟（立迟、行迟、发迟、齿迟和语迟）、五软（头软、项软、手足软、肌肉软、口软）、解颅、胎惊等。

对外界环境适应能力：适应能力差，如过敏体质者在易致过敏季节易引发宿疾。

饮食调理：饮食宜清淡、均衡，粗细搭配适当，荤素配伍合理，多食益气固表的食物；禁忌辛辣、油腻、生冷食物，以及腥膻发物或含致敏物质的食物。

保持室内清洁通风，被褥、床单要经常洗晒。室内装修后不宜立即搬进居住，应打开窗户，让油漆、甲醛等化学物质挥发干净后再入住。春季室外花粉较多时，要减少室外活动时间。不宜养宠物，以免动物皮毛引起过敏。保持充足的睡眠，积极参加体育锻炼，增强体质。天气寒冷时锻炼，要注意防寒保暖。

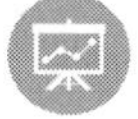

任务实施

根据老师对“体质”的讲授和自己的理解，针对所给任务中陈某的症状进行辨析。学习任务考核表与学习任务评价表见表 6-1 和表 6-2。

1. 根据所学习的知识，分析任务中张姓患者和李姓患者的症状表现的体质特征及产生此体质的原因是什么。

2. 张姓患者和李姓患者应如何调理？在生活中应纠正哪些不良习惯？

表 6-1 学习任务考核表

序号	考核内容	考核标准	配分	得分
1	分析任务中张某的体质	根据体质症状表现及分类指出体质类型及调理方式	50	
2	分析任务中李某的体质	根据体质症状表现及分类指出体质类型及调理方式	50	
合计			100	

表 6-2 学习任务评价表

序号	考核内容	考核标准	满分	得分
1	准备活动	资料查阅完整度（小组评价）	50	
2	课堂学习过程	提问及回答（过程评价）	10	
3	上课状态	是否集中精力（自我评价）	20	
4	任务实施	表格完成情况（教师评价）	10	
5	思考练习	得分（结果评价）	10	
合计			100	

思考与练习

1. 中医体质学说是以中医理论为指导，研究人类各种体质特征与（　　）的相关性。
A. 疾病　　B. 健康　　C. 疾病发生发展　　D. 养生保健
2.（　　）不属于中医体质的基本类型。
A. 平和质　　B. 阳虚质　　C. 阴虚质　　D. 血虚质
3. 阳虚质的人总体特征是（　　）。
A. 元气不足，以疲乏、气短、自汗等气虚表现为主要特征
B. 阳气不足，以畏寒怕冷、手足不温等虚寒表现为主要特征
C. 阴液亏少，以口燥咽干、手足心热等虚热表现为主要特征
D. 血行不畅，以肤色晦暗、舌质紫黯等血瘀表现为主要特征
4. 体质是指人体的（　　）。

A. 身体素质　　B. 心理素质　　C. 身心特性　　D. 遗传特质

5. 奠定中医体质理论基础的古代医籍为（　　）。

A.《伤寒杂病论》　　B.《千金要方》　　C.《景岳全书》　　D.《黄帝内经》

6. 先天禀赋决定着体质的相对（　　）。

A. 可变性　　B. 连续性　　C. 复杂性　　D. 稳定性

7. 后天各种因素使体质具有（　　）。

A. 可变性　　B. 稳定性　　C. 全面性　　D. 普遍性

8. 健康之人应为（　　）。

A. 偏阳质　　B. 偏阴质　　C. 阴阳平和质　　D. 肥胖质

9. 嗜食肥甘厚味，易形成（　　）。

A. 火旺体质　　B. 痰湿体质　　C. 心气虚体质　　D. 脾气虚体质

10. 具有亢奋、偏热、多动等特点的体质为（　　）。

A. 阴阳平和质　　B. 偏阴质　　C. 偏阳质　　D. 肝郁质

课题三

认识中医体系下的疾病理论

人体内部各脏腑组织之间，以及人体与外界环境之间是一个统一的整体。人体内部及内外环境相对平衡协调，人体就呈现健康状态。在致病因素作用下，平衡关系失调，出现一系列临床症状，就产生了疾病。

一切疾病的发生，都是致病因素作用于机体的结果，由于致病因素的性质和致病特点不同，以及机体对致病因素的反应各异，表现出来的症状和体征也不尽相同。

致病因素，也称为病因，是使人体发生疾病的原因，是能破坏人体生理平衡而引起疾病的特定因素。在中医临床中，常根据疾病反映出来的临床表现，通过综合分析疾病的症状、体征来推求病因，以证使药，这种方法称为辨证求因、审证求因。

常见的病因有以下四类。第一，外感病因，是指从皮毛或口鼻侵入人体的致病因素，如六淫、疠气等。第二，内伤病因，如七情内伤、饮食失宜、劳逸过度等。第三，病理产物性病因，脏腑功能失调产生的病理产物，可能成为某些疾病的致病因素，如痰饮、瘀血等。第四，其他病因，如虫兽伤、外伤、寄生虫等。

任务七　认识外感病因

学习目标

1. 掌握六淫、疠气的概念和性质。
2. 熟悉六淫、疠气的致病特点。
3. 了解外感病因在中医临床的应用。

任务引入

感冒为常见病多发病。一年四季均可发病，以冬春季为多。轻者可不药而愈，重者会影响工作和生活，甚至可危及小儿、老年体弱者的生命，尤其是症状严重时，甚至导致死亡。而且，感冒也是咳嗽、心悸、水肿、痹病等多种病症发生和加重的因素。

中暑是夏季的常见病，有出汗、口渴、疲劳、头晕、胸闷等症状，重症中暑甚至会危及生命。

秋冬季常见咳嗽，特别是空气干燥时容易干咳。

外感发热发病率较高，严重者可出现神昏谵语，抽搐惊厥，甚至危及生命。

任务分析

这些疾病通常和自然界的季节变化、气候变化、地域环境有关，也和人体自身的状态有关。中医认为这些疾病多由于病邪由外而入，从皮毛或口鼻侵入机体而引起。

相关知识

一、六淫

（一）六淫的概念

六淫是风、寒、暑、湿、燥、火（热）六种外感病邪的统称。

自然界中存在着风、寒、暑、湿、燥、火六种不同的气候变化，在正常的情况下，是自然界万事万物生长的基本条件。中医学称之为“六气”。人类在长期的生命活动中，产生了对六气变化的适应力，所以正常的六气不易致病。当气候变化异常（六气太过或不及，或气候的变化过于急骤），超过了人体正常的生理适应能力，或者人体正气不足，对气候变化的适应能力和抵御病邪侵袭的能力下降时，六气就会侵入人体，从而导致疾病的发生（见图 7－1），此时便称为“六淫”，又称“六邪”。

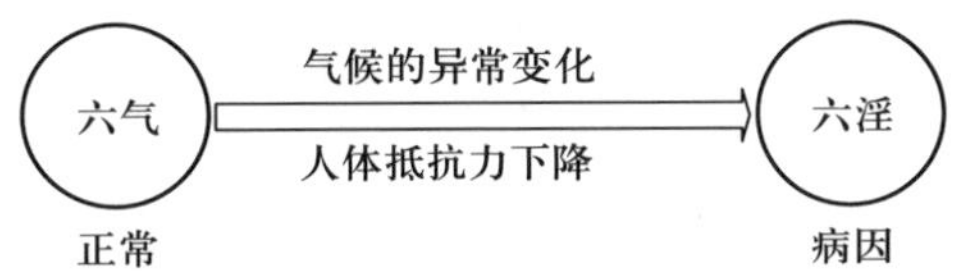

图 7－1　六淫与六气的联系与区别

（二）六淫共同的致病特点（见表 7－1）

表 7－1　　**六淫共同的致病特点**

共同点	致病特点
外感性	致病多从肌表、口鼻侵入人体，所致疾病称为“外感病”
地域性	有明显的地域性。如北方以寒病多见；南方以热病多见
季节性	常有明显的季节性。如冬季多寒病；夏季多暑病；秋季多燥病；春季多风病；长夏多湿病等
相兼性	既可单独致病，又可两种以上病因同时侵犯人体而致病。如伤风、伤暑，为单独致病；风寒感冒、湿热泻痢，为两邪致病；而风寒湿痹，则为三种邪气相兼为患

（三）六淫的性质和致病特点

风、寒、暑、湿、燥、火有各自的性质和致病特点，主要是运用取象比类的思维方法，用自然界的气象物候与人体病变过程中的临床表现相比类，经过临床实践的反复验证，不断总结归纳而得。

1. 风邪

风邪是具有自然界风之轻扬开泄、善动不居特性的外邪。风为阳邪。风邪伤人多从皮毛而入，由风邪侵袭人体引起的疾病，称为外风病。风为百病之长，是六淫中最为常见、最易中人的邪气，致病极为广泛。风是春天的主气。风邪致病以春季为多，但四季均会出现，见表7－2。

表7－2　风邪性质和致病特点

性质	致病特点
轻扬开泄	易于侵袭阳位：病位在上，如头痛、咽痒、面目浮肿；病位在表，腠理开张发泄，如发热、汗出、恶风
善行数变	病位游移不定：如风疹发无定处、此起彼伏；行痹肢节游走性疼痛； 发病急骤，变化无常：如风疹、荨麻疹之发病较急、时隐时现；小儿风水病短时间会出现头面一身悉肿
动摇	肢体异常运动：如破伤风之四肢抽搐、角弓反张、直视上吊
多兼他邪	常为外邪致病的先导：寒、湿、燥、热等邪气，多依附于风邪

2. 寒邪

寒邪是具有自然界寒之阴冷、凝结、收引特性的外邪。寒为阴邪。由寒邪侵犯人体产生的病证称外寒证。寒是冬天的主气。寒邪为病，冬季多见，见表7－3。

表7－3　寒邪性质和致病特点

性质	致病特点
寒凉	易伤阳气，表现寒象：寒邪伤于肌表，郁遏卫阳——“伤寒”；寒邪直中于里，伤及脏腑阳气——“中寒”
凝滞	阻滞气血，多见疼痛：局部冷痛、得温则减、遇寒加重
收引	腠理、筋脉收缩拘急：如无汗、脉紧、筋脉拘急

3. 暑邪

暑为阳邪。由暑邪引起的疾病称为暑病，起病缓，病情轻，称“伤暑”；发病急，病情重，称“中暑”。暑是夏天的主气，具有明显的季节性。暑邪致病有阴阳之分，在炎夏之日，气温过高，或烈日曝晒过久，或工作场所闷热而引起的热病，为中于热，属阳暑；而暑热时节，过食生冷，或贪凉露宿，或冷浴过久所引起的热病，为中于寒，属阴暑，见表7－4。

表7－4　暑邪性质和致病特点

性质	致病特点
炎热	表现阳热之象：如壮热、心烦、面赤、烦躁、脉象洪大
升散	上犯头目，扰及心神：如头昏目眩、心烦闷乱而不宁； 易于伤津耗气：伤津则口渴喜饮、唇干舌燥、尿少色黄；耗气则气短乏力、倦怠懒言，甚则突然昏倒、不省人事
挟湿	暑多挟湿：发热、烦渴，常兼见四肢困倦、胸闷呕恶、大便溏泄不爽

4. 湿邪

湿邪是自然界中具有水湿之重浊、黏滞、趋下特性的外邪。湿为阴邪。由湿邪引起的疾病称为外湿病。湿是长夏的主气。长夏湿气最盛，故长夏多湿病。此外，久处潮湿环境，淋雨涉水等原因使湿病四季均可发生，见表7-5。

表7-5　湿邪性质和致病特点

性质	致病特点
重浊	易于损伤阳气：脾阳不振，运化无权，水湿停聚，发为泄泻、水肿； 多见头身肢体困重：如头重身重，着痹之肢节酸重疼痛； 排泄物和分泌物秽浊不清，黏滞不爽：如大便溏泄、黏腻不爽，下痢脓血黏液，小便浑浊、涩滞不畅，妇女黄白带下过多，湿疹脓水秽浊
黏滞	易于侵袭阴位：病位在下，如下肢水肿、小便浑浊、泄泻下痢、带下； 易于阻遏气机：如胸闷、脘痞、腹胀
趋下	病程缠绵难愈：起病缓慢隐袭、病程较长、反复发作

5. 燥邪

燥有阴邪和阳邪两说，燥为秋天的主气，五行属金，故属阴邪；其临床表现有津液干少，有燥从火化之说，故又属阳邪。感受自然界燥邪而引起一系列干燥失润症状的疾病称外燥病。初秋有夏末余热，久晴无雨，燥与热侵犯人体而发病，称“温燥”；深秋，燥与近冬寒气侵犯人体而发病，称“凉燥”，见表7-6。

表7-6　燥邪性质和致病特点

性质	致病特点
干燥	易于耗伤津液：如口干唇燥；鼻咽干燥；皮肤干燥，甚则皲裂；毛发干枯不荣；小便短少；大便干结
涩滞	易于伤肺：干咳少痰，或痰黏难咯，或痰中带血，甚则喘息胸痛

6. 火（热）邪

火（热）邪是自然界具有炎上或灼热特性的外邪。火热为阳邪。热邪致病，多表现为全身弥漫性发热；火邪致病，多表现为局部症状，如肌肤局部红、肿、热、痛，或口舌生疮，或目赤肿痛；此外还有温邪，是温热病的致病因素，多见于温病范畴。火热为阳盛所生，旺于夏季，但四季均可发生，见表7-7。

表7-7　火（热）邪性质和致病特点

性质	致病特点
燔灼急迫	表现阳热之象：壮热、面赤、烦躁、舌红、脉洪数； 易扰心神：轻则心神不宁、心烦失眠，重则扰乱心神、狂躁不安或神昏谵语； 易于伤津耗气：热盛伤津则汗出、口渴喜饮、咽干舌燥、尿少便干，“壮火食气”则倦怠乏力、少气懒言； 易致生风动血：热极生风则高热、四肢抽搐、两目上视、角弓反张、血脉扩张，血行加速、灼伤脉络，迫血妄行则致出血； 易致阳性疮痈：疮疡局部红、肿、热、痛
炎上	主要侵犯人体上部：如头痛、耳鸣、咽喉红肿疼痛、牙痛、齿龈红肿

二、疠气

（一）疠气的概念

疠气，是一类具有强烈传染性的外感病因，又称为“瘟疫”“疫气”“疫毒”“毒气”“乖戾之气”等。疠气通过空气和接触传染。

（二）疠气与六淫的区别

疠气与六淫不同，发病不是由气候变化所致，而是由一种人们的感官不能直接观察到的微小物质（病原微生物），即“毒”邪引起。疠气经过口鼻等途径，由外入内，故属于外感病因。由疠气而致的具有剧烈流行性、传染性的一类疾病，称为疫、疫病、瘟疫（或温疫）等。疠气实际上包括了现代医学所说的许多传染病，如流行性感冒、急性严重呼吸综合征、霍乱、鼠疫等。疠气与六淫的区别，见表7－8。

表7－8　疠气与六淫的区别

区别	六淫	疠气
侵入途径	肌表、口鼻	口鼻、皮肤、饮食、虫类叮咬、血液、性接触
发病特点	与正气强弱有关，且传变由表及里、由浅入深	来势猛烈，发病急骤
传染性	可有传染性	传染性强
预后	预后良	预后差

（三）疠气的性质和致病特点

1. 发病急骤，传变迅速，病情危重

疠气致病，大都发病急骤，来势凶猛，病情危重，变化多端。

2. 传染性强，易于流行

疠气主要通过空气传染，从口鼻而入；也可通过食物自口而入或蚊叮、虫咬自皮肤传染。疠气既可大面积流行，也可以散在发生。预防与隔离是防止疠气流行的关键。

3. 一气一病，症状相似

一种疠气引起一种相应的疫病；某一种疫病的患者，其临床症状基本相似。

几千年来，中医在同疫病的斗争中，积累了丰富的防治经验。人痘接种法是我国古代在传染病研究上的重大成果，也是对世界医药卫生事业的重大贡献。

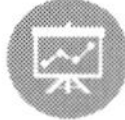

任务实施

通过上述所学的相关知识，根据以下外感病中出现的症状，判断该症状可能是由何种外感病因导致的，并分析该症状体现出的病邪性质和致病特点。病因类型分析表与学习任务评价表分别见表 7－9 和表 7－10。

表 7－9　病因类型分析表

症状	外感病因类型	体现的病邪性质和致病特点
恶风，微发热，汗出		
恶寒重，头身疼痛，流清涕		
面红目赤，咽喉疼痛，鼻塞流浊涕		
咽喉痒痛，咳嗽		
干咳少痰，痰黏难咳		
高热咳嗽，头身疼痛，多人同症		
咽喉干燥，口渴欲饮，皮肤皲裂脱屑		
咳嗽，哮喘，咳稀白痰		
喜热饮，小便清长，面色苍白		
夏季气短神疲，肢体困倦		
新起面睑，肢体浮肿		
头身困重，倦怠嗜睡		
肢体关节游走作痛		
四肢厥冷，局部拘急冷痛		
肌肉僵直，痉挛，抽搐		
胸闷脘痞，大便稀溏，小便浑浊		
高温下猝然昏倒，汗出不止		
突发肌肤麻木，口眼㖞斜		
脘腹冷痛，肠鸣腹泻，呕吐		
皮肤湿疹，瘙痒		
突起风团，皮肤瘙痒，瘾疹		
痈肿疮疡，小便短赤，大便秘结		

表 7－10　学习任务评价表

序号	考核内容	考核标准	满分	得分
1	准备活动	资料查阅完整度（小组评价）	50	
2	课堂学习过程	提问及回答（过程评价）	10	
3	上课状态	是否集中精力（自我评价）	20	
4	任务实施	表格完成情况（教师评价）	10	
5	思考练习	得分（结果评价）	10	
合计			100	

思考与练习

1. 属于外感病因的是（　　）。

A. 六淫　B. 六气　C. 劳逸　D. 外伤

2.“六淫”是指（　　）。

A. 六气　B. 风、寒、暑、湿、燥、火

C. 六种外感致病邪气　D. 六元

3. 风邪的致病特点是（　　）。

A. 其性开泄　B. 易伤津血　C. 易于动血　D. 其性重浊

4. 寒邪的致病特点是（　　）。

A. 其性开泄　B. 易伤津血　C. 易于动血　D. 其性凝滞

5. 易阻遏气机，损伤阳气的邪气是（　　）。

A. 风邪　B. 寒邪　C. 湿邪　D. 暑邪

6. 燥邪最易伤（　　）。

A. 肺　B. 心　C. 肝　D. 脾

7. 六淫中最易导致出血的是（　　）。

A. 燥邪　B. 湿邪　C. 暑邪　D. 火邪

8. 下列哪项不属于疠气的致病途径（　　）。

A. 空气传染　B. 蚊虫叮咬　C. 饮食偏嗜　D. 口鼻而入

9. 下列不属于疠气的性质和致病特点的有（　　）。

A. 发病急骤　B. 病情危重　C. 传染性强　D. 症状不同

10. 深秋，燥与近冬寒气侵犯人体而发病，称（　　）。

A. 清燥　B. 秋燥　C. 凉燥　D. 温燥

任务八　认识内伤病因

学习目标

1. 掌握七情、饮食失宜、劳逸的概念和性质。
2. 熟悉七情、饮食失宜、劳逸的致病特点。
3. 了解内伤病因在中医临床的应用。

任务引入

情绪不稳还能造成身体内伤。我们的情绪异常变化确实会和身体内五脏六腑的健康“联动”。比如《三国演义》中诸葛亮三气周瑜就是典型的例子，周瑜一怒加上原来的旧伤，不治身亡；《红楼梦》中的林黛玉也是由于过度的悲忧，耗伤肺气，最后患上肺疾而亡。

任务分析

人体的情志活动，必须以气血作为物质基础，气血来源于脏腑正常的生理活动，而脏腑为维持正常的生理功能，又必须依赖于气的温煦、推动和血的滋养。情绪波动会影响人的阴阳气血平衡和运行，从而导致疾病。

相关知识

一、七情内伤

七情是指喜、怒、忧、思、悲、恐、惊七种情志变化，是人体对外界事物和现象的不同情志反应。七情在人体正常状态下不会使人发病。只有当过于突然、强烈或持久的不良情志刺激，超过了人体心理承受和调节能力，引起脏腑气血功能紊乱时，七情才会成为致病因素。因七情致病，直接影响脏腑，是造成内伤疾病的主要因素，故称为“七情内伤”。

七情内伤的形成与社会因素、疾病因素、体质因素等有关。社会因素如社会政治、经济、文化、人际关系、工作环境、家庭婚姻等；急性或长期发病均可导致情志内伤，对疾病的认知程度也是诱发情志变化的主要因素；不同体质类型的人心理适应能力有很大程度的差异。

七情的致病特点如下。

（一）直接伤及脏腑

情志活动以脏腑气血为物质基础，是由脏腑功能活动产生的。因此七情太过则直接作用于脏腑，导致脏腑功能活动的失常。不同的情志异常，常作用于相应的脏腑，造成不同的损伤，一般是反伤本脏（或称自伤），即过怒伤肝、过喜伤心、过思伤脾、过悲伤肺、过恐伤肾。

以上规律并不是绝对的，由于人体是一个有机的整体，七情损伤脏腑，也可出现另外两种情况。一是多种情志伤及同一脏腑，如各种情志过极，均可伤及心，心神受损则又可影响其他脏腑。二是一种情志可以伤及多个脏腑，如暴怒伤肝，肝气又可横逆犯脾胃。临床实践表明，情志所伤的疾病，尤以心、肝、脾多见。

（二）扰乱脏腑气机

七情致病常常扰乱脏腑气机，导致气血运行紊乱，见表 8－1。

表 8-1 扰乱脏腑气机对脏腑气机的影响及临床表现

扰乱脏腑气机	对脏腑气机的影响及临床表现
怒则气上	大怒伤肝，使肝气上逆，血随气升，可出现头胀头痛、面红目赤、呕血，甚至突然昏倒等症状
喜则气缓	过喜伤心，使心气涣散，神不守舍，可出现精神不能集中，甚至失神狂乱等症状。在正常情况下，适当的喜能缓和精神紧张，使气血通利，心情舒畅，是一种良性的精神反应
悲则气消	悲忧过度伤肺，使肺气耗伤，可出现胸闷气短、精神萎靡、乏力倦怠等症状
恐则气下	恐惧过度伤肾，使肾气不固，气泄于下，可出现二便失禁、遗精等症状
惊则气乱	突然受惊，使心气紊乱，可出现惊恐不安、心悸不宁等症状
思则气结	思虑过度，使脾气郁结，可出现食欲不振、脘腹胀满、神疲乏力等症状

（三）耗伤正气

精神情志活动的物质基础是精、气、血、津液，七情过用或五志化火皆可耗伤阴精。七情伤脾胃，使后天生化乏源，日久终致津、精衰竭；某些情志刺激也可直接耗伤精血。

（四）易致痰瘀

七情内伤导致气机不畅，津液输布障碍而生痰，血行不畅而生瘀。

（五）改变病情

临床实践表明，在许多疾病演变、发展过程中，情绪的异常波动，可以使疾病加重或急剧恶化，甚至导致死亡。肝气犯胃之胃脘痛者，每因情志不遂而加重；肝阳上亢之高血压者，大怒可使肝阳暴涨而发生中风。反之，乐观者或能与疾病作斗争者，病情常可减轻，甚至可以由于精神刺激的解除而使疾病痊愈。

二、饮食失宜

饮食是人体摄取营养、维持生命活动的必要物质。但饮食失宜，又常成为疾病发生的原因之一。饮食所伤，主要病及脾胃，导致脾胃升降失常。饮食失宜主要有饮食不节、饮食不洁、饮食偏嗜三方面，见表 8-2。

表 8-2 饮食失宜对人体的影响及临床表现

饮食失宜	对人体的影响及临床表现
饮食不节	饮食应以定时、定量为宜。过饥则饮食摄入不足，气血津液乏源，久之则正气不足，抵抗力下降而生病；过饱或暴饮暴食则饮食摄入过量，超过脾胃的运化能力，可致饮食停滞，脾胃损伤
饮食不洁	进食不洁食物，可引起多种胃肠疾病，如痢疾、腹泻、腹痛等；也可引起多种寄生虫感染，如蛲虫病、蛔虫病、绦虫病等，出现腹痛、嗜食异物、面黄肌瘦等症状；若进食腐败变质或有毒食物，则可引起中毒，表现为腹剧痛、吐泻，甚至昏迷或死亡
饮食偏嗜	饮食应多样化，偏食可导致某些营养物质的缺乏。如过食生冷寒凉的食物，损伤脾胃阳气，使寒湿内生，易致腹痛、吐泻；偏食辛温燥热的食物，可使胃肠积热或出现皮肤疖疮

三、劳逸过度

（一）过劳

过劳指劳累过度，包括劳力过度、劳神过度、房劳过度和久作劳损四个方面，见表 8-3。

表 8-3　过劳对人体的影响及临床表现

过劳	对人体的影响及临床表现
劳力过度	体力劳动负担过重，多由长时间持续劳作，得不到适当休息导致，劳则气耗，出现肢倦、少气懒言、喘而汗出等症状
劳神过度	脑力劳动负担过重，多由长时间思考、谋虑、记忆等原因而致，暗耗心血、神失所养，出现心悸、健忘、失眠等症状
房劳过度	性生活过于频繁，失于节制，耗伤肾精，出现腰膝酸软、眩晕耳鸣、精神萎靡、性功能减退等症状
久作劳损	长时间保持一种姿势或长时间从事某种活动，造成机体损伤。如久视伤血、久卧伤气、久坐伤肉、久立伤骨、久行伤筋等

（二）过逸

过逸指长期没有参加体力劳动和体育锻炼，以及心理上的松懈。过度安逸可导致气机不畅，全身脏腑功能减退，气滞血瘀、水湿痰饮内停、精神懒散、意志消沉等，尤其是脾胃功能减退，可出现食少神疲、肢体软弱、虚胖臃肿、动则气喘、心悸、汗出等症状。

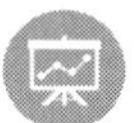

任务实施

通过上述所学的相关知识，根据以下现象描述，判断该现象可能是由何种内伤病因导致的。内伤病因类型分析表与学习任务评价表分别见表 8-4 和表 8-5。

表 8-4　内伤病因类型分析表

现象描述	内伤病因类型
吵架后头胀头痛、突然昏倒	
突然中大奖后精神不能集中	
家中亲人突然去世后精神萎靡、胸闷气短	
听到身旁突然响起的爆竹声后心悸不宁	
重要考试的前几天食欲不振	
吃很多烤肉后腹部发胀，恶心	
过年时吃冰棒后腹痛	
吃剩下的忘放冰箱的生鱼片后腹泻	
天天吃辣条后脸上长痘	
经常长时间躺着玩手机，不想动弹	
通宵复习，胸口发闷	

表 8-5　学习任务评价表

序号	考核内容	考核标准	满分	得分
1	准备活动	资料查阅完整度（小组评价）	50	
2	课堂学习过程	提问及回答（过程评价）	10	
3	上课状态	是否集中精力（自我评价）	20	
4	任务实施	表格完成情况（教师评价）	10	

续表

序号	考核内容	考核标准	满分	得分
5	思考练习	得分（结果评价）	10	
合计			100	

思考与练习

1. 下列不属于七情内伤致病特点的是（　　）。

A. 直接伤及内脏　B. 影响脏腑气机　C. 出现紫绀、失荣　D. 多损伤心

2. 七情伤脏，影响脏腑气机的升降出入，下列哪一项不对（　　）。

A. 怒则气上　B. 喜则气缓　C. 悲则气消　D. 恐则气乱

3. 过怒，主要影响（　　）功能。

A. 呼吸　B. 疏泄　C. 藏血　D. 纳气

4. 导致肝气上逆，血随气逆的原因是（　　）。

A. 惊则气乱　B. 怒则气上　C. 悲则气消　D. 恐则气下

5. 导致心气涣散，神不守舍，出现精力不集中的原因（　　）。

A. 恐则气下　B. 惊则气乱　C. 怒则气上　D. 喜则气缓

6. 女，30 岁，心悸不安，精神涣散，多由下列（　　）因素引起。

A. 过喜伤心　B. 过怒伤肝　C. 过思伤脾　D. 过悲伤肺

7. 饮食所伤，主要损伤的脏腑是（　　）。

A. 心　B. 肺　C. 脾　D. 肝

8. 劳力过度则（　　）。

A. 伤肉　B. 伤血　C. 耗气　D. 伤津

9. 长期没有参加体力劳动和体育锻炼，以及心理上松懈称为（　　）。

A. 过劳　B. 过逸　C. 劳损　D. 过虑

10. 饮食致病的主要方面不包括（　　）。

A. 饮食不节　B. 饮食不洁　C. 饮食偏嗜　D. 饮食适宜

任务九　认识病理产物性病因和其他病因

学习目标

1. 掌握痰饮、瘀血、结石的概念和性质。

2. 熟悉痰饮、瘀血、结石的致病特点。
3. 了解其他病因的概念和致病特点。

任务引入

除了外感病因、内伤病因外，还有其他导致疾病产生的因素。痰饮、瘀血等病理产物就是重要的病因之一。痰饮、瘀血等是脏腑气血功能失调而形成的病理产物，这种病理产物一旦形成，又可作为新的病因，导致其他病理变化，出现各种症状和体征。

任务分析

在疾病的发生与发展过程中，原因和结果是相互制约、相互作用的。在一定的条件下，因果之间可以互相转化。在某一病理阶段中是病理的结果，而在另一阶段中则可能成为致病的原因。

相关知识

一、病理产物性病因

（一）痰饮

痰饮是由机体津液代谢障碍，水谷精微不能正常转化而形成的病理产物。湿聚为水，积水成饮，饮凝成痰，一般较稠厚者为痰，清稀者为饮，更稀者为水，湿则呈弥散状态。痰、饮、水、湿同源而异流，四者皆为阴邪，具有阴邪的一般性质，是继发性病因之一，是致病因素和病理产物的统一体。

中医传统上将痰饮分为有形和无形、狭义和广义，见表 9－1。

表 9－1　痰饮类型及鉴别要点

痰饮类型	鉴别要点
有形的痰饮	视之可见、触之可及、闻之有声的实质性痰浊和水饮，如咳咯而出的痰液，呕泄而出的水饮痰浊等
无形的痰饮	由痰饮引起的特殊症状和体征，只见其症，不见其形的痰饮，主要临床表现有头晕目眩、心悸气短、恶心呕吐、神昏谵狂等，苔腻、脉滑为其重要特征
狭义的痰饮	肺部渗出物和呼吸道的分泌物，咳吐而出，又称为外痰
广义的痰饮	泛指由津液代谢失常所形成的病理产物及其病理变化和临床症状，又称为内痰

1. 形成因素

多由外感六淫、疫疠之气、内伤七情、饮食劳逸、瘀血、结石等初始病因，导致肺、脾、肾及三焦等脏腑气化功能失常，津液代谢障碍停聚而形成。

2. 致病特点

痰饮形成后，饮多留积于肠胃、胸胁及肌肤，因停留的部位不同，症状各异，故有痰饮、悬饮、支饮、溢饮等不同病名；痰则随气升降流行，内而脏腑，外而筋骨皮肉，泛滥横溢，无处不到。既可因病生痰，又可因痰生病，病势缠绵、病程较长，与湿类似，具有黏滞的特性，且易合他邪为患。痰饮的致病特点、对人体的影响及临床表现见表9-2。

表9-2　痰饮的致病特点、对人体的影响及临床表现

致病特点	对人体的影响及临床表现
阻碍经脉气血的运行	流注于经络，易使经络阻滞，气血运行不畅，出现肢体麻木、屈伸不利，甚至半身不遂；结聚于局部则形成瘰疬、痰核，或形成阴疽、流注等。 瘰疬：形状累累如珠，为发生于颈部、下颌部的淋巴结结核，小者为瘰，大者为疬。 痰核：常以单个出现于皮下，肿硬如核大，发生在颈项、下颌及四肢等部位的结块，不红不肿，不硬不痛。 疽：为发于肌肉筋骨间的疮肿，阴疽漫肿平塌，皮色不变，不热少痛。 流注：指毒邪流走不定而发生于较深部组织的一种化脓性疾病
阻滞气机升降出入	流注于脏腑组织中，可阻碍气的运行，致使升降出入运行失常而变生他病。如痰饮停于肺，肺失宣肃，则咳喘咯痰；痰饮停于胃，胃失和降，则呕吐恶心、脘腹胀满
影响津液代谢	影响人体津液的输布和排泄，使津液进一步停聚于体内，导致津液代谢障碍更为严重。 寒饮阻肺，可致宣降失常，水道不通；痰湿困脾，可致水湿不运；饮停于下，影响肾阳，可致蒸化无力
易于蒙蔽神明	痰浊上蒙清窍，则可见眩晕头痛、精神不振；痰阻于心，则胸闷、心悸；痰迷心窍，则神昏、痴呆；痰郁化火，痰火扰心，则神昏谵语，甚则发狂
症状复杂，变幻多端	饮多见于胸腹四肢，与脾胃关系较为密切，多表现为咳喘、水肿、疼痛、泄泻等；痰之为病，无所不至，其随气流行全身，易变生各种病证，在不同的部位表现出不同的症状，变化多端，其临床表现，可归纳为咳、喘、悸、眩、呕、满、肿、痛等八大症，有“百病多由痰作祟”“怪病多属痰”之说

（二）瘀血

瘀血是血液运行失常，血液停聚形成的病理产物。瘀血包括离经后积于体内的血和脏腑及经脉中停滞的血。

1. 形成因素

由各种外伤或内出血等因素，直接形成瘀血，或气血功能失调而形成瘀血。瘀血的形成因素和形成过程见表9-3。

表9-3　瘀血的形成因素和形成过程

形成因素	形成过程
外伤、内出血	跌打损伤、负重过度等致使血离经脉，停留体内，不能及时消散或排出体外，或血液运行不畅，而形成瘀血；出血之后，由于血液固涩不当，或过用寒凉，使离经之血凝，未离经之血郁滞不畅，而形成瘀血
气滞	气为血之帅，气行则血行，气滞则血瘀
气虚	气虚无力推动血液运行，导致血行瘀滞而为瘀；气虚不能统摄血液，可致血溢脉外而为瘀
血寒	血得热则行，得寒则凝。寒邪客于血脉，使脉道挛缩，则血液凝涩，运行不畅而致瘀
血热	热入营血，血热互结，煎灼津液，使血液黏稠而运行不畅；或热灼脉络，而迫血妄行，留于体内，导致瘀血形成
情志和生活失宜	情志内伤，多因气郁而致血瘀；饮食起居失宜也可导致血瘀而变生百病

2. 致病特点

瘀血的病证虽然繁多，但其病理特征主要为阻滞气机，瘀塞经脉，伤及脏腑。瘀血诊查方面及临床表现特点如下，见表 9－4。

表 9－4　瘀血诊查方面及临床表现特点

诊查方面	临床表现特点
疼痛	多为刺痛，疼痛固定不移，拒按，昼轻夜重，或久痛不愈，反复发作
肿块	外伤肌肤造成的瘀血，在体表可见局部青紫肿胀；瘀血在体内积久不散者，多为质硬之癥块，按之有形或有压痛
出血	血色紫暗或夹有血块
望诊	面部、口唇青紫，舌质紫暗，或有瘀点、瘀斑，或舌下静脉曲张等。久瘀可见面色黧黑、肌肤甲错、皮肤紫癜、腹部青筋暴露、精神神经症状（善忘、狂躁、昏迷）等
脉诊	脉细涩、沉弦或结代

（三）结石

结石是指停滞于脏腑管腔的坚硬如石的物质，是砂石样的病理产物。

1. 形成因素和形成过程（见表 9－5）

表 9－5　结石的形成因素和形成过程

形成因素	形成过程
饮食不当	偏嗜肥甘厚味，影响脾胃运化，蕴生湿热，内结于胆，久则可形成胆结石；湿热下注，蕴结于下焦，日久可形成肾结石或膀胱结石；空腹食柿等易致胃结石；饮水中含有过量或异常的矿物及杂质也会导致结石产生
情志内伤	情欲不遂，肝失疏泄，胆汁郁结，排泄受阻，日久可煎熬而成结石
服药不当	长期过量服用某些药物，致使脏腑功能失调，或药物成分残存体内，诱使结石形成
其他因素	外感六淫、过度安逸等也可导致气机不利，湿热内生，形成结石；结石的发生还与年龄、性别、体质和生活习惯有关

2. 致病特点

结石致病的主要特点为结石停聚，阻滞气血，损伤脏腑，使脏腑气机壅塞不通，可见局部胀闷酸痛，甚至剧痛，也可见损伤脉络而出血。结石性疼痛部位常固定不移，亦可随结石的移动而有所变化，具有间歇性。发作时，患者剧痛难忍，缓解时一如常人。

结石多发于胆、胃、肝、肾、膀胱等脏腑，如肝结石、胆结石，肾结石、膀胱结石和胃结石，也可发生于眼（角膜结石、前房结石）、鼻（鼻石）、耳（耳石）等部位。大多数结石的形成过程缓慢而漫长，体积大小不等，停留部位不一，其临床表现各异，一般来说，结石越大，症状越明显。

二、其他病因

（一）寄生虫

寄生虫是寄生于人体的生物的统称。寄生虫寄居于人体内，不仅消耗人的气血津液等营养物质，而且能损伤脏腑的生理功能，导致疾病的发生。

常见的寄生虫有蛔虫、钩虫、蛲虫、绦虫、血吸虫等。患者一般因进食了被寄生虫虫卵污染的食物或接触疫水、疫土而发病。临床表现与感染的途径、寄生的部位等有关，有的没有明显症状，大都能在粪便中检查出虫卵。

蛔虫病常见脐腹疼痛、时发时止，形体消瘦、不思饮食等症，严重的可见上腹部剧痛，吐蛔虫，四肢厥冷的蛔厥证；蛲虫病主要可见肛周瘙痒；血吸虫病则因血液运行不畅，久则津液停聚于腹，形成“蛊胀”。由蛔虫、钩虫等肠道寄生虫引起的面黄肌瘦、嗜食异物、腹痛等症，中医统称为“虫积”。中医学已经认识到寄生虫病与摄食不洁食物有关，某些肠道寄生虫往往以“脾胃湿热”的症状为主要临床表现，不能误认为湿热能直接生虫。

（二）外伤

外伤指由于受外力如扑击、跌仆、利器等击撞，以及虫兽咬伤、烫伤、烧伤、冻伤等而致皮肤、肌肉、筋骨损伤。

外伤的致病特点可按外伤类型分述，见表 9－6。

表 9－6　外伤的类型和致病特点

外伤类型	致病特点
枪弹、金刃、跌打损伤、持重努伤	引起皮肤肌肉瘀血肿痛、出血，或筋伤骨折、脱臼；重则损伤内脏，或出血过多，可导致昏迷、抽搐、亡阳等严重病变
烧烫伤	多由沸水（油）、高温物品、烈火、电等作用于人体而引起，受伤的部位立即出现外证，轻者损伤肌肤，创面红肿热痛，表面干燥或起水疱。重度烧伤可损伤肌肉筋骨，痛觉消失，创面如皮革样，蜡白、焦黄或炭化、干燥。严重烧烫伤者热毒炽盛，热必内侵脏腑，常出现烦躁不安、发热、口干渴、尿少尿闭等，及至亡阴亡阳而死亡
冻伤	人体遭受低温侵袭所引起的全身性或局部性损伤，一般分为全身冻伤和局部冻伤，全身冻伤称为“冻僵”，表现为寒战，体温逐渐下降，面色苍白，唇舌、指甲青紫，感觉麻木，神疲乏力，或昏睡，呼吸减弱，脉迟细，如不救治，易致死亡；局部冻伤多发生于手、足、耳郭、鼻尖和面颊部，如“浸渍足”“冻疮”等，初起可见局部苍白、冷痛麻木，继则肿胀青紫，痒痛灼热，或出现大小不等的水疱等，重则受冻部位皮肤亦呈苍白，冷痛麻木，触觉丧失，甚则暗红漫肿，水疱破后见紫色创面、腐烂或溃疡，乃至损伤肌肉筋骨而呈干燥黑色，亦可因毒邪内陷而危及生命
虫兽伤	包括毒蛇、猛兽、疯狗咬伤等。轻则局部肿痛、出血，重可损伤内脏，或出血过多，或因毒邪内陷而死亡

（三）胎传

胎传是指禀赋与疾病由亲代经母体而传及子代的过程。胎传因素引起的疾病称为胎证。中医传统上胎证有胎弱和胎毒两类，见表 9－7。

表 9－7　胎证的类型和致病特点

胎证类型	致病特点
胎弱	胎弱为小儿禀赋不足，气血虚弱的泛称，其表现有皮肤脆薄、毛发不生、形寒肢冷、面黄肌瘦、筋骨不利、腰膝酸软，以及五迟、五软、解颅等。胎儿禀赋的强弱主要取决于父母的体质，以及母体的营养状态，其主要病机为五脏气血阴阳不足

续表

胎证类型	致病特点
胎毒	胎毒指婴儿在胎妊期间受母体毒火，出生后出现疮疹和遗毒等病证，多由父母恣食肥甘，或多郁怒悲思，或纵情淫欲，或梅疮等毒火蕴藏于精血之中，隐于母胞，传于胎儿而成。胎毒，一指胎寒、胎热、胎黄、胎搐、疮疹等；二指遗毒，即先天性梅毒，系胎儿染父母梅疮遗毒所致

在现代，由胎传因素而导致的疾病，包括了遗传性疾病和先天性疾病。

遗传性疾病如某些出血性疾病（血友病）、癫狂痫（精神分裂症、癫痫）、消渴证（糖尿病）、多指（趾）症、眩晕和中风（高血压病）、色盲、近视以及过敏性疾病等。此外，由于遗传的影响，可以使机体的抵抗力降低，或代谢的调节功能发生某种缺陷，或体质或反应性发生改变，从而使后代易于罹患其他疾病。如糖尿病患者的后代，可能发生痛风或肥胖症，这与物质代谢调节障碍的遗传因素有关。

先天性疾病是指个体出生即表现出来的疾病。如表现为形态结构异常，称为先天性畸形。如某些心悸（先天性心脏病）、原发性闭经（先天性无子宫、无卵巢等）、兔唇等，都属于先天性疾病。

胎传因素所导致的疾病是可以防治的。除早期诊治这类疾病外，早期预防更加重要，注意护胎与孕期卫生，对保证胎儿正常生长发育，避免发生胎传疾病，是十分重要的。

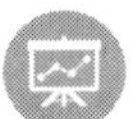

任务实施

根据老师对“病理产物性病因和其他病因”的讲授以及自己对该部分的理解，查阅相关资料，针对病理产物性病因和其他病因进行小组讨论，并完成下列任务。学习任务评价表见表 9－8。

1. 每组派代表讲述病理产物性病因和其他病因的概念及形成因素。

2. 每组对病理产物性病因和其他病因的类型进行总结，画出针对病理产物性病因和其他病因的思维导图。

3. 随机抽取学生，让其简单阐述病理产物性病因和其他病因的致病特点、对人体的影响及临床表现。

表 9－8　　学习任务评价表

序号	考核内容	考核标准	满分	得分
1	准备活动	资料查阅完整度（小组评价）	50	
2	课堂学习过程	提问及回答（过程评价）	10	
3	上课状态	是否集中精力（自我评价）	20	
4	任务实施	表格完成情况（教师评价）	10	
5	思考练习	得分（结果评价）	10	
合计			100	

思考与练习

1. 津液的输布主要依靠下列哪一组脏腑的综合作用来完成（　　）。

A. 心肝脾肺三焦　　B. 肝脾肺肾三焦　　C. 肺脾肾三焦　　D. 心肝脾肾三焦

2. 导致津液输布障碍、水湿痰饮的最主要因素是（　　）。

A. 肺的宣发肃降失职　　B. 脾的运化功能失健

C. 三焦疏通水道不利　　D. 肾的主水功能失调

3. 你认为痰与饮的区别主要在于（　　）。

A. 色黄者为痰，色白者为饮

B. 热者为痰，寒者为饮

C. 得阳气煎熬而成者为痰，为阴气凝聚而成者为饮

D. 浓度较大、质地较黏稠者为痰，浓度较小、质地较清稀者为饮

4. 下列不属于水湿痰饮致病特点的是（　　）。

A. 致病广泛　　B. 变化多端　　C. 扰乱神明　　D. 局部刺痛

5. 除（　　）外，皆可为瘀血的病因。

A. 气虚　　B. 气滞　　C. 血寒　　D. 饮食停滞

6. 瘀血的致病特点中，（　　）是错误的。

A. 刺痛拒按　　B. 易扰神明　　C. 体内癥块　　D. 出血紫暗

7. 面色黧黑，肌肤甲错，可见于（　　）。

A. 水饮内停　　B. 血瘀日久　　C. 肾阳亏虚　　D. 寒湿带下

8. 瘀血引起出血的特点是（　　）。

A. 出血量多　　B. 出血颜色鲜明　　C. 出血量少　　D. 出血伴有血块

9. 小儿禀赋不足，气血虚弱称为（　　）。

A. 胎寒　　B. 胎黄　　C. 胎弱　　D. 胎毒

10. 因血液运行不畅，久则津液停聚于腹，形成“蛊胀”的寄生虫为（　　）。

A. 绦虫　　B. 血吸虫　　C. 蛔虫　　D. 钩虫

任务十　认识中医学发病、传变和转归理论

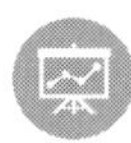

学习目标

1. 掌握发病、传变和转归的概念和常见类型。

2. 熟悉发病、传变和转归的基本原理和影响因素。
3. 了解发病、传变和转归理论在中医临床的应用。

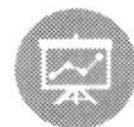

任务引入

中医学认为，人体与外界环境、内部各脏腑，都必须保持阴阳相对平衡，这种阴平阳秘的关系是维持正常活动的基础。健康是一个动态的概念，包括机体内部脏腑经络、气血津液、形与神的阴阳平衡，机体与外界环境（包括自然环境和社会环境）的阴阳平衡，即“阴平阳秘，精神乃治”，其不仅仅是没有疾病和虚弱，还包括形体血肉、精神心理和环境适应的完好状态。

如果内外因素的影响超过了人体的适应力，破坏了人体的阴阳动态平衡，而人体的调节机能又不能立即消除这种干扰，以恢复生理上的平衡时，人体就会出现阴阳失调，而发生疾病。疾病是机体在一定病因的作用下，机体阴阳失调而发生的异常生命活动过程，表现为机体脏腑经络功能异常，气血紊乱，阴阳失调，对外界环境适应能力降低，劳动能力明显下降或丧失，并出现一系列的临床症状与体征。

经过适当的治疗，人体可以重新建立平衡，即恢复健康。健康与疾病共存于机体之中，在同一机体内此消彼长，成为矛盾的统一体。

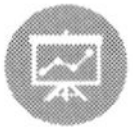

任务分析

在疾病的发生与发展过程中，致病因素引起的各种病理性损害与人体正气相互斗争，贯穿于疾病发展过程的始终。矛盾双方斗争力量的对比，决定着疾病发展的方向和结局。发病、传变和转归理论主要就是研究疾病发生、发展和结局的一般规律。

相关知识

一、发病

疾病的发生，主要关系到邪气和正气这两个方面。正气，即人体正常机能及所产生的各种维护健康的能力，包括自我调节能力、适应环境能力、抗邪防病能力和康复自愈能力。邪气，泛指各种致病因素，包括存在于外界环境之中和人体内部产生的各种具有致病或损伤正气作用的因素，诸如前述的六淫、疫疠、七情、外伤及痰饮和瘀血等。

（一）发病基本原理

1. 邪正斗争与发病

正气和邪气是相互对抗、相互矛盾的两个方面，中医学既强调了人体正气在发病上的决定性作用，又不排除邪气的致病条件。

正气的强弱，决定疾病发生与否，并与发病部位、病变程度轻重有关。在一般情况下，若人体脏腑功能正常，气血充盈，卫外固密，常足以抗御邪气的侵袭，使病邪难以侵入，即使邪气侵入，亦能驱邪外出，因此，一般不易发病，即使发病也较轻浅、易愈。当正气不足时，或邪气的致病能力超过正气的抗病能力的限度时，邪正之间的力量对比表现为邪盛正衰，正气无力抗邪，感邪后又不能及时驱邪外出，更无力尽快修复病邪对机体造成的损伤、及时调节紊乱的机能活动，便发生疾病。邪气侵入人体后，由于人体正虚的程度各不相同，因而疾病的严重程度不一。邪气停留于何处为病，也取决于人体各部分正气的强弱。

邪气是发病的必要条件，在一定的条件下，甚至起主导作用。如高温、高压电流、化学毒剂、枪弹杀伤、毒蛇咬伤等，即使正气强盛，机体也会被伤害。疫疠常成为疾病发生的决定性因素，可导致疾病大流行。中医学提出了“避其毒气”的主动预防措施，以防止传染病的发生和播散。

疾病发生以后的病理变化与感邪的性质、轻重，以及邪气作用的部位有密切关系。感受阳邪，易致阳偏盛而出现实热证；感受阴邪，易致阴偏盛而出现实寒证。感受风寒之邪轻重不同，轻为伤风，重为伤寒。同为寒邪，在肌表经脉，表现为头身四肢疼痛；寒邪犯肺，则出现咳嗽喘促、痰液稀白。

2. 影响发病的因素

正气和邪气以及邪正斗争是受机体内外各种因素影响的。机体的外环境包括自然环境和社会环境，主要与邪气的性质和量有关。机体的内环境包括体质因素、精神状态和遗传因素等，与人体正气相关。见表 10-1。

表 10-1　外环境因素对发病的影响

外环境因素		对发病的影响
自然环境	季节气候	不同的季节有不同的易感之邪和易患之病，如春易伤风、夏易中暑、秋易伤燥、冬易病寒等。疫疠的暴发或流行也与自然气候的变化密切相关。反常的气候，一方面使正气的调和能力不及而处于易病状态，另一方面又促成某些疫疠病邪的孳生与传播，从而易于暴发“时行疫气”
	地理特点	地域不同而造成的气候特点、水土性质、物产及生活习俗的差异，对疾病的发生有重要影响，甚则形成地域性常见病和多发病。西北地区地势高，干燥寒凉而多风，人的腠理常闭，多见风寒中伤或燥气为病；东南地区地势低下，温暖或炎热潮湿，人的腠理常开，多见湿邪或湿热为病。此外，易地而居或异域旅行，地域环境骤然变化，一时难以适应而促使疾病发生或加重的现象，一般称作“水土不服”
	生活工作环境	生活居处与劳作环境的不同，也是诱发或影响疾病发生的因素。生活在潮湿阴暗或空气秽浊处，易感寒湿或秽浊之邪。夏月炎热季节，在野外作业，容易中暑；冬月严寒，在野外作业，容易受风寒或冻伤；渔民水上作业，易感阴湿之气而发病；矿工在粉尘环境中劳动，易为尘毒伤肺而成肺痨等
社会环境		随着社会的发展，环境污染（包括噪声污染、空气污染、水源污染及土壤污染等）成了严重威胁人类健康的新的致病因素，从而出现了许多前所未有的疾病，如噪声病、水俣病、放射病等。此外，不良的生活习惯以及环境卫生不佳等，都会影响人体的正气而使人体易患疾病

人体内环境若失去正常的调节控制能力，不能很好地适应外环境，也会导致内环境阴阳

气血失衡，主要有体质、精神状态和遗传等因素，见表10－2。

表10－2　内环境因素对发病的影响

内环境因素	对发病的影响
体质	个体的体质特征会决定其对某些外邪的易感性及某些疾病的罹患倾向，如胖人多痰湿，善病中风；瘦人多火，易得劳嗽；老年人肾气虚衰，多病痰饮、咳喘等。体质强壮者对邪气耐受性较好，不易发病；体质虚弱者对邪气耐受性较差，容易发病。阳偏盛者感受一般寒邪不发病，或稍有不适可自愈，而遇热邪却易病，甚至直犯阳明；阴偏盛或阳衰者，其耐热性较高，而感受寒邪却易发病，甚至直中三阴；阴虚者稍遇热邪即病，热邪甚则有热中厥阴，出现逆传心包或肢厥风动之变。体质不仅影响病邪或疾病的易感性，也影响疾病的发展过程，同为感受风寒邪气，阳热体质者多从阳化热，而阴寒体质者则易于从阴化寒
精神状态	人的精神状态对正气的盛衰有很大的影响。精神状态受情志因素影响，情志舒畅，精神愉快，气机畅通，气血调和，脏腑功能协调，则正气旺盛，邪气难以入侵；若情志不畅，精神异常，气机逆乱，阴阳气血失调，脏腑功能异常，则正气减弱而易于发病。大怒、大喜、大悲、大惊等剧烈的情志波动，易于引起急性发病，多为实证；长期悲伤、抑郁易致虚证，起病缓慢；长期处于紧张的精神状态下，可使阴精损耗，以致肝阳偏亢，心火偏旺，出现头痛、眩晕、心悸、失眠等症状
遗传	遗传是胎传因素之一，与先天禀赋有关。遗传因素可影响体质类型，不同体质类型在后天对外邪的易感性和耐受性不同，因此疾病的发生情况也有差异。遗传因素作用下也会直接遗传某些疾病，疾病常常出现于同一家庭的成员中

（二）发病类型

因为邪气的种类、性质和致病途径及其作用不同，个体的体质和正气强弱不一，所以发病类型也有区别。发病类型大致有卒发、伏发、徐发、间发、继发、合病与并病、复发等。

1. 卒发

卒发，又称顿发，即感而即发，急暴突然之意。有以下五种类型，见表10－3。

表10－3　卒发类型、对人体的影响及临床表现

卒发类型	对人体的影响及临床表现
感邪较甚	六淫之邪较盛，感邪之后随即发病。外感风寒、风热、燥热、温热、温毒等病邪为病，多感而即发，随感随发
疫气致病	某些疫气致病力强，性毒烈，发病暴急，病情危笃，善流行暴发，危害尤大
情志剧变	急剧的情绪波动，如暴怒、悲伤欲绝等情志变化，导致人的气血逆乱，病变顷刻而发，出现猝然昏仆、半身不遂、胸痹心痛、脉绝不至等危急重证
毒物所伤	误服毒物，被毒虫、毒蛇咬伤，吸入毒秽之气等，均可使人中毒而发病急骤
急性外伤	金刃伤、坠落伤、跌打伤、烧烫伤、冻伤、触电伤、枪弹伤等，均可直接而迅速致病

2. 伏发

伏发即伏而后发，指某些病邪传入人体后，不立即发病而潜伏于内，经一段时间或在一定诱因作用下才发病，如破伤风、狂犬病等，均经一段潜伏期后才发病。有些外感性疾病，也会有潜伏期，如“伏气温病”，初起不见表证，而发病即见里热，甚至血分热证；“伏暑”则是长夏受暑，过夏而发于深秋以至冬月。

3. 徐发

徐缓发病谓之徐发，又称缓发，是与卒发相对而言的。与致病因素的种类、性质及致病作用，以及体质因素等密切相关。寒湿邪气属阴，凝滞、黏滞、重着，病多缓起。老年患者正气已虚，虽感外邪也可见徐缓起病，与机体反应性低下有关。思虑过度、忧愤不释、房事不节、嗜酒成癖、嗜食膏粱厚味等，可引起机体渐进性病理改变，出现明显临床症状与体征，疗程较久。

4. 继发

继发指在原发疾病的基础上继续发生新的疾病。继发病以原发病为前提，二者之间有着密切的病理联系。病毒性肝炎所致的胁痛、黄疸等者，若失治或治疗失当，日久可继发，致生“癥积”“臌胀”。间日疟反复发作，可继发“疟母”（脾脏肿大）。

5. 合病与并病

两经或三经的病证同时出现，称为合病；一经病证未罢又出现另一经病证，称为并病。合病同时并见，并病依次出现。合病多见于病邪较盛之时，由于邪盛可同时侵犯两经，如伤寒之太阳与少阳合病、太阳与阳明合病等，甚至有太阳、阳明与少阳之三阳合病。并病多体现于病位传变之中。病位的传变，是病变过程中病变部位发生了相对转移，而原始病位的病变依然存在。在不同类别的疾病中，病位的传变也很复杂，既有规律的传变，如六经、卫气营血、三焦传变等，也有无定的传变，具体疾病的病后增病可视为并病，如胃脘痛可并发大量出血、腹痛、反胃、厥脱等。

6. 复发

复发是重新发作的疾病，又称为“复病”。复病具有如下特点：其临床表现类似初病，但又不仅是原有病理过程的再现，而是由于诱发因素作用于旧疾之宿根，机体遭受再一次的病理性损害而旧病复发。复发的次数愈多，静止期的恢复愈不完全，预后也就愈差，并常可有后遗症。后遗症，是主病在好转或痊愈过程中未能恢复的机体损害，是与主病有着因果联系的疾病过程。

疾病复发的基本条件有邪未尽除、正虚未复和诱因等三个方面。复发的主要类型由于病邪的性质不同，主要有以下类型，见表 10－4。

表 10－4　　复发类型、对人体的影响及临床表现

复发类型	对人体的影响及临床表现
疾病稍愈即复发	多见于较重的外感热病。如湿温恢复期，患者脉静身凉，疲乏无力，胃纳渐开，若饮食失宜，进食不易消化的饮食，则食积与余热相搏，易引起复发，不但身热复炽，还常出现腹痛、便血，甚至危及生命
休止与复发交替	在初次患病时即有宿根伏于体内，虽经治疗，症状和体征均已消除，但宿根未除，一旦正气不足，或感新邪引动宿邪，即可旧病复发。如哮喘患者，有痰饮宿根胶着于胸膈，不发作时宛若平人，但当气候骤变，新感外邪引动伏邪，或过度疲劳，正气暂虚，无力制邪时，痰饮即泛起，上壅气道，使肺气不畅，呼吸不利，张口抬肩而息，喉中痰鸣如拽锯，哮喘复发。经过适当治疗，痰鸣、气喘消除，又与常人无异
急性发作与慢性缓解交替	慢性疾病症状较轻的缓解期与症状较重的急性发作期的交替。如胆石症，在慢性缓解期，患者仅感右胁下偶有不适，进食后稍觉饱胀，急性发作时则见右胁下剧痛，牵引及右侧肩背，甚则因胆道阻塞而见黄疸与高热。经过适当治疗，发作渐轻，又进入缓解期，胆石不除，就始终会反复急性发作

复发的诱因，是导致病理静止期趋于重新活跃的因素。诱发因素，归纳起来主要有如下五个方面，见表 10－5。

表 10－5　　诱发因素对人体的影响

诱发因素	对人体的影响
复感新邪	疾病初愈，余邪未尽，又复感新邪，多发生于热病新瘥之后，需强调病后调护，慎避风邪，防寒保暖
食复	疾病初愈，由于饮食因素而致复发。在疾病过程中，由于病邪的损害或药物的影响，脾胃已伤，受纳、腐熟、运化功能尚未复健，若多食强食，或不注意饮食宜忌、饮食卫生，可致脾胃再伤
劳复	疾病初愈，若形神过劳，或早犯房事而致复发。病初愈，切忌操劳，宜安卧守静，以养其气
药复	病后滥施补剂，或药物调理运用失当，而致复发。应遵循扶正宜平补勿助邪，祛邪宜缓攻勿伤正的原则，切勿滥投补剂，否则反会导致虚不受补，或助邪而引起疾病的复发，或因药害而生新病
气候因素、精神因素	某些哮喘多在气候转变的季节或寒冬复发；气候变化导致皮肤疾患的复发或症状的加剧；情志刺激导致眩晕、失眠、脏躁、癫狂，以及某些月经不调病证的复发与加重

总之，中医学关于发病的理论，主要是研究与阐述病邪作用于人体，正邪相搏的发病原理，影响发病的因素，发病的途径与类型等，从而构成了中医学发病理论的主要框架。

二、传变

疾病传变是指疾病的传变规律和过程。“传”是指病情循着一定的趋向发展，“变”是指病情在某些特殊条件下性质发生转变。传变是疾病本身发展过程中固有的阶段性表现，也是人体脏腑经络相互关系紊乱依次递传的表现。

疾病传变包括病位传变和病性转化。人是一个有机整体，机体的表里上下、脏腑组织之间，由经络气血相互沟通联络，因而某一部位或某一脏腑的病变，可以向其他部位或其他脏腑传变，引起疾病的发展变化。两种性质截然相反的病理变化之间也会互相转变，如阴证和阳证、表证和里证、寒证和热证、虚证和实证之间的互相转化。

（一）病位传变

病位，指病变的部位。常见的病位传变包括表里之间与脏腑之间传变两个方面。外感病发于表，基本传变形式是表里之间的传变，是自表入里、由浅而深的传变。内伤病起于脏腑，基本传变形式是脏腑之间的传变，是由患病脏腑波及其他脏腑的传变。病位的传变形式、传变规律及对人体的影响见表 10－6。

表 10－6　　病位的传变形式、传变规律及对人体的影响

病位传变形式	传变规律及对人体的影响
表里出入	又称表里传变、内外传变，是从病变部位的深浅变化来看病理变化的趋势。病在表，多较轻浅，多见邪在经络肌腠的症状；病在里，多较为深重，多见邪入脏腑的症状。表里传变可分为表邪入里和里病出表两种形式。表邪入里，一般都是按皮毛→络脉→经脉→脏腑的规律而依次相传，多为病情加重；里病出表，如温热病变，内热炽盛而汗出热解或疹病透发于外，多为病情缓解。在伤寒病机传变中，还有半表半里阶段，即外邪由表内传而尚未入里，或里邪透表又尚未至表的病理阶段，即少阳病，常见往来寒热、胸胁苦满、口苦咽干、目眩、默默不欲饮食、心烦喜呕等症

续表

病位传变形式	传变规律及对人体的影响
六经传变	《伤寒论》中系统地论述了外感疾病的发生发展规律，创立了完整的六经传变理论。六经传变的一般规律：外邪循六经传变，由表入里，渐次深入，即太阳→阳明→少阳→太阴→少阴→厥阴。 六经传变的特殊规律：六经传变不完全按六经次序循经相传。①越经传：不按六经次序传变，如由太阳→太阴。②表里传：表里两经相传，如由太阴→阳明。③直中：病邪不经三阳经传入，而直接出现三阴经证候。如直中太阴或少阴，以直中太阴为多，多由素体脾胃阳虚，发病即现太阴症状。此外，还有合病和并病
卫气营血传变	温病学中关于卫气营血的传变规律有顺逆之分。 顺传：指病邪由卫→气→营→血。反映了温热病由表入里，由外而内，由浅入深，由轻而重的疾病演变过程，揭示了病变的不同程度和阶段。由于病邪性质、感邪轻重和体质不同，温病在传变过程中也有不出现卫气营血全程传变的，如治后即愈不传、直中气分或营血、卫气同病、营卫合邪、气血两燔，还有病邪先入营血，后传出气分，但未得清解，又复入营血等；春温、暑温、伏暑等卫气营血传变过程的阶段性表现很不明显；湿温，湿多热多，化热化燥，传变无定。 逆传：指肺卫病邪不外解，不传气分，由肺而径自内陷心包，其病急剧，病势凶险
三焦传变	在温病学中，三焦病变传变的一般规律是上焦心肺→中焦脾胃→下焦肝肾，但并不是固定不变的。由上焦手太阴肺开始，传入中焦为顺传，由肺而传入心包则为逆传。在传变过程中，有上焦证未罢而又见中焦证的，也有中焦证未除而又出现下焦证的
经络之间的传变	经脉之间阴阳相贯，如环无端，是一个有机整体。一经有病，必然传至他经，或影响相连的其他各经，或直接影响表里相合之经
经络脏腑之间的传变	由经脉传至脏腑，是邪气由浅入深，经脉脏腑传变的一般规律。由脏腑传至经脉，即脏腑有病，会通过其所属经络的循行部位而反映出来
脏腑之间的生克制化传变	脏与腑互为表里，一般说来，由腑及脏，其病较重，难治；由脏及腑，其病较轻，易治。五脏疾病的传变与五行生克制化规律有密切联系，其传变的一般规律有相乘、反侮、母病及子、子病及母，本脏自病五种不同情况。五脏之间的病理传变形式也可分为顺传和逆传。顺传有母病及子、相乘传变；逆传有子盗母气、反侮传变。传变也有不依次相传的，不能把这种传变规律当作刻板的公式，必须全面观察、灵活运用

（二）病性转化

病性，即病证的性质。疾病在发展过程中，有的病变始终保持发病时原有的性质，只是发生程度的改变，有的则会改变发病时原有的性质，转化为相反的性质。病性的转化形式、传变规律及对人体的影响见表 10－7。

表 10－7　病性的转化形式、传变规律及对人体的影响

病性转化形式	传变规律及对人体的影响
寒热转化	寒多属于病理性衰退，热多属于病理性亢奋。在疾病过程中，随着阴阳的盛衰，疾病或病证的病理变化也可以转化成与原来性质相反的属性，即由寒化热或由热转寒。由寒化热，如太阳表寒证未解，继而出现阳明里热证；由热转寒，如便血初起，出血鲜红、肛门灼热之实热证，日久不愈，转见便血色紫暗，畏寒肢冷之虚寒证
虚实转化	由实转虚是指本为实性病理变化，由于病情发展至后期，或失治、误治等因素，使病程迁延，虽邪气已去，但正气耗伤，因而逐渐出现虚性病理变化，如外感病初、中期属实证，迁延日久未愈后转化为虚证。 因虚致实是指本为虚性病理变化，由于脏腑功能减退，气血阴阳亏虚，而产生气滞、痰饮、内湿、瘀血、食积等病理变化或病理性产物，或因正虚抗邪无力而复感外邪，邪盛则实，形成虚实并存的病理变化。因虚致实是虚性病机仍然存在，因其虚而复增邪实的虚实错杂的病理变化

（三）影响疾病传变的因素

疾病传变虽有一定规律，但因为影响疾病传变的因素很多，所以疾病的传变也是错综复杂的。疾病的传变主要与体质因素、病邪性质、地域气候、生活状况、治疗护理及意外等有密切关系，见表 10－8。

表 10－8　影响疾病传变的因素

影响因素	对疾病传变的影响
体质因素	机体正气有个体差异，虚者受邪，实者不受邪，因而可以改变疾病的传变过程。体质影响正气的强弱，从而影响疾病的发生与传变的速度。素体盛者，一般不易感受病邪，一旦感邪则发病急速，但传变较少，病程亦较短暂；素体虚者，则易于感邪，且易深入，病势较缓，病程缠绵而多传变。 体质也会影响病邪的“从化”，体质不同，对病邪的反应不一，可表现为不同的疾病过程。素体阳盛者，则邪多从火化，疾病多向实热或虚热演变；素体阴盛者，则邪多从寒化，疾病多向寒实或虚寒演变
病邪性质	病邪的种类和受邪的轻重也影响疾病的传变。如伤寒和温病同为外感热病，因病邪性质有寒温之别，故其传变规律也不尽相同，伤寒按六经传变，而温病则按卫气营血和三焦传变；即使是同一病邪，因机体感邪轻重不一，其传变也不一致
地域气候	地理环境和时令气候也影响疾病的传变。一般来说，居处势高而干燥，或久晴少雨季节，病变多呈热重于湿，且易化热、化燥，伤阴耗津。居处卑湿，或阴雨连绵季节，则病变多呈湿盛热微，湿重于热，且易于伤气伤阳。某些阳微湿盛患者还可转化为寒湿病变
生活状况	生活状况主要包括情志、饮食、劳逸、房事等。生活状况主要是通过对正气发生作用而影响疾病的进程。情志内伤，干扰气机而影响疾病传变；过劳耗伤人体气血致正虚不足；过逸则气机不利、气化衰弱，致正气虚损；过饥致气血不足，正不胜邪而病情转重；过饱内伤脾胃，宿食积滞夹病邪为患；过食辛辣炙煿助长热邪；过食寒凉损伤阳气导致阴寒内生；房事过度致精气亏损，下元虚衰，易致水亏火浮，虚阳上亢，以及水不涵木，虚风内动等病变
治疗护理及意外	治疗护理是否得当和意外因素会直接影响疾病的传变。正确的治疗，可及时中止、阻断疾病的发展和传变，或使患者转危为安，以至痊愈；反之，若失治、误治损伤了人体正气，则可致变证迭起，坏证丛生，甚至预后不良。护理不当，患者饮食失宜，情绪波动过大，劳倦房事等，都可造成新的气血失调，影响病变发展。突然而来的意外因素，能使正气暴虚，致传变难以预测

三、转归

疾病的转归，是指疾病发展的最后阶段，即疾病的结局。正胜邪退是在邪正消长盛衰发展过程中，疾病好转和痊愈的表现，也是许多疾病中最常见的一种转归。邪胜正衰，是在邪正消长盛衰的发展过程中，疾病恶化，甚至死亡方面转归的表现。一般而言，疾病的转归，可分为痊愈、死亡、缠绵、后遗等。此外还有复发。复发的相关内容见本任务前文“发病类型”中的叙述。

（一）痊愈

痊愈即病愈，就是完全恢复健康，是指疾病状态时出现的机体脏腑经络、阴阳气血紊乱消失，生理功能恢复正常，阴阳气血重新恢复平衡状态。

痊愈是疾病转归中的最佳结局。疾病能否痊愈与痊愈的快慢，除依赖于患者的一般健康情况、抗病能力外，及时、正确、积极的治疗是十分重要的。如外感风寒，邪气从皮毛或口鼻侵入人体，若机体正气比较充盛，抗御病邪的能力较强，则不仅能防止病情的进一步发展，使病变局限在肌表，而且正气可以驱邪外出，使疾病痊愈。若用发汗解表法治疗，使邪去而正气恢复，可对疾病的痊愈过程起促进作用。

（二）死亡

死亡，是生命活动的断绝，是机体阴阳离决，整体生理功能永久终止的病理过程或结局。

死亡，可分为生理性死亡和病理性死亡两类。生理性死亡，指享尽天年，无病而终，为自然衰老的结果。病理性死亡又分因病而亡和意外死亡。因病而亡，是各种疾病损伤使机体气血竭绝，阴阳衰极而离绝。意外死亡是指由于跌打、外伤、中毒等各种意外损伤所造成的死亡。病理性死亡是在邪正斗争及其盛衰变化的过程中，邪胜正衰的状态，使疾病逐渐恶化而导致的一种不良的结局。

（三）缠绵

缠绵，是久病不愈的病理状态，邪正双方势均力敌，处于邪正相持或正虚邪恋的状态，是病理过程演变为慢性迁延的表现。

缠绵状态的基本病机为正虚邪恋。由于在邪正斗争过程中，正气虽未至溃败，但已因邪气的损伤而削弱，而邪气经过正气的奋力抗争，也趋于衰微，邪正双方势均力敌，处于非激烈性抗争的病理状态。

在缠绵状态下，病势有相对稳定和不稳定的病理过程。虽有缠绵但病势稳定，经正确治疗和调护，可朝治愈方向演变；疾病缠绵而病势又不稳定，且有反复发作，或持续加重，或治疗和护理不当，则病势日趋恶化，乃至死亡。应积极治疗，设法打破缠绵状态的病理僵局，争取疾病的好转或痊愈。

（四）后遗

后遗，又称后遗症，指疾病的病理过程结束，或在恢复期后症状及体征消失，病因的致病作用基本终止，只遗留原有疾病所造成的形态或功能异常。

后遗与缠绵不同，后遗症是病因、病理演变的终结，而缠绵则是疾病的迁延或慢性过程，为疾病的自然延续。

后遗症表现出来的形态或功能异常，有肢体震颤、身体畸形、失语、痴呆、偏瘫等，包括脏腑经络功能障碍和精神情志障碍。此外，外伤所致的人体某种组织结构难以恢复的损伤或残缺，如枪弹、金刃、跌仆、虫兽等给形体、脏腑造成的变形、缺失等，属伤残范围。后遗和伤残都是疾病的半永久性结局。

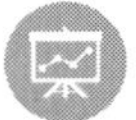

任务实施

根据老师对“发病、传变和转归”理论的讲授和自己对该部分的理解，查阅相关资料，针对发病、传变和转归理论进行小组讨论，并完成下列任务。学习任务评价表见表 10－9。

1. 每组派代表讲述发病、传变和转归的概念。

2. 每组对发病、传变和转归的类型进行总结，画出针对发病、传变和转归类型的思维导图。

3. 随机抽取学生，让其简单阐述发病、传变和转归各类型的影响因素，以及对人体的影响。

表 10－9　　学习任务评价表

序号	考核内容	考核标准	满分	得分
1	准备活动	资料查阅完整度（小组评价）	50	
2	课堂学习过程	提问及回答（过程评价）	10	
3	上课状态	是否集中精力（自我评价）	20	
4	任务实施	表格完成情况（教师评价）	10	
5	思考练习	得分（结果评价）	10	
合计			100	

思考与练习

1. 正气强弱主要取决于（　　）。

A. 气候因素　　B. 地域因素　　C. 体质与精神状态　　D. 生活与工作环境

2. 中医认识发病原理，主要从以下哪个角度来认识（　　）。

A. 正邪相搏　　B. 阴阳失调　　C. 饮食失调　　D. 气血失常

3. 疾病发生的内在因素是（　　）。

A. 邪气强盛　　B. 正气不足　　C. 邪胜正负　　D. 正虚邪不胜

4. 疾病发生的必要条件是（　　）。

A. 邪气　　B. 正气　　C. 地域因素　　D. 饮食习惯

5. 疾病复发的首要条件是（　　）。

A. 新感病邪　　B. 过于劳累　　C. 正虚未复　　D. 邪未尽除

6. 邪气侵犯人体后能否发病，取决于（　　）。

A. 正气的盛衰　　B. 邪正斗争的胜负　　C. 感邪的轻重　　D. 禀赋的强弱

7. 下列哪项不是复发的诱因（　　）。

A. 劳复　　B. 正气　　C. 食复　　D. 药复

8. 并病是指（　　）。

A. 两经或三经证候同时出现　　B. 一经病证未罢又出现另一经证候

C. 表证未罢又见里证　　D. 寒证未罢又见湿证

9. 病邪不经三阳经传入，而直接出现三阴经证候，称为（　　）。

A. 并病　　B. 表里传　　C. 越经传　　D. 直中

10. 恢复期后症状及体征消失，只遗留原有疾病所造成的形态或功能异常，称为（　　）。

A. 痊愈　　B. 后遗　　C. 缠绵　　D. 复发

任务十一　认识基本病机

学习目标

1. 掌握基本病机的概念、基本原理。
2. 熟悉基本病机的临床表现。
3. 了解基本病机理论在中医临床中的应用。

任务引入

病机，指疾病发生、发展及其变化的机理，又称病理，包括病因、病性、证候、脏腑气血虚实的变化及其机理，它揭示了疾病发生、发展、变化、转归的本质特点及其基本规律。中医学认为，疾病的发生、发展、变化、转归，与机体的体质强弱和致病邪气的性质有密切关系。体质不同，病邪各异，可以产生全身或局部的多种多样的病理变化。尽管疾病的种类繁多，临床征象错综复杂、千变万化，各种疾病、各个症状都有其各自的机理，但从整体来说，病机变化是有规律可循的。

任务分析

一般来说，病机有三个层次，一是基本病机，它是指各种疾病发生、发展变化和转归过程中的一般规律，如邪正盛衰、阴阳失调、气血失调、津液失常等，都是基本病机，且阴阳失调是最基本的病机；二是系统病机，它是指每类疾病发生、发展和变化的规律，是基本病机在不同类别的疾病中更深入更具体的展开，如脏腑病机、经络病机等；三是症状病机，它是指各种症状发生机理，如疼痛病机、发热病机等。在本任务中，我们主要学习基本病机。

相关知识

基本病机，是指在疾病过程中病理变化的一般规律及其基本原理。邪正盛衰、阴阳失调、气血失调、津液失常等是病机变化的一般规律。

一、邪正盛衰

邪正盛衰是指在疾病过程中，机体的抗病能力与致病邪气之间相互斗争中所发生的盛衰变化，是疾病病理变化的基本过程，它不但决定着疾病的发生，而且决定着疾病的发展趋势，同时影响着疾病性质的虚实变化。

（一）邪正盛衰与疾病的发展、变化

致病因素作用于人体之后，在疾病的发展过程中，始终存在正气与邪气的相互斗争。邪正是互为消长的，如果正气强大，抗邪有力，则可使邪气消退；如果邪气亢盛，正气亢邪无力，则可使正气耗伤。邪正盛衰的病机特点及临床表现见表 11－1。

表 11－1　　邪正盛衰的病机特点及临床表现

邪正盛衰	病机特点	临床表现
邪气偏盛为实证	以邪气盛为主要矛盾。 邪气盛，正气未衰，邪正斗争剧烈，出现一系列剧烈、有余的证候	体质壮实、壮热烦躁、声高气粗、疼痛拒按、二便不通、脉实有力等
正气不足为虚证	以正气不足为主要矛盾。 正气衰弱，抗邪无力，出现一系列虚弱、衰退、不足的证候	体质虚弱、神疲乏力、潮热盗汗或畏寒肢冷、脉虚无力等。多见于素体虚弱、年老虚损、慢性疾病或外感病后期，以及多种耗伤人体正气之病，如大病、久病，或大汗、大泻、大出血等

邪正的盛衰，不仅可以表现为单纯的虚证或实证。在长期、复杂的疾病发展和治疗过程中，邪正也会不断消长变化，病理反应错综复杂。其他常见邪正盛衰病机见表 11－2。

表 11－2　　邪正盛衰病机的病理反应及临床表现

邪正盛衰病机		病理反应	临床表现举例
虚实错杂	虚中夹实	以虚为主，兼夹实候	脾阳不振之水肿，脾阳不振，运化无权为虚，水湿停聚，发为浮肿为实
	实中夹虚	以实为主，兼见虚候	外感伤寒，经发汗或吐、下之后见心下痞硬，干呕心烦，是胃有痰湿、浊邪而胃气受损之症
虚实转化	由实转虚	邪气盛，正气不衰，由于误治、失治，病情迁延，虽邪气渐去，但人体正气、脏腑生理功能已受到损伤，疾病的病理变化由实转虚	表寒证本为实证，由于失治，迁延不愈，正气日损，致出现肌肉消瘦、纳呆食少、面色不华、气短乏力等肺脾功能衰减的虚证
	因虚致实	正气本虚，脏腑生理功能低下，致气、血、津液等不能正常运行，产生气滞、瘀血、水湿、痰饮等实邪停留体内	阳虚水停，肾阳虚衰，不能主水，肾阳不足，气化失常为虚；水湿泛滥，停留于体内为实
虚实真假	真虚假实	虚是病理变化的本质，而实则是表面现象，是假象	正气虚弱的人，出现纳呆食少、疲乏无力、舌胖嫩苔润、脉虚无力等正气虚弱的表现，同时又可见腹满、腹胀、腹痛等类似“实”的症状
	真实假虚	实是病理变化的本质，而虚则是表面现象，是假象	热结肠胃，里热炽盛之患者，出现大便秘结、腹满硬痛拒按、舌苔黄燥等实证的表现，有时又可见精神萎靡、不欲多言等类似“虚”的症状

不能以静止的、绝对的观点来对待虚和实的病机变化，而应以运动的、相对的观点来分析虚和实的病机。

（二）邪正盛衰与疾病发展的阶段性

疾病的发生、发展和转归是有规律的过程，疾病所经历的阶段，典型者一般可分为四个阶段，见表 11－3。

表 11－3　　疾病阶段病理过程的邪正盛衰病机

疾病阶段	病理过程	邪正盛衰病机
潜伏期	邪气侵入人体到出现临床症状的阶段	邪气不盛而伏匿于体内，正能抗邪
发病期	从症状开始出现到疾病的现象全部暴露出来的阶段	邪气犯表，正气起而抗邪
明显期	疾病过程中的高潮阶段	邪气入里，邪正剧争，症状表现剧烈
恢复期	疾病即将痊愈的阶段	邪去正虚

有少数患者，因正气损伤过强，使阴阳离决，导致死亡；或正虚邪恋，使疾病长期迁延不愈。

二、阴阳失调

阴阳失调，是机体阴阳消长失去平衡的统称，是机体在疾病过程中，由于致病因素的作用，机体的阴阳消长失去相对的平衡，而出现的阴不制阳、阳不制阴的病理变化。

阴阳失调是脏腑、经络、气血、营卫等相互关系失调，也是表里出入、上下升降等气机运动失常的概括。

阴阳失调病理变化的表现，主要有阴阳盛衰、阴阳互损、阴阳格拒、阴阳转化以及阴阳亡失等五个方面，其中阴阳偏盛偏衰是各种疾病最基本的病理变化。这种变化通过疾病性质的寒热表现出来。

阴阳失调病机的病理及临床表现见表 11－4。

表 11－4　　阴阳失调病机的病理及临床表现

<table>
<tr><th colspan="2">阴阳失调病机</th><th>病理</th><th>临床表现举例</th></tr>
<tr><td rowspan="4">阴阳盛衰</td><td>阳盛</td><td>“阳盛则热”，阳气偏亢，脏腑经络机能亢进，邪热过盛。
“阳盛则阴病”指阳盛引起的阴相对偏衰</td><td>阳偏盛产生热性病变，出现发热、烦躁、舌红苔黄、脉数等</td></tr>
<tr><td>阴盛</td><td>“阴盛则寒”，阴气偏盛，机能障碍或减退，阴寒过盛以及病理性代谢产物积聚。
“阴盛则阳病”指阴盛引起的阳气偏衰</td><td>阴偏盛产生寒性病变，出现形寒、肢冷、喜暖、口淡不渴、苔白、脉迟等</td></tr>
<tr><td>阳虚</td><td>“阳虚则寒”，机体阳气虚损，失于温煦，机能减退或衰弱</td><td>肾阳虚衰，有面色㿠白、畏寒肢冷、舌淡、脉迟等寒象，还有喜静蜷卧、小便清长、下利清谷等虚象</td></tr>
<tr><td>阴虚</td><td>“阴虚则热”，机体精、血、津液等物质亏耗，以及阴不制阳，导致阳相对亢盛，机能虚性亢奋</td><td>阴虚可见五心烦热、骨蒸潮热、面红、消瘦、盗汗、咽干口燥、舌红少苔、脉细数无力等</td></tr>
<tr><td rowspan="2">阴阳互损</td><td>阴损及阳</td><td>阴液亏损，累及阳气，使阳气生化不足或无所依附而耗散，由阴虚导致了阳虚，形成以阴虚为主的阴阳两虚</td><td>遗精、盗汗、失血等慢性消耗性病证，严重耗伤人体阴精，致化生阳气的物质基础不足，见自汗、畏冷、下利清谷等阳虚表现</td></tr>
<tr><td>阳损及阴</td><td>阳气虚损，无阳则阴无以生，累及阴液生化不足，由阳虚导致了阴虚，形成以阳虚为主的阴阳两虚</td><td>水肿，由阳气不足，气化失司，津液停聚而水湿内生，溢于肌肤所致，其病变发展则可因阴无阳生，致阴阳日益亏耗，见形体消瘦、烦躁等阴虚表现</td></tr>
</table>

续表

阴阳失调病机		病理	临床表现举例
阴阳格拒	阴盛格阳	阴寒过盛，格拒阳气于外，出现内真寒外假热。 阴盛格阳于体表（身反不恶寒），内真寒而外假热为格阳；阴盛格阳于头面（面赤如妆），下真寒而上假热为戴阳	虚寒性疾病发展到严重阶段，除有四肢厥逆、下利清谷、脉微细欲绝等阴寒过盛症状外，又见身反不恶寒（但欲盖衣被）、面颊泛红（面赤如妆）等假热之象
	阳盛格阴	阳盛已极，阻拒阴气于外，出现内真热外假寒	热性病发展到极期，除有阳热极盛之心胸烦热、胸腹扪之灼热、口干舌燥、舌红等症状，又见阳极似阴的四肢厥冷或微畏寒等假寒之象
阴阳转化	由阳转阴	本为阳气偏盛，但当阳气亢盛到一定程度时，就会向阴的方向转化。 “重阳必阴”，“阳”和“阴”皆为真	某些急性外感性疾病，初期为高热、口渴、胸痛、咳嗽、舌红、苔黄等热邪亢盛的阳证，失治或邪毒太盛，可突然出现四肢厥逆、冷汗淋漓、脉微欲绝等阴寒危象
	由阴转阳	本为阴气偏盛，但当阴气亢盛到一定程度，就会向阳的方向转化。 “重阴必阳”，“阳”和“阴”皆为真	感冒，初期为恶寒重发热轻、头身疼痛、鼻塞流涕、苔薄白、脉浮紧等风寒束表的阴证，失治或因体质等因素，可以发展为高热汗出、心烦口渴、舌红苔黄、脉数等阳热亢盛的阳证
阴阳亡失	亡阳	机体的阳气突然发生脱失，而致全身机能突然严重衰竭	慢性消耗性疾病，由于阳气严重耗散，虚阳外越，出现大汗淋漓、手足逆冷、精神疲惫、神情淡漠，甚则昏迷、脉微欲绝等阳气欲脱之象
	亡阴	机体阴液发生突然性大量消耗或丢失，而致全身机能严重衰竭	热邪炽盛，大量煎灼阴液，出现汗出不止，汗热而黏、身体干瘪、皮肤皱褶、眼眶深陷、精神烦躁或昏迷谵妄、脉无力等阴精耗竭之象

三、气血失调

气血是人体脏腑、经络等进行生理活动的物质基础，气血的生成与运行有赖于脏腑生理机能的正常。脏腑发病会影响全身气血，气血的病变也必然影响脏腑。气血的病理变化通过脏腑生理机能的异常反映出来，气血失调病机的病理及临床表现见表 11－5。

表 11－5　　气血失调病机的病理及临床表现

气血失调病机		病理	临床表现举例
气失调	气虚	元气不足，全身或某些脏腑机能衰退	慢性疾患、老年患者、营养缺乏、疾病恢复期以及体质衰弱等，见少气懒言、疲倦乏力、脉细软无力等症
	气陷	气升举无力，应升反降	某些内脏的下垂，如胃下垂、子宫脱垂、脱肛等，见腰腹胀满重坠、便意频频、短气乏力、语声低微、脉弱无力等症
	气脱	气虚之极而有脱失消亡之危。 精气逐渐消耗，引起脏腑功能极度衰竭，为虚脱；精气骤然消耗殆尽，引起阴竭阳亡，为暴脱	心气虚脱，见心神浮越、脉微细欲绝等症；阳气暴脱，见冷汗如珠、四肢厥逆等症

续表

气血失调病机		病理	临床表现举例
气失调	气滞	某些脏腑经络或局部气机郁滞。 气滞可以引起血瘀、水停，形成瘀血、痰饮、水肿等病理变化	某些脏腑经络的功能失调或障碍，见闷胀、疼痛等症
	气逆	气机升降失常，脏腑之气逆乱。 最常见于肺、胃和肝等脏腑	肺失肃降可见咳逆上气；胃失和降可见恶心、呕吐、嗳气、呃逆；肝气升发太过，可见头胀痛、面红目赤、易怒，甚至血随气逆，出现咯血、吐血，或壅遏清窍而致昏厥
	气闭	脏腑经络气机闭塞不通。 以心闭神昏最为严重，一般所说闭证主要指心气内闭	心气内闭可见谵语癫狂，神昏痉厥；胸肺气闭可见胸痹结胸，气喘声哑；膀胱气闭可见小便不通；大肠气闭可见大便秘结；经络气闭可见关节疼痛
血失调	血虚	血液不足，濡养功能减退。 原因有：①失血过多；②血液生化不足；③久病不愈，慢性消耗等因素而致的营血暗耗	血液虚亏不能营养脏腑组织，可见眩晕，面色不华，唇、舌、爪甲淡白无华等症
	血瘀	瘀血内阻，血行不畅。 瘀血是血瘀的病理产物	瘀血阻滞在脏腑、经络等某一局部，可见疼痛，痛有定处，得寒温而不减，面目黧黑、肌肤甲错、唇舌紫暗等，甚至形成肿块，称为癥
	血热	内生火热使血行加速，脉络扩张或迫血妄行	火热内炽出现咳血、吐血、衄血、尿血、便血等，血色鲜红，质地黏稠，还可见局部疮疖红肿热痛、心烦口渴、身热、舌红绛等症
	血寒	寒邪侵犯血脉，或阴寒内盛，凝滞脉络而致血行不畅	寒邪侵袭或阳虚内寒，出现手足冷痛，少腹拘急冷痛，肤色紫暗，皮肤发凉，月经愆期、经色紫暗、夹有血块，舌紫暗、苔白等症
气血关系失调	气滞血瘀	气机郁滞，血行不畅，气滞与血瘀并存	可见胀满疼痛、瘀斑及积聚癥瘕等症
	气虚血瘀	气虚运血无力，血行瘀滞，气虚与血瘀并存	可见瘫软不用，甚至萎缩，肌肤干燥、瘙痒、欠温，甚则肌肤甲错等症
	气不摄血	因气不足，固摄血液的生理功能减弱，血不循经，溢出脉外，而导致各种出血	可见咯血、吐血、衄血、发斑、便血、尿血、崩漏等症
	气随血脱	大量出血的同时，气也随着血液的流失而散脱，形成气血两虚或气血并脱	常由外伤失血或妇女崩漏、产后大出血等所致
	气血两虚	气虚和血虚同时存在	久病消耗、气血两伤，可见肌肤干燥、肢体麻木等症

四、津液失常

津液失常是津液的生成、输布、排泄紊乱或障碍的现象。津液的生成、输布和排泄过程，离不开气的气化和升降出入运动。人体津液代谢是多个脏腑共同完成的一系列复杂的生理过程，津液正常输布和排泄主要依靠肺、脾、肾三脏的气化功能，以及三焦水道的通调。津液失常病机的病理及临床表现见表 11－6。

表 11－6　津液失常病机的病理及临床表现

津液失常病机		病理	临床表现举例
津液亏损不足	伤津	充盈血脉，润泽腠理，流动性较大，较清稀的津耗散	炎夏而多汗，口渴引饮；气候干燥季节，口、鼻、皮肤干燥；大吐、大泻、多尿时出现目陷、螺瘪，甚则转筋等
	伤阴（脱液）	濡养脏腑，充养骨髓、脑髓、脊髓，滑利关节，流动性较小，较稠厚的液亏损	热病后期或久病，舌光红无苔或少苔，唇舌干燥而不引饮，形瘦肉脱，皮肤毛发枯槁，甚则肉瞤、手足震颤蠕动等

续表

津液失常病机		病理	临床表现举例
输布排泄障碍	湿浊困阻	津液不能正常输布，致其在体内环流迟缓	水湿停滞中焦，可见头昏困倦、脘腹胀满
	痰饮凝聚	津液不能正常输布，在体内局部停聚，酿成痰饮	痰饮可见咳咯痰液，呕泄痰浊，还可见头晕目眩、心悸气短、恶心呕吐、神昏谵狂、苔腻、脉滑等症
	水液潴留	肺、脾、肾等脏腑功能失调，津液代谢障碍，致津液潴留，上下溢于肌肤	津液泛溢肌肤，可见头面、眼睑、四肢浮肿，甚则全身水肿；水邪潴留腹腔，可见腹肿胀大，发为腹水
津液与气血的关系失调	水停气阻	津液停贮体内，导致气机阻滞	水饮凌心，阻遏心气，可见心悸、心痛等症
	气随液脱	津液大量丢失，气失其依附而随津液外泄，导致阳气暴脱亡失的气阴两脱	大汗淋漓，使气随津液大量丢失外泄，可见面色苍白、大汗淋漓、四肢厥冷、呼吸微弱、脉微欲绝等症
	津枯血燥	津液亏乏，甚则枯竭，导致血燥虚热内生，或血燥生风	高热伤津，见心烦、鼻咽干燥、口渴喜饮、肌肉消瘦、小便短少、舌红少津、脉细数等症
	津亏血瘀	津液亏损，血液运行不畅	在津液亏损基础上，出现舌质紫绛，或见瘀斑等症

任务实施

通过上述所学的相关知识，根据表 11－7 的临床表现，判断该症状的病机，并分析该临床表现的病机特点及病理规律。学习任务评价表见表 11－8。

表 11－7　　临床表现对应的病机类型、病机特点及病理规律

临床表现	病机类型	病机特点及病理规律
体质虚弱、神疲乏力、潮热盗汗或畏寒肢冷、脉虚无力		
高热、汗出、便秘、舌红、脉数为实，口渴、尿短赤		
大便秘结、腹满硬痛拒按、舌苔黄燥，有时精神萎靡、不欲多言		
五心烦热、骨蒸潮热、面红、消瘦、盗汗、咽干口燥、舌红少苔、脉细数		
四肢厥逆、下利清谷、脉微细欲绝，但欲盖衣被，面赤如妆		
大汗淋漓、手足逆冷、精神疲惫、神情淡漠，昏迷，脉微欲绝		
高热口渴、胸痛咳嗽、舌红苔黄，突然四肢厥逆、冷汗淋漓、脉微欲绝		
头痛胀，面红、目赤、易怒，咯血、吐血，昏厥		
肿块，痛有定处，得温不减，面目黧黑、肌肤甲错、唇舌紫暗		
少气懒言、疲倦乏力、脉细软无力		
高热心烦、鼻咽干燥、口渴喜饮、消瘦、小便短少、舌红少津、脉细数		

表 11-8　学习任务评价表

序号	考核内容	考核标准	满分	得分
1	准备活动	资料查阅完整度（小组评价）	50	
2	课堂学习过程	提问及回答（过程评价）	10	
3	上课状态	是否集中精力（自我评价）	20	
4	任务实施	表格完成情况（教师评价）	10	
5	思考练习	得分（结果评价）	10	
合计			100	

思考与练习

1. 在下列形成“阳偏胜”的病机中，最主要的是（　　）。

A. 感受阳邪，从阳化热　　B. 情志内伤，五志过极化火

C. 气郁化火　　D. 瘀热在里

2. 在下列阴阳失调的病机中，最易出现虚阳外越的是（　　）。

A. 阴损及阳　　B. 阳损及阴　　C. 阴盛格阳　　D. 阳盛格阴

3. 患者持续高热，突然出现面色苍白，四肢厥冷，脉微欲绝，其病机应是（　　）。

A. 重阳必阴　　B. 寒极生热

C. 阳胜则热，从阴化寒　　D. 阳损及阴

4. 患者先有阴虚内热证，之后又出现畏寒肢冷，大便溏泄，其病机应是（　　）。

A. 阴损及阳　　B. 阳损及阴　　C. 阴盛格阳　　D. 阳盛格阴

5. 形成血虚病机的原因，（　　）是不确切的。

A. 失血过多，血脉空虚　　B. 脾虚气弱，生化无源

C. 房劳过度而耗伤　　D. 久病不愈，慢性消耗

6. 气陷的病理表现，（　　）是不确切的。

A. 内脏下垂　　B. 腰腹胀满重坠

C. 里急后重　　D. 子宫脱垂

7. 何种气血关系失调，可出现人体某部瘫痪不用，甚至萎缩（　　）。

A. 气滞血瘀　　B. 气虚血瘀

C. 气不摄血　　D. 气随血脱

8. 形成津液不足病理状态的原因，（　　）是不确切的。

A. 燥热之邪灼伤　　B. 五志过极化火耗伤

C. 忧愁思虑而暗耗　　D. 多汗、多尿，吐泻太过

9. 出现热性病变，出现发热、烦躁、舌红苔黄、脉数等，为（　　）。

A. 阳盛　　B. 阴盛　　C. 阳虚　　D. 阴虚

10. 津液不能正常输布，在体内局部停聚，称为（　　）。

A. 湿浊困阻　　B. 痰饮凝聚　　C. 津液潴留　　D. 气随液脱

课题四

学会中医诊断疾病的方法

中医学是我国人民抵御人类疾病的经验总结。

中医诊法，是中医收集疾病资料、诊断疾病的基本方法。通过望、闻、问、切四诊合参，确定疾病的证型以及治疗原则，简称“辨证施治”。

本课题就中医四诊的主要内容进行重点介绍。

任务十二　学会望诊

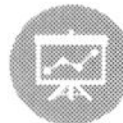

学习目标

1. 掌握整体望诊、局部望诊、舌诊的基本内容。
2. 熟悉整体望诊、局部望诊、舌诊的临床意义。
3. 了解望排出物、望小儿指纹的基本内容和临床意义。

任务引入

战国时期思想家韩非在《扁鹊见蔡桓公》中记载。扁鹊进见蔡桓公，在蔡桓公面前站了一会儿，扁鹊说：“您在肌肤纹理间有些小病，不医治恐怕会加重。”蔡桓公说：“我没有病。”扁鹊离开后，蔡桓公说：“医生喜欢给没病的人治‘病’，以此来显示自己的本领。”过了十天，扁鹊再次进见蔡桓公，说：“您的病在肌肉里，不及时医治将会更加严重。”蔡桓公不理睬。又过了十天，扁鹊再一次进见蔡桓公，说：“您的病在肠胃里了，不及时治疗将要更加严重。”蔡桓公又没有理睬。又过了十天，扁鹊远远地看见桓侯，掉头就跑。于是蔡桓公特意派人问他。扁鹊说：“小病在皮肤纹理之间，汤药的力量所能达到；病在肌肉和皮肤里面，用针灸可以治好；病在肠胃里，用火剂汤可以治好；病在骨髓里，那是司命神管辖的事情了，医生是没有办法医治的。现在病在骨髓里面，我因此不再请求为他治病了。”过了五天，蔡桓公身体疼痛，派人寻找扁鹊，扁鹊已经逃到秦国了。蔡桓公不久病逝。

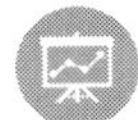

任务分析

扁鹊四次去拜见蔡桓公，是如何断定蔡桓公的病情越发严重，到了无法治愈的程度？

相关知识

一、整体望诊

（一）望神

1. 望神的重点

（1）两目：目为五脏六腑精气汇聚之地，因而两目最易传神。

（2）面色：人体面部皮肤的色泽，亦是神气外现的重要征象。

（3）神情：是指精神意识和面部表情的综合体现，是心神和脏腑精气盛衰的外在表现。

（4）体态：人体的形体动态，也是反映神之盛衰的主要标志之一。形体的强弱胖瘦、动态的自如与否，均与脏腑精气的盛衰密切相关。

2. 神的判断

神志异常，又称“神乱”，指精神错乱。临床常见于脏躁、癫、狂、痫等疾病，多与心经病变有关。得神、少神、失神、假神的特征及临床意义见表 12－1。

表 12－1　　得神、少神、失神、假神的特征及临床意义

		得神	少神	失神		假神
				精亏神衰	邪盛扰神	
临床表现	目光	两目灵活，明亮有神	两目晦滞，目光乏神	两目晦暗，瞳神呆滞		原本目光晦暗，突然浮光暴露
	神情	神志清晰，表情自然	精神不振，思维迟钝	精神萎靡，意识模糊	神昏谵语，昏愦不语	本已神昏，突然神志似清
	面色	面色红润，含蓄不露	面色少华，色淡不荣	面色无华，晦暗暴露		本为面色晦暗，突然颧红如妆
	体态	肌肉不削，反应灵敏	肌肉松软，动作迟缓	形体羸瘦，反应迟钝	猝倒神昏，两手握固	久病卧床不起，忽思活动
	语言	语言清晰，对答如常	声低懒言	低微断续，言语失伦	牙关紧闭	本不言语，突然言语不休
	饮食	饮食如常	食欲减退	毫无食欲		久不能食，突然索食

续表

	得神	少神	失神		假神
			精亏神衰	邪盛扰神	
临床意义	精气充盛，体健神旺	正气不足，精气轻度损伤	精气大伤，脏腑功能严重受损	邪陷心包，内扰神明，肝风夹痰，蒙蔽清窍	脏腑精气极度衰竭，正气将脱

（二）望色

1. 望色、泽的意义

色指皮肤颜色，可反映气血的盛衰和运行情况，并在一定程度上反映疾病的不同性质和不同脏腑的病证。泽指皮肤光泽，是脏腑精气盛衰的表现。

2. 面部分候脏腑（见图 12－1）

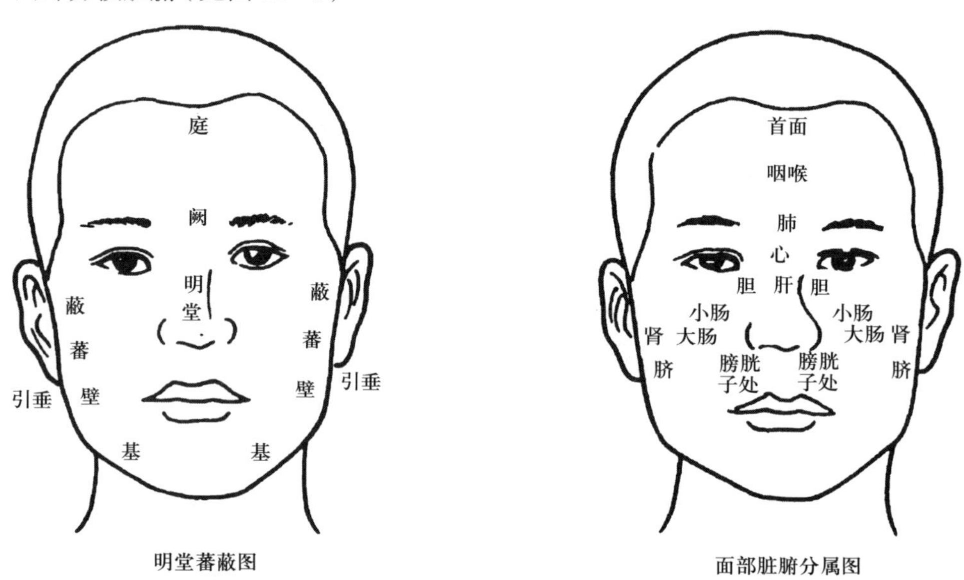

图 12－1 《灵枢·五色》面部分候脏腑示意

3. 常色

是指人体健康时面部皮肤的色泽。因种族或体质禀赋不同有异。

（1）主色

个人生来所有、一生基本不变的肤色，属于个体肤色特征。

（2）客色

因季节气候、生活环境、情绪等外界因素变动而发生相应暂时性变化的肤色。

4. 病色

人体在疾病状态时面部显示的色泽。

（1）善色

凡五色光明润泽者为善色。说明病变尚轻，脏腑精气未衰，多见于新病、轻病，预后较好。

（2）恶色

凡五色晦暗枯槁者为恶色。说明脏腑精气已衰，多见于久病、重病，预后不良。

5. 五色主病

（1）青色（见表 12–2）

表 12–2　青色特征及临床意义

<table>
<tr><th>临床表现</th><th colspan="2">临床意义</th></tr>
<tr><td>面色淡青或青黑</td><td>阴寒内盛、疼痛剧烈</td><td rowspan="5">寒证
气滞
血瘀
痛证
惊风</td></tr>
<tr><td>面色与口唇青紫</td><td>心气、心阳虚衰，心血瘀阻；肺气闭塞</td></tr>
<tr><td>面色青灰，口唇青紫</td><td>心阳不振、心脉闭阻</td></tr>
<tr><td>面色青黄</td><td>肝郁脾虚、血瘀水停</td></tr>
<tr><td>小儿眉间、鼻柱、唇周发青</td><td>惊风或肝风内动</td></tr>
</table>

（2）赤色（见表 12–3）

表 12–3　赤色特征及临床意义

<table>
<tr><th>临床表现</th><th colspan="2">临床意义</th></tr>
<tr><td>满面通红</td><td>实热证</td><td rowspan="3">热证
戴阳证</td></tr>
<tr><td>两颧潮红</td><td>虚热证</td></tr>
<tr><td>久病面色苍白，时而颧赤，泛红如妆</td><td>戴阳证</td></tr>
</table>

（3）黄色（见表 12–4）

表 12–4　黄色特征及临床意义

<table>
<tr><th>临床表现</th><th colspan="2">临床意义</th></tr>
<tr><td>面色黄而枯槁无光（萎黄）</td><td>脾胃气虚，气血不足</td><td rowspan="3">脾虚湿证</td></tr>
<tr><td>面黄虚浮（黄胖）</td><td>脾虚湿蕴</td></tr>
<tr><td>面目身俱黄（黄疸）</td><td>湿热蕴结（阳黄）；寒湿困阻（阴黄）</td></tr>
</table>

（4）白色（见表 12–5）

表 12–5　白色特征及临床意义

<table>
<tr><th>临床表现</th><th colspan="2">临床意义</th></tr>
<tr><td>面色淡白</td><td>气血不足；失血</td><td rowspan="3">虚证
寒证
失血证
夺气证</td></tr>
<tr><td>面色㿠白</td><td>阳虚寒证；
阳虚水泛（㿠白虚浮）</td></tr>
<tr><td>面色苍白</td><td>脱血（面色苍白伴大出血）；
阳气暴脱（面色苍白伴四肢厥冷、冷汗淋漓）</td></tr>
</table>

（5）黑色（见表 12－6）

表 12－6　黑色特征及临床意义

临床表现	临床意义	
面色黧黑晦暗	肾阳亏虚	肾虚 寒证 水饮 血瘀
面黑干焦	肾阴亏虚	
面色紫黯黧黑，伴有肌肤甲错	瘀血	
眼周发黑	肾虚水饮内停；寒湿带下	

（三）望形体

形体外在的某些异状也常有诊断参考价值，诸如鸡胸、龟背等畸形，多属先天禀赋不足、肾精亏损或后天失养。形体特征及临床意义见表 12－7。

表 12－7　形体特征及临床意义

形体	临床表现	临床意义
强	骨骼健壮，胸廓宽厚，肌肉充实，皮肤润泽，筋强力壮	气血旺盛，脏腑坚实，抗病力强
弱	骨骼细小，胸廓狭窄，肌肉消瘦，皮肤干枯，筋弱无力	气血不足，体质虚弱，脏腑脆弱，抗病力弱
胖	“肉盛于骨”，脂肪偏多	痰湿积聚
	胖而能食	形气有余
	胖而食少	形盛气虚
瘦	形瘦食多	中焦火炽
	形瘦食少	中气虚弱
	消瘦伴五心烦热	阴虚内热
	久病不起，骨瘦如柴	脏腑精气衰竭

（四）望姿态

阳主动，阴主静。阳、热、实证患者，机体功能亢进，多表现为躁动不安；阴、寒、虚证患者，机体功能衰减，多表现为喜静懒动。姿态特征及临床意义见表 12－8。

表 12－8　姿态特征及临床意义

姿态	临床表现	临床意义
行	以手护腹，俯身前倾	腹痛
	行走时身体震动不定	肝风内动，或筋骨虚损
	行走之际，突然止步不前，以手护心，不敢行动	真心痛
	以手护腰，弯腰曲背，转腰不便，行动艰难	腰腿病
坐	坐而仰首	多见于哮病、肺胀，多由痰饮停肺，肺气壅滞所致
	坐而喜俯，少气懒言	气虚体弱
	坐时常以手抱头，头倾不能昂，凝神直视	精神衰败

续表

姿态	临床表现	临床意义
卧	但卧不能坐，坐则晕眩，不耐久坐	肝阳化风或气血俱虚、夺气脱血
	但坐不得卧，卧则咳逆	肺气壅滞，气逆于上，或心阳不足，水气凌心
	蜷卧缩足，喜加衣被	虚寒证
	仰卧伸足，掀去衣被	实热证
	坐卧不宁	烦躁，或腹满胀痛
站	行走站立不稳，如坐舟车，不能自持	眩晕，多属肝风内动或气血亏虚
	喜向内，喜静懒动，身重不能转侧	阴证、寒证、虚证
	喜向外，身轻自能转侧，躁动不安	阳证、热证、实证
	不耐久力	气血虚衰

二、局部望诊

（一）望头面部

1. 头形、动态（见表 12－9）

表 12－9　　头形、动态特征及临床意义

临床表现	临床意义
头大	先天不足，肾精亏虚，津液停聚于脑
头小	肾精不足
方颅	肾精不足；脾胃虚弱；多见于佝偻病、先天性梅毒患儿
头摇	肝风内动

2. 囟门（见表 12－10）

表 12－10　　囟门特征及临床意义

临床表现	临床意义
囟填（囟门突起）	实证（热邪火毒上攻；颅内津液停聚；脑髓有病）
囟陷（囟门凹陷）	虚证（吐泻伤津；气血不足；先天肾精亏虚；脑髓失充）
解颅（囟门迟闭）	先天肾精不足；后天脾胃虚弱（常伴五软、五迟）

3. 头发（见表 12－11）

表 12－11　　头发特征及临床意义

临床表现		临床意义
发色异常	青壮年白发伴耳鸣、腰酸	肾虚
	青壮年白发伴失眠、健忘	劳神伤血
	短时间内须发大量变白	肝郁气滞

续表

临床表现		临床意义
发质异常	发黄干枯，稀疏易落	精血不足
	小儿头发稀疏黄软	先天不足，肾精亏损
	小儿发结如穗，枯黄无泽	疳积
脱发	突呈片状脱发（斑秃）	血虚受风
	发稀而细、易脱	肾虚、精血不足
	青壮年头发稀疏易落伴眩晕、健忘	肾虚
	青壮年头发稀疏易落伴头皮发痒、多屑、多脂	血热生风
	脱发伴头痛、面暗、舌紫斑、脉细涩	瘀血阻滞

4. 面形（见表 12－12）

表 12－12　面形特征及临床意义

临床表现		临床意义
面肿	颜面红肿，色如涂丹，焮热疼痛	抱头火丹（风毒上攻）
	头肿大如斗，面目肿甚，目不能开	大头瘟（天行时疫，毒火上攻）
腮肿	腮部以耳垂为中心肿起，边缘不清	痄腮（外感温毒）
	颐颌部肿胀疼痛，张口受限	发颐（阳明热毒上攻）
口眼歪斜	单见口眼歪斜	风邪中络
	伴半身不遂	肝阳化风，风痰阻闭经络
特殊面容	惊恐貌	常见于小儿惊风等
	惊恐貌（遇声、光、风、水刺激）	可能为狂犬病
	苦笑貌	破伤风

（二）望五官

1. 望目（见表 12－13、表 12－14、表 12－15）

表 12－13　目色特征及临床意义

临床表现		临床意义
目赤	伴见肿痛	实热证
	全目赤肿	肝经风热上攻
	两眦赤痛	心火上炎
	白睛发红	肺火
白睛发黄		黄疸
目眦淡白		血虚失血
目胞色黑晦暗	目眶周围色黑	肾虚水泛，寒湿下注
	目眶色黑伴肌肤甲错	瘀血内阻
黑睛灰白混浊	黑睛深层呈圆盘状翳障	邪毒侵袭，肝胆实火，湿热熏蒸，阴虚火旺

表 12－14　目形特征及临床意义

临床表现		临床意义
目窠微肿	如新卧起之状	水肿病初起
眼窝凹陷		吐泻伤津，脏腑精气衰竭
眼球突出	眼突而喘	肺胀（痰浊阻肺，肺气不宣）
	眼突颈肿	瘿病（肝郁化火，痰气壅结）

表 12－15　目态特征及临床意义

临床表现	临床意义
瞳孔缩小	肝胆火炽；劳损肝肾，虚火上扰；中毒
瞳孔散大	肾精耗竭（病危），绿风内障，中毒
目睛凝视	肝风内动，脏腑精气耗竭，痰热内闭，瘿病

2. 望耳（见表 12－16）

表 12－16　耳特征及临床意义

临床表现			临床意义
色泽	润枯	耳郭色泽红润	气血充足
		耳郭焦黑干枯	肾精亏虚
	颜色	耳郭淡白	气血亏虚
		耳轮红肿	肝胆湿热，热毒上攻
		耳轮青黑	阴寒内盛，剧痛
		小儿耳背有红络，耳根发凉	麻疹先兆
形态	耳郭形大	耳郭外形厚而大	肾气充足
		耳郭肿大伴见色红	少阳相火上攻
	耳郭瘦小	耳郭瘦小而薄	先天亏损，肾气不足
		耳郭瘦削而干焦	肾精耗竭，肾阴不足
		耳郭萎缩	肾气竭绝
	耳轮甲错	耳轮肌肤甲错	久病血瘀
耳内病变	耳内流脓	发作急骤，脓液黄稠，剧痛	风热上扰，肝胆湿热
		流脓日久，脓液清稀，耳痛较缓	肾阴虚损，虚火上炎
	耳道红肿	局部红肿疼痛，突起如椒目状	耳疖（邪热搏结耳窍）

3. 望鼻（见表 12－17）

表 12－17　　鼻特征及临床意义

临床表现			临床意义
形态	鼻头肿胀	红肿或生疮，疼痛	邪热盛（胃热，血热）
		酒渣鼻	肺胃蕴热，血瘀成渣
	鼻柱溃陷	鼻柱溃陷	梅毒
		鼻柱塌陷兼眉毛脱落	麻风恶候
	鼻翼扇动	鼻扇	肺热，哮病，肺气衰竭（重证）
鼻内分泌物	鼻流清涕	伴见恶寒发热、鼻塞	风寒表证
	鼻流浊涕	伴见恶寒发热、咽痛	风热表证

4. 望口（见表 12－18）

表 12－18　　口特征及临床意义

临床表现		临床意义
口角流涎	小儿口中流涎（滞颐）	脾虚湿盛
	成人口角流涎	中风
口疮	口腔内膜溃疡点	心脾积热，阴虚火旺
鹅口疮	小儿口腔满布白屑	感受邪毒；心脾积热；肾阴亏损，虚火上炎
口之动态	口张（口开不闭）	虚证，肺气将绝
	口噤（口闭难开）	实证，痉病，惊风，中风入脏之重证
	口撮（上下唇紧聚）	邪正交争，破伤风，脐风（小儿）
	口僻（口角歪斜一侧）	风邪中络，风中脏腑
	口振（口唇振摇）	疟疾初起
	口动（口频繁开合）	胃气虚弱，动风

5. 望唇（见表 12－19）

表 12－19　　唇特征及临床意义

临床表现	临床意义
唇色淡白	血虚，失血
唇色深红	热盛，热盛伤津
唇色青紫	阳气虚衰，血行瘀滞
唇色青黑	寒凝血瘀，痛极血络瘀阻
口唇干裂	燥热伤津，阴虚液亏
口唇糜烂	脾胃积热，虚火上炎
唇边生疮，红肿疼痛	心脾积热

6. 望齿、龈（见表 12－20）

表 12－20　齿、龈特征及临床意义

临床表现		临床意义
牙齿形色	牙齿洁白润泽	肾气充足，津液未伤
	牙齿干燥	胃阴已伤
	牙齿光燥如石	阳明热甚，津液大伤
	牙齿燥如枯骨	肾阴枯竭，精不上荣
	牙齿枯黄脱落	骨绝（病重）
牙齿动态	牙关紧闭	风痰阻络，热极动风
	咬牙齘齿	热盛动风
	睡中齘齿	胃热、食滞或虫积
牙龈色泽	牙龈淡红而润泽	胃气充足，气血调匀
	牙龈淡白	血虚或失血
	牙龈红肿疼痛	胃火亢盛
牙龈形态	龈肉萎缩，牙根暴露，牙齿松动	牙宣（肾虚，胃阴不足，气血不足）
	牙龈溃烂，流腐臭血水	牙疳（胃腑积热，复感风热或疫疠之邪）
齿衄		胃肠实热；胃肾阴虚；脾不统血

7. 望咽喉（见表 12－21）

表 12－21　咽喉特征及临床意义

临床表现	临床意义
红肿疼痛	肺胃有热
红肿溃烂，有黄白腐点（烂乳蛾）	肺胃热毒壅盛
色红娇嫩，肿痛不甚	阴虚火旺
灰白色腐点成片，不易剥落（伪膜）	白喉（热毒伤阴）

（三）望颈项（见表 12－22）

表 12－22　颈项特征及临床意义

临床表现		临床意义
外形变化	颈前肿块突起	瘿瘤（见图 12－2）。肝郁气结，痰凝血瘀；水土失调，痰气凝结
	颈侧肿块如串珠	瘰疬（见图 12－3）。肺肾阴虚；外感风热时毒
动态	项部筋脉肌肉僵硬	项强。风寒侵袭，经气不利；热极生风；风寒客于经络
	颈项软弱，抬头无力	小儿项软——先天不足，后天失养； 久病、重病项软——脏腑精气衰竭（病危）
	颈脉怒张	心血瘀阻；肺气壅滞；心肾阳衰，水气凌心

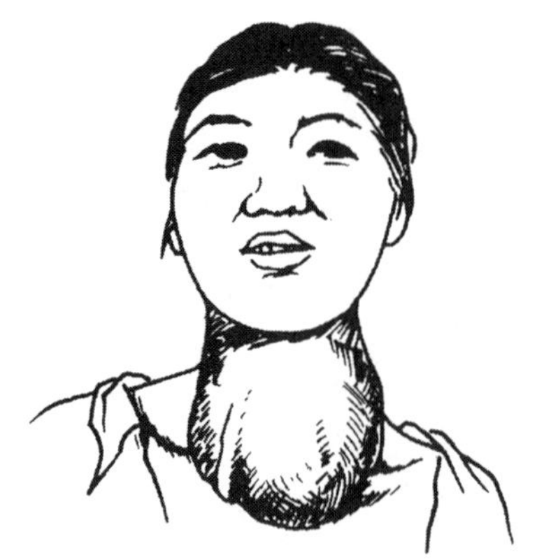

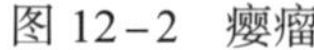
图 12-2　瘿瘤

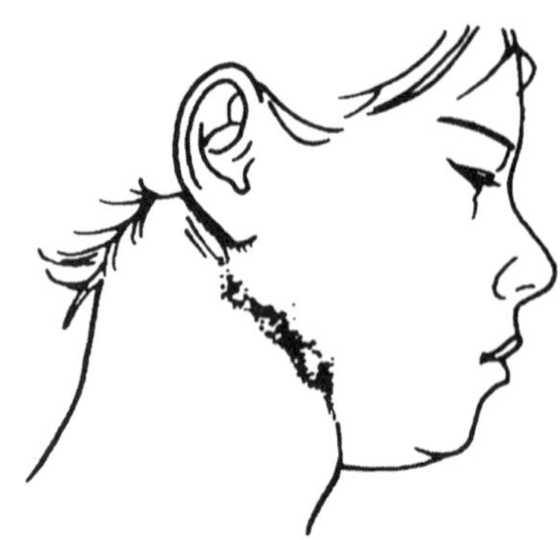
图 12-3　瘰疬

（四）望躯体

1. 胸胁（见表 12-23）

表 12-23　　胸胁特征及临床意义

临床表现	临床意义
扁平胸	肺肾阴虚，气阴两虚
桶状胸	伏饮积痰，壅滞肺气；肾不纳气
鸡胸	先天不足，肾精亏虚；后天失养，脾胃虚弱
漏斗胸	先天发育不良
肋如串珠	肾精不足；后天失养，发育不良
胸不对称	肺痿，肺部手术后，悬饮，气胸
乳痈	肝气郁结，胃热壅滞，外感邪毒

2. 腹部（见表 12-24）

表 12-24　　腹部特征及临床意义

临床表现	临床意义
腹部膨隆，周身俱肿	水肿病（肺脾肾失调，水湿内停）
腹部肿大，四肢消瘦	鼓胀（肝气，脾虚）
腹部凹陷，形体消瘦	脾胃气虚，吐泻太过
腹皮甲错，深凹着脊	脏腑精气衰竭（病危）
腹部皮肤青筋暴露	鼓胀重证（肝郁气滞，脾失健运，气滞湿阻；脾肾阳虚，水湿内停）

3. 腰背部（见表 12-25）

表 12-25　　腰背部特征及临床意义

临床表现		临床意义
外形	脊柱后突	小儿——胎禀怯弱，肾精亏虚；后天失养。 成人——脊椎疾患。 久病——脏腑精气虚衰

续表

临床表现		临床意义
外形	脊柱侧弯	发育期坐姿不良，先天不足，一侧胸部疾患
	脊疳	脏腑精气极度亏损
	缠腰火丹	外感火热与血热搏结，湿热浸淫，蕴阻肌肤，不得外泄
形态	弓角反张	热极生风之惊风、破伤风、马钱子中毒等
	腰部拘急	寒湿侵袭，跌扑闪挫，血脉瘀滞

（五）望四肢（见表 12－26）

表 12－26　　四肢特征及临床意义

临床表现		临床意义
外形	肢体肿胀，灼热疼痛	热痹（湿热郁阻经络）
	足跗肿胀，全身浮肿	水肿病
	下肢肿胀，皮粗如象皮	丝虫病
	膝部肿大，红肿热痛	热痹（风湿郁久化热）
	膝关节肿大，股胫肌肉消瘦	鹤膝风（气血亏虚，寒湿久留）
	膝部紫暗，漫肿疼痛	外伤
	下肢畸形	先、后天不足
	手指变形	久病心肺气虚，血瘀痰阻
	小腿青筋	寒湿内侵，络脉血瘀
动态	肢体痿废	痿病，中风，截瘫

（六）望皮肤

1. 皮肤色泽和形态异常（见表 12－27）

表 12－27　　皮肤形色特征及临床意义

临床表现			临床意义
色泽	皮肤发黄	面目、皮肤、爪甲俱黄	黄疸（阳黄，湿热蕴蒸；阴黄，寒湿阻遏）
	皮肤发赤	皮肤鲜红如涂丹，边缘清楚，灼热肿胀	丹毒（发于上部，风热化火；发于下部，湿热化火）
	皮肤发黑	黄中显黑，黑而晦暗	黑疸（劳损伤肾，肾阳虚衰）
	皮肤白斑	点片状白色改变	白癜风（风湿侵袭，气血失和）
形态	皮肤干枯	干枯无华、脱屑	阴津耗伤，营血亏虚，燥邪侵袭
	肌肤甲错	干枯粗糙，状若鱼鳞	血瘀日久
	肌肤水肿	肿起较速，眼睑、颜面先肿	阳水（外感风邪，肺失宣降）
		肿起较缓，下肢、腹部先肿	阴水（脾肾阳虚，水湿泛滥）

2. 皮肤病证

（1）斑疹（见表 12-28）

表 12-28 斑疹临床意义

临床表现		临床意义
斑	深红或青紫色斑块，平铺于皮下，抚之不碍手，压之不褪色	外感温热邪毒，内迫营血；脾虚血失统摄；外伤
疹	红色、紫红色粟粒状疹点，高出皮肤，抚之碍手，压之褪色	麻疹、风疹、瘾疹（外感风热时邪或过敏，热入营血）

（2）水疱（见表 12-29）

表 12-29 水疱临床意义

临床表现		临床意义
水痘	椭圆形小水疱，顶满无脐，晶莹明亮，浆液稀薄，皮薄易破	外感时邪，内蕴湿热
白㾦	白色小疱疹，晶莹如粟	外感湿热，郁于肌表，汗出不彻
热气疮	皮肤黏膜交界处出现针头或绿豆大小簇集成群的水疱，灼热瘙痒	外感风温热毒，阻于肺胃；肝经湿热下注
缠腰火丹	见于单侧腰部或胸胁部，初起灼热刺痛，继则成群小水疱，刺痛	肝经湿热熏蒸
湿疹	出现红斑，形成丘疹，水疱，破后渗液，出现红色湿润糜烂面	禀赋不耐，饮食失节，湿热内蕴，复感外邪

（3）疮疡（见表 12-30）

表 12-30 疮疡临床意义

临床表现		临床意义
痈	红肿高大，根盘紧束，焮热疼痛（未脓易消，已脓易溃，疮口易敛）	湿热火毒蕴结，气血壅滞
疽	初起局部有脓头、焮热红肿胀痛，易向深部扩散	有头疽（外感热邪火毒，内有脏腑蕴毒）
	漫肿无头，皮色不变，无热少痛（难消、难溃、难敛）	无头疽（气血亏虚，寒痰凝滞）
疔	形小如粟，根深坚硬，麻木疼痛	竹木刺伤；感受疫毒、疠毒、火毒
疖	形小而圆，根浅局限，红肿不甚，容易化脓，脓溃即愈	外感火热毒邪，湿热蕴结

三、望舌

舌的上面叫舌背，中医称为舌面，下面叫舌底。舌体的前端称为舌尖；舌体的中部称为舌中；舌体的后部、人字形界沟之前，称为舌根；舌体两侧称为舌边。舌体的正中有一条不甚明显的纵行皱褶，称为舌正中沟。当舌上卷时，可看到舌底。舌底正中线上有一条连于口腔底的皱襞，叫舌系带。如图 12-4、图 12-5、图 12-6 所示。

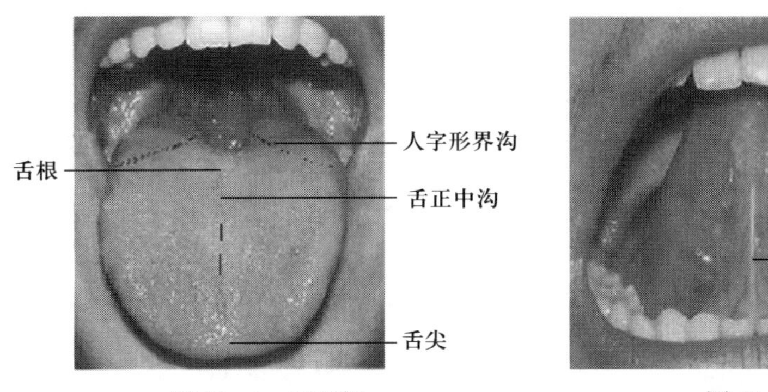

图 12–4　舌面部　　　　图 12–5　舌底部

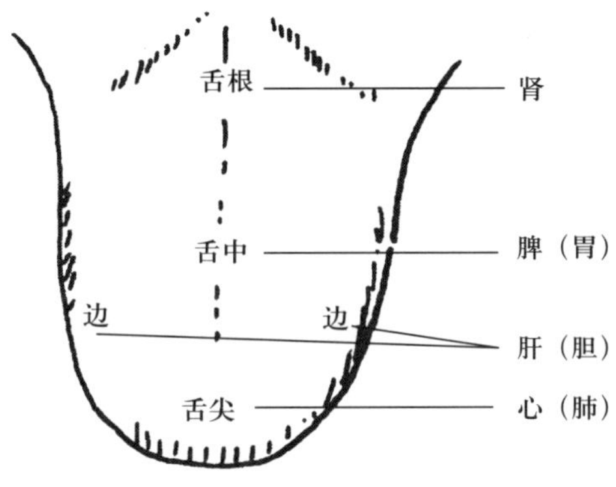

图 12–6　舌面脏腑部位分属图

（一）望舌质

1. 舌神

舌神主要表现在舌质的荣润和灵动方面。察舌神之法，关键在于辨荣枯。见表 12–31。

表 12–31　　舌神临床意义

舌神	舌象特征	临床意义
荣舌	舌质荣润红活，活动自如	健康人，气血充盛，虽病也属善候
枯舌	舌质干枯死板，无光泽，活动不灵	气血衰败；危重病证，恶候

2. 舌色（见表 12–32）

表 12–32　　舌色临床意义

舌色	舌象特征	临床意义
淡红舌	舌色淡红润泽	健康人，外感病初起
淡白舌	舌色浅淡	阳虚，气血两虚
红舌	舌色红，或呈鲜红色	热证
绛舌	较红舌颜色更深，或略带暗红色	热盛，阴虚
紫舌	舌体呈紫色	血瘀

3. 舌形（见表 12－33）

表 12－33　舌形临床意义

舌形	舌象特征	临床意义
老舌	舌质纹理粗糙或皱缩，坚敛	实证
嫩舌	舌质纹理细腻，浮胖娇嫩，舌色浅淡	虚证
胖舌	淡胖舌：舌体色淡稚嫩，舌边有齿痕	水湿、痰饮内停
	肿胀舌：舌肿胀满嘴，舌红绛	湿热、热毒上壅
瘦舌	红瘦舌：舌瘦色红绛	阴虚火旺
	淡瘦舌：舌瘦色淡白	气血两虚

4. 舌态（见表 12－34）

表 12－34　舌态临床意义

<table>
<tr><th>舌态</th><th>舌象特征</th><th colspan="2">临床意义</th></tr>
<tr><td>痿软舌</td><td>舌体软弱，活动无力</td><td colspan="2">气血俱虚，阴亏已极</td></tr>
<tr><td>强硬舌</td><td>舌体强直发硬，活动不便</td><td colspan="2">热入心包，热盛伤津，风痰阻络</td></tr>
<tr><td>歪斜舌</td><td>伸舌时舌体偏向一侧</td><td colspan="2">中风，中风先兆</td></tr>
<tr><td>颤动舌</td><td>舌体不自主颤动</td><td colspan="2">肝风内动</td></tr>
<tr><td rowspan="3">吐弄舌</td><td>吐舌：舌伸于口外，不即回缩</td><td>疫毒攻心，正气已绝</td><td rowspan="2">心脾有热</td></tr>
<tr><td rowspan="2">弄舌：舌微露出口，立即收回，或舌舐口唇四周，调动不停</td><td>热甚动风先兆</td></tr>
<tr><td colspan="2">小儿智力发育不全</td></tr>
<tr><td rowspan="2">短缩舌</td><td>舌体卷缩、紧缩，不能伸长</td><td colspan="2">寒凝痰阻，血虚津伤</td></tr>
<tr><td>先天性舌系带过短</td><td colspan="2">无辨证意义</td></tr>
</table>

（二）望舌苔

1. 苔质（见表 12－35）

表 12－35　苔质临床意义

苔质	舌象特征	临床意义
薄、厚苔	薄苔（见底）	健康人；疾病初起，病邪在表
	厚苔（不见底）	邪盛入里，内有痰饮、食积
润、燥苔	润苔：舌体润泽	津液未伤
	滑苔：舌面水分过多，伸舌欲滴	主寒证，主痰湿
	燥苔：干燥无津，甚则舌苔干裂	津液耗损；湿浊内阻，津液不能上承
	糙苔：十分干燥，舌苔粗糙	热甚伤津之重证
腻、腐苔	腻苔：苔质颗粒细腻致密，黏糊	主湿证、痰饮、食积
	腐苔：苔质颗粒粗大疏松，如豆腐渣堆铺于舌面	胃气衰败、湿浊上泛

续表

<table>
<tr><th>苔质</th><th colspan="2">舌象特征</th><th colspan="2">临床意义</th></tr>
<tr><td rowspan="7">剥（落）苔</td><td colspan="2">舌红苔剥</td><td>阴虚</td><td rowspan="7">胃气不足，胃阴损伤或气血两虚</td></tr>
<tr><td colspan="2">舌淡苔剥或类剥苔</td><td>血虚或气血两虚</td></tr>
<tr><td colspan="2">镜面舌色红绛</td><td>胃阴枯竭，阴虚重证</td></tr>
<tr><td colspan="2">舌色光洁如镜，甚毫无血色</td><td>营血大虚，阳气虚衰</td></tr>
<tr><td colspan="2">舌苔部分脱落，未脱处仍有腻苔</td><td>正气亏虚，痰浊未化</td></tr>
<tr><td colspan="2">花剥苔</td><td>胃气阴两虚</td></tr>
<tr><td colspan="2">地图舌</td><td>以儿童多见，与阴虚禀赋体质有关</td></tr>
<tr><td rowspan="3">真、假苔</td><td>真苔</td><td>舌苔紧贴舌面，刮之难去，为有根之苔</td><td colspan="2">病之初中期，舌见真苔且厚，为胃气壅实，病较深重；久病见真苔，胃气尚存</td></tr>
<tr><td>假苔</td><td>舌苔不着实，似浮涂舌上，刮之即去，为无根之苔</td><td colspan="2">新病出现假苔，乃邪浊渐聚，病情较轻；久病出现假苔，胃气匮乏，病情危重</td></tr>
<tr><td colspan="4">舌面上浮一层厚苔，望似无根，刮后却见已有薄薄新苔者，是疾病向愈的善候</td></tr>
</table>

2. 苔色（见表 12－36）

表 12－36　　苔色临床意义

<table>
<tr><th>苔色</th><th colspan="2">舌象特征</th><th colspan="2">临床意义</th></tr>
<tr><td rowspan="6">白苔</td><td rowspan="3">薄白</td><td>润</td><td>健康人，表证初起，里证病轻，阳虚内寒</td><td rowspan="6">正常舌苔，亦主表证、寒证</td></tr>
<tr><td>干</td><td>风热表证或凉燥</td></tr>
<tr><td>滑</td><td>外感寒湿，脾肾阳虚，水湿内停</td></tr>
<tr><td rowspan="3">白厚</td><td>腻</td><td>湿浊内停；痰饮、食积</td></tr>
<tr><td>积粉苔</td><td>秽浊湿邪与热毒相结（瘟疫或内痈）</td></tr>
<tr><td>燥裂</td><td>燥热伤津，阴液亏损</td></tr>
<tr><td rowspan="4">黄苔</td><td colspan="2">薄黄苔</td><td>风热表证，风寒化热入里之初</td><td rowspan="4">主热证、里证</td></tr>
<tr><td colspan="2">黄腻苔</td><td>湿热、痰湿内蕴；食积化腐</td></tr>
<tr><td colspan="2">黄糙苔</td><td>邪热伤津，燥结腑实</td></tr>
<tr><td colspan="2">黄滑苔</td><td>寒湿、痰饮聚久化热；气血亏虚，复感湿热</td></tr>
<tr><td rowspan="4">灰黑苔</td><td colspan="2">灰黑腻苔：舌边、舌尖部白腻苔，舌中、舌根部灰黑苔，舌面湿润</td><td>阳虚寒湿内盛，痰饮内停</td><td rowspan="4">主阴寒内盛，或里热炽盛</td></tr>
<tr><td colspan="2">灰黑黄腻苔：舌边、舌尖部黄腻苔，舌中灰黑苔</td><td>湿热内蕴日久</td></tr>
<tr><td colspan="2">焦黑苔：苔焦黑干燥，舌质干裂起刺</td><td>热极津枯</td></tr>
<tr><td colspan="2">霉酱苔：苔黑褐色或如霉斑</td><td>湿浊宿食，积久化热；湿热夹痰</td></tr>
</table>

（三）望舌下络脉（见表 12－37）

表 12－37　舌下络脉临床意义

特征	临床意义
舌下络脉短而细，舌色偏淡	气血不足，脉络不充
舌下络脉粗胀、分叉，或呈青紫、绛、绛紫、紫黑色，或曲张	血瘀

舌苔和舌质变化不一致，甚至出现相反的变化，多提示病因病机比较复杂，此时应对二者的病因病机及相互关系进行综合分析。

四、望排出物

（一）望痰涕涎唾（见表 12－38）

表 12－38　痰涕涎唾临床意义

<table>
<tr><th colspan="3">临床表现</th><th>临床意义</th></tr>
<tr><td rowspan="6">痰</td><td colspan="2">痰黄黏稠</td><td>热痰，邪热犯肺，煎津为痰</td></tr>
<tr><td colspan="2">痰白清稀</td><td>寒痰，寒邪阻肺，或脾阳不足</td></tr>
<tr><td colspan="2">痰白量多</td><td>湿痰，脾失健运，湿聚为痰</td></tr>
<tr><td colspan="2">痰少而黏</td><td>燥痰，燥邪犯肺，或肺阴虚津亏</td></tr>
<tr><td rowspan="2">痰中带血</td><td>色鲜红</td><td>热伤肺络，肺阴亏虚</td></tr>
<tr><td>脓血痰</td><td>肺痈，热毒蕴肺，肉腐成脓</td></tr>
<tr><td rowspan="4">涕</td><td colspan="2">清涕</td><td>风寒表证</td></tr>
<tr><td colspan="2">浊涕</td><td>风热表证</td></tr>
<tr><td colspan="2">反复阵发性清涕，鼻痒，流涕</td><td>鼻鼽，肺气虚，卫表不固</td></tr>
<tr><td colspan="2">久流浊涕，质稠，量多，气腥臭</td><td>鼻渊，湿热蕴阻</td></tr>
<tr><td rowspan="4">涎</td><td colspan="2">流清涎</td><td>脾胃虚寒</td></tr>
<tr><td colspan="2">流黏涎</td><td>脾胃湿热</td></tr>
<tr><td colspan="2">睡中流涎</td><td>胃中有热或宿食内停，痰热内蕴</td></tr>
<tr><td colspan="2">小儿口角流涎</td><td>脾虚不能摄津，胃热虫积</td></tr>
<tr><td>唾</td><td colspan="2">多唾</td><td>胃中虚冷、肾阳不足；湿滞、宿食</td></tr>
</table>

（二）望呕吐物（见表 12－39）

表 12－39　呕吐物临床意义

特征	临床意义
呕吐物清稀，无酸臭味	脾胃阳虚，寒邪犯胃
呕吐物秽浊，有酸臭味	邪热犯胃，胃失和降，邪热蒸腐胃中饮食
呕吐清水痰涎，胃有振水声，口干不饮	脾失健运，水饮内停，胃失和降
呕吐不消化、气味酸腐的食物	伤食，暴饮暴食，损伤脾胃
呕吐黄绿苦水	肝胆郁热或湿热
吐血色暗红或紫暗有块，夹有食物残渣	胃有积热，肝火犯胃，胃腑血瘀

（三）望大便（见表 12-40）

表 12-40　大便临床意义

特征	临床意义
大便清稀水样	多为外感寒湿，或饮食生冷，脾失健运，清浊不分
大便黄褐如糜而臭	多为湿热或暑湿伤及胃肠，大肠传导失常
大便夹有黏冻、脓血	多见于痢疾和肠癌等病，为湿热邪毒蕴结大肠，肠络受损
大便灰白呈陶土色	多见于黄疸
大便燥结，干如羊屎，排出困难	多因热盛伤津，或阴血亏虚，肠道失润

（四）望小便（见表 12-41）

表 12-41　小便临床意义

特征	临床意义
小便黄赤，混浊，解时刺痛	为湿热下注
小便浑浊如米泔水	多为饮食失调，运化失职
小便色深黄，染衣不退	多属黄疸
小便清白量多，伴口渴，大量饮水	见于消渴证
小便清长量多，夜间遗尿	多为肾气虚损

五、望小儿指纹

（一）原理

因食指掌侧前缘络脉为寸口脉的分支，与寸口脉同属手太阴肺经，故望小儿指纹与诊寸口脉意义相同。

（二）方法

抱患儿面向光亮，医者用左手的食指和拇指握住患儿食指末端，以右手拇指的侧缘在小儿食指掌侧前缘，从指尖向指根部轻推几次，用力要适中，使络脉显露，便于观察。

（三）小儿食指正常络脉

小儿正常食指指纹在掌侧前缘，纹色浅红，红黄相间，脉络隐隐显露于风关之内，粗细适中。

（四）小儿食指病理络脉（见表 12-42）

表 12-42　小儿食指病理络脉临床意义

特征		临床意义
浮沉分表里	指纹浮而显露	外感表证
	指纹沉隐不显	内伤里证
红紫辨寒热	指纹鲜红	外感风寒表证
	指纹紫红	里热证
	指纹青色	疼痛、惊风
	指纹淡白	脾虚、疳积

续表

特征		临床意义
红紫辨寒热	指纹紫黑	血络郁闭，病危
淡滞定虚实	指纹浅淡纤细	虚证
	指纹浓滞增粗	实证
三关测轻重	指纹显于风关	邪气入络，邪浅病轻，可见于外感初起
	指纹达于气关	邪气入经，邪深病重
	指纹达于命关	邪入脏腑，病情严重
	指纹直达指端（透关射甲）	提示病情凶险，预后不良

任务实施

依据本章知识，梳理与总结望诊的临床特征，填写表12－43。学习任务评价表见表12－44。

表12－43　望诊类别、临床表现（特征）和临床意义

望诊类别	临床表现（特征）	临床意义

表12－44　学习任务评价表

序号	考核内容	考核标准	满分	得分
1	准备活动	资料查阅完整度（小组评价）	50	
2	课堂学习过程	提问及回答（过程评价）	10	
3	上课状态	是否集中精力（自我评价）	20	
4	任务实施	表格完成情况（教师评价）	10	
5	思考练习	得分（结果评价）	10	
合计			100	

思考与练习

1. 青色与黑色的共同主病为（　　）。
A. 虚证、湿证　B. 寒证、虚证　C. 水饮、瘀血　D. 寒证、瘀血
2. 久病患者，面色晦暗无华，突然出现两颧泛红如妆的表现属于（　　）。
A. 得神　B. 少神　C. 失神　D. 假神
3. 五色主病中，不属于青色主病的是（　　）。
A. 寒证　B. 气滞　C. 血瘀　D. 湿证
4. 苦笑面容多见于（　　）。
A. 癫痫　B. 破伤风　C. 狂犬病　D. 以上都不是
5. 颧下颌上耳前发红肿起，伴有寒热、疼痛的症状属于（　　）。
A. 痄腮　B. 发颐　C. 瘿瘤　D. 以上都不是
6. 口角歪斜兼半身不遂者见于（　　）。
A. 中风病　B. 破伤风　C. 狂犬病　D. 慢惊风
7. 患者肢体软弱无力，行动不便属于（　　）。
A. 瘫痪　B. 痹证　C. 痿证　D. 痫证
8. 患者卧时向外，躁动不安，身轻能自转侧。多属于（　　）。
A. 阳证　B. 阴证　C. 寒证　D. 虚证
9. 患者但卧不能坐，坐则昏眩，属（　　）。
A. 哮病　B. 肺胀
C. 气胸　D. 气血俱虚
10. 满面通红者多属于（　　）。
A. 阴虚火旺　B. 虚阳上越
C. 外感发热　D. 真寒假热

任务十三　学会闻诊

学习目标

1. 掌握听声音、嗅气味的基本知识。
2. 熟悉听声音、嗅气味的临床意义。

任务引入

闻诊是医生通过听觉和嗅觉了解病人的声音和气味两方面的变化。闻声音即听辨病人的语言、呼吸、咳嗽等声音的变化；嗅气味即观察病人的分泌物、排泄物的气味变化，以协助辨别疾病的虚、实、寒、热。

《扁鹊仓公列传》记载着这样一个故事。相传神医扁鹊经过虢国，闻虢太子“暴厥而死”，觉得可疑，入宫后，查看太子“尸体”。经过了解，扁鹊问完三个问题之后，跟中庶子说他能够治好虢太子的病。中庶子不相信扁鹊，扁鹊就说“子以吾言为不诚，试入诊太子，当闻其耳鸣而鼻张，循其两股以至于阴，当尚温也”，断为“尸厥”。经过扁鹊治疗，虢太子得以治愈。

任务分析

扁鹊仅仅听闻了一些情况，是如何断定虢太子并未死亡，还可治愈的呢？

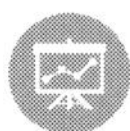

相关知识

一、听声音

听声音包括听辨患者的语声、语言，气息的高低、强弱、清浊、缓急变化，以及咳嗽、呕吐、肠鸣等声响。

（一）正常声音

正常声音是指人在正常生理状态下发出的声音，又称“常声”。正常声音具有发声自然、声调和畅、应答自如、言与意符等特点。

（二）病变声音

1. 发声（见表 13－1）

表 13－1　　发声异常临床意义

临床特征		临床意义
语声重浊		外感风寒，湿浊阻滞
音哑、失音	新病（金实不鸣）	实证：外感风寒或风热袭肺，或痰湿壅肺
	久病（金破不鸣）	虚证：阴虚火旺或肺气不足
	久病、重病突发	脏气将绝
	子喑（妊娠失音）	胞阻络脉，肾精不能上荣
惊呼	小儿	受惊
	成人	惊恐、剧痛或精神失常

2. 语言（见表 13－2）

表 13－2　语言异常临床意义

临床特征		临床意义
谵语	神志不清，语无伦次，声高有力	热扰心神之实证
郑声	神志不清，语言重复，时断时续，语声低弱模糊	脏气衰竭，心神散乱之虚证
独语	自言自语，喃喃不休，见人语止，首尾不续	心气不足或气郁痰阻
错语	神志清楚而语言时有错乱，语后自知言错	虚证：心气不足，神失所养； 实证：痰浊、瘀血、气郁等阻碍心神
狂言	精神错乱，语无伦次，狂躁妄言	阳证、实证（多见于狂病、伤寒蓄血证）
语謇	神志清楚，思维正常，但语言不流利，或吐字不清	习惯性：口吃，不属病态； 病态：中风先兆或中风后遗症，多因风痰阻络

3. 呼吸（见表 13－3）

表 13－3　呼吸音异常临床意义

<table>
<tr><th colspan="3">临床表现</th><th>临床意义</th></tr>
<tr><td>气微</td><td colspan="2">呼吸表浅，气息低微，气少不足以息</td><td>久病虚证，或肺肾虚损</td></tr>
<tr><td>气粗</td><td colspan="2">呼吸急促，气粗息短，鼻扇</td><td>外感热证，邪热犯肺，肺失清肃，属实证</td></tr>
<tr><td rowspan="2">喘</td><td rowspan="2">呼吸困难，短促急迫，甚则张口抬肩，鼻翼扇动，难以平卧</td><td>发病急，声高息粗，呼出为快</td><td>实喘（风寒袭肺、痰热壅肺、痰饮停肺、水气凌心射肺）</td></tr>
<tr><td>发病缓，声低气怯，深吸为快</td><td>虚喘（肺气不足，肺肾亏虚，气失摄纳）</td></tr>
<tr><td>哮</td><td colspan="2">喘而伴哮鸣音，常反复发作，缠绵难愈</td><td>痰饮内伏，复感外邪</td></tr>
<tr><td rowspan="2">短气</td><td rowspan="2">气急短促，气短不足以息，数而不相接续</td><td>兼形瘦神疲、声低息微</td><td>虚证（体质虚弱或元气亏损）</td></tr>
<tr><td>兼呼吸声粗，或胸部窒闷，或胸腹胀满</td><td>实证（痰饮、胃肠积滞、气滞或瘀阻）</td></tr>
<tr><td>少气</td><td colspan="2">呼吸微弱，声低，气少不足以息，言语无力</td><td>诸劳虚损</td></tr>
<tr><td>鼻鼾</td><td colspan="2">轻症：熟睡时发出，鼾声可闻，醒后即止；或虽寐深难醒，然呼之可应，神志无碍。
危候：鼾声低沉，兼见神志昏迷，呼之不应</td><td>轻症：慢性鼻病，睡姿不当；
危候：高热神昏，中风入脏</td></tr>
</table>

4. 咳嗽（见表 13－4）

表 13－4　咳嗽声音临床意义

临床表现	临床意义
咳声重浊沉闷	实证（寒痰湿浊停肺）
咳声轻清低微	虚证（肺气虚损）
咳声重浊，痰白清稀，鼻塞	风寒袭肺
咳声响亮，痰稠色黄	热证
咳嗽痰多，易于咳出	痰浊阻肺
干咳无痰，或痰少而黏，不易咳出	燥邪犯肺或阴虚肺燥
阵发咳嗽，连续不断，咳止时有鸡鸣样回声	顿咳（百日咳），风痰搏结，常见于小儿
咳声如犬吠，伴声音嘶哑，吸气困难，喉中白膜	白喉（时行疫毒攻喉）

5. 呕吐（见表 13－5）

表 13－5　呕吐声音临床意义

临床表现	临床意义
吐势徐缓，声音微弱，呕吐物清稀	虚寒证
吐势徐缓，声音壮厉，呕吐黏稠黄水，或酸或苦	实热证
呕吐呈喷射状	热扰神明，或头颅外伤，或脑髓有病
呕吐酸腐味食物	伤食
共同进餐，多人吐泻	食物中毒
朝食暮吐、暮食朝吐	胃反（脾胃阳虚）
口干欲饮，饮后则吐	水逆（饮邪停胃）

6. 呃逆（见表 13－6）

表 13－6　呃逆临床意义

临床表现	临床意义
呃声频作，高亢而短，其声有力	实证
呃声低沉，声弱无力	虚证
新病呃逆，其声有力	寒邪或热邪客胃
久病、重病呃逆不止，声低无力	胃气衰败
呃逆突发，呃声不高不低，持续时间短，无他病	饮食刺激或偶感风寒

7. 嗳气（见表 13－7）

表 13－7　嗳气临床意义

<table>
<tr><th>临床表现</th><th colspan="2">临床意义</th></tr>
<tr><td>嗳气酸腐，兼脘腹胀满</td><td>宿食内停</td><td rowspan="2">实证</td></tr>
<tr><td>嗳气响亮，嗳后胀减，随情志变化而增减</td><td>肝气犯胃</td></tr>
<tr><td>嗳气频作，兼脘腹冷痛，得温则减</td><td colspan="2">寒邪犯胃或胃阳亏虚</td></tr>
<tr><td>嗳声低沉，无酸腐气味，兼食少纳呆</td><td colspan="2">虚证（脾胃阳虚）</td></tr>
</table>

8. 太息（见表 13－8）

表 13－8　太息临床意义

临床表现	临床意义
情志抑郁，胸闷不畅时发出的长吁或短叹声	情志不遂，肝气郁结

9. 喷嚏（见表 13－9）

表 13－9　喷嚏临床意义

临床表现	临床意义
新病喷嚏，兼恶寒发热、鼻塞流清涕	外感风寒，鼻窍不利，属表寒证
季节变化，反复打喷嚏，鼻痒，流清涕	气虚、阳虚之体，易受风邪袭扰

10. 肠鸣（见表 13－10）

表 13－10　肠鸣临床意义

临床表现		临床意义
肠鸣增多	脘腹部鸣响如囊裹浆，辘辘有声（振水声）	水饮停聚于胃
	脘腹鸣响，得温得食则减，饥寒则重	中气不足，胃肠虚寒
	肠鸣高亢而频急，脘腹痞满，泄泻	感受风寒湿邪，胃肠气机紊乱
	肠鸣伴腹痛、腹泻或呕吐	饮食不洁
	肠鸣阵作，伴腹痛欲泻，泻后痛减，胸胁满闷不舒	肝脾不调
肠鸣稀少	肠鸣稀少	胃肠传导功能障碍
	肠鸣音消失	肠道气滞不通之重证，见于肠痹或肠结

二、嗅气味

（一）病体之气

1. 口气（见表 13－11）

表 13－11　口气异常临床意义

临床表现	临床意义
口臭	口腔不洁、龋齿、便秘或消化不良
口气酸臭兼食少纳呆	食积胃肠
口气臭秽	胃热
口气腐臭，或兼咳吐脓血	内有溃疡腐烂
口气臭秽，牙龈腐烂	牙疳

2. 汗气（见表 13－12）

表 13－12　汗气异常临床意义

临床表现	临床意义
汗出腥膻	风温、湿温、热病
汗出腥臭	瘟疫或暑热火毒炽盛
腋下汗臭	狐臭，湿热内蕴

3. 痰、涕之气（见表 13－13）

表 13－13　痰、涕之气异常临床意义

临床表现	临床意义
咳吐痰涎清稀量多，无异味	寒证
咳痰黄稠味腥	肺热壅盛

续表

临床表现	临床意义
咳吐浊痰脓血，腥臭异常	肺痈，热毒炽盛
鼻流浊涕，腥秽如鱼脑	鼻渊
鼻流清涕，无气味	外感风寒

4. 呕吐物之气（见表 13－14）

表 13－14　呕吐物之气异常临床意义

临床表现	临床意义
清稀，无臭味	胃寒
酸腐臭秽	胃热
呕吐未消化食物，气味酸腐	食积
呕吐脓血而腥臭	内有痈疡

（二）排出物之气（见表 13－15）

表 13－15　排出物之气异常临床意义

临床表现		临床意义
大便	大便臭秽难闻	肠中积热
	大便溏泄而腥	脾胃虚寒
	大便泄泻，臭如败卵，或夹未消化食物	伤食
小便	小便黄赤混浊、腥臭	膀胱湿热
	尿液散发烂苹果味	消渴证后期
月经	臭秽	热证
	味腥	寒证
带下	臭秽而黄稠	湿热
	腥臭而清稀	寒湿
崩漏或带下奇臭，兼见颜色异常		做进一步检查以辨别是否为癌症所致

（三）病室气味（见表 13－16）

表 13－16　闻病室气味临床意义

临床表现	临床意义
臭气触人	瘟疫类疾病
血腥味	失血证
腐臭气	溃腐疮疡
尸臭	脏腑衰败，病情重笃
尿臊味	水肿晚期
烂苹果味	重症消渴证
蒜臭味	有机磷农药中毒

气味从病体发展到充斥病室，说明病情危笃。

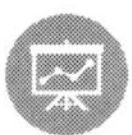

任务实施

通过上述所学的相关知识，请对闻诊所涉及的临床特征进行一次梳理与总结，填写表 13－17。学习任务评价表见表 13－18。

表 13－17　闻诊类别、临床表现（特征）和临床意义

闻诊类别	临床表现（特征）	临床意义

表 13－18　学习任务评价表

序号	考核内容	考核标准	满分	得分
1	准备活动	资料查阅完整度（小组评价）	50	
2	课堂学习过程	提问及回答（过程评价）	10	
3	上课状态	是否集中精力（自我评价）	20	
4	任务实施	表格完成情况（教师评价）	10	
5	思考练习	得分（结果评价）	10	
合计			100	

思考与练习

1. 神志不清，语无伦次，声高有力，属于（　　）。

A. 谵语　　B. 郑声　　C. 独语　　D. 错语

2. 郑声的病机为（　　）。

A. 热扰心神，神明失主　　B. 心气大伤，精神散乱

C. 内有瘀血，阻遏心窍　　D. 气机郁滞，阻遏心窍

3. 下述除（　　）外，都是形成口气臭秽的原因。

A. 消化不良　　B. 口腔不洁　　C. 胃热　　D. 胃寒

4. 尿中散发烂苹果样气味，多见于（　　）。
A. 水肿晚期　B. 消渴证危重期　C. 失血证　D. 脏腑败坏
5. 咳声不扬，痰稠色黄，难以咯出属于（　　）。
A. 顿咳　B. 肺热　C. 湿咳　D. 燥咳
6. 阵发咳嗽，连续不断，咳止时有鸡鸣样回声，为（　　）。
A. 白喉　B. 百日咳　C. 燥咳　D. 乳蛾
7. 咳声重浊，痰白清稀，鼻塞，为（　　）。
A. 风寒袭肺　B. 热证
C. 痰浊阻肺　D. 燥邪犯肺或阴虚肺燥
8. 语声重浊者，多属（　　）。
A. 寒邪客肺　B. 外感风寒；湿浊阻滞
C. 外感风热　D. 燥邪犯肺
9. 口气酸臭兼见食少纳呆，为（　　）。
A. 食积胃肠　B. 胃热　C. 内有溃疡腐烂　D. 牙疳
10. 神志清楚而语言时有错乱，语后自知言错，为（　　）。
A. 独语　B. 错语　C. 狂言　D. 语謇

任务十四　学会问诊

学习目标

1. 掌握问诊的基本内容。
2. 熟悉问诊的临床意义。
3. 了解主诉和病史的意义。

任务引入

问诊，是对患者进行询问，以了解患者的身体状况的一种诊查方法。

问诊的目的是了解患者的主要不适症状、现在的症状，如患者的自觉症状，既往健康或患病情况等，只有通过问诊才能了解。在发病的早期，患者只有自觉症状，缺乏客观体征，在这种情况下，通过问诊可获得诊断其身体不适原因的资料。

任务分析

在问诊过程中，我们需要具体问哪些内容呢？

相关知识

一、问一般项目

一般项目包括姓名、性别、年龄、民族、职业、婚否等。

二、问主诉和病史

（一）主诉

主诉是患者就诊时陈述其感受最明显或最痛苦的主要症状及其持续的时间。主诉通常是患者就诊的主要原因，也是疾病的主要矛盾。

（二）现病史

现病史指患者从起病到本次就诊时疾病的发生、发展及其诊治的经过，包括四个方面，分别为起病情况、病变过程、诊治经过及现在症状。

（三）既往、生活、家族史

既往病史指患者平素的身体状况和既往的患病情况，又称过去病史。

个人生活史，包括患者的生平经历、平素的饮食起居、精神情志及婚育状况等。

对某些患者，应询问家族史，有助于某些遗传性疾病和传染性疾病的诊断。

三、问现在症状

（一）问寒热

寒与热的临床表现见表 14－1。

表 14－1　寒与热临床表现

寒	恶风——遇风觉冷，避之可缓
	恶寒——自觉怕冷，添衣加被或近火取暖仍不能缓解
	畏寒——自觉怕冷，添衣加被或近火取暖可缓解
热	发热，包括体温升高，或体温正常而自觉全身或局部发热

1. 恶寒发热（见表 14－2）

表 14－2　恶寒发热临床意义

临床表现	临床意义	
恶寒重、发热轻	风寒表证	表证
发热重、恶寒轻	风热表证	
发热轻而恶风	伤风表证	

2. 但寒不热（见表 14－3）

表 14－3　　但寒不热临床意义

临床表现	临床意义	
新病恶寒	表寒证，里实寒证	寒证
久病畏寒	里虚寒证	

3. 但热不寒（见表 14－4）

表 14－4　　但热不寒临床意义

临床表现		临床意义
壮热	高热持续不退，不恶寒只恶热	里实热证
潮热	阳明潮热（下午 3 至 5 时，日晡潮热，发热明显，热势较高）	伤寒之阳明腑实证
	阴虚潮热（午后及夜间低热，兼五心烦热，甚骨蒸潮热）	阴虚火旺
	湿温潮热（午后热甚，身热不扬）	湿温病

4. 寒热往来（见表 14－5）

表 14－5　　寒热往来临床意义

临床表现	临床意义	
寒热往来，发无定时	少阳证	半表半里证
寒热往来，发有定时	疟疾	

（二）问汗

1. 有汗无汗（见表 14－6）

表 14－6　　有汗无汗临床意义

临床表现		临床意义	
有汗	兼见发热恶寒、咽痛鼻塞	风热表证	表证
	兼见恶风、脉浮缓	风邪犯表	
	兼见发热面赤、口渴饮冷	里热证	里证
	阳气亏虚、阴虚内热	里虚证	
无汗	兼恶寒重、发热轻	风寒表证	表证
	兼口渴舌绛	阴津亏虚	里证
	兼面唇色淡	血虚	
	兼畏寒乏力	阳气亏虚	

2. 特殊汗出（见表 14－7）

表 14－7　特殊汗出临床意义

临床表现		临床意义
自汗	醒时汗出，动则益甚	气虚证，阳虚证
盗汗	寐时汗出，醒则汗止	阴虚证
绝汗	病情危笃，大汗不止	亡阳，亡阴
战汗	恶寒战栗，而后汗出	邪去正复，邪盛正衰（邪正剧争，疾病发展的转折点）
黄汗	汗出沾衣，色黄如柏汁	风湿热邪交蒸

3. 局部汗出（见表 14－8）

表 14－8　局部汗出临床意义

临床表现		临床意义
头汗	兼心烦口渴	上焦热甚
	兼倦怠脘痞	中焦湿热
	兼四肢厥冷	虚阳上越
手足汗出	兼五心烦热	阴虚内热
	兼腹胀便秘	阳明燥结
	兼口干欲饮	脾胃湿热
心胸汗出		心脾两虚，心肾不交
半身汗出		痿病，中风，截瘫

（三）问周身

1. 头痛（见表 14－9）

表 14－9　头痛临床意义

临床表现	临床意义
前额连眉棱骨痛	病在阳明经
后头部，枕部为重，连项痛	病在太阳经
头两侧痛	病在少阳经
巅顶痛牵引头角	病在厥阴经

2. 胸痛（见表 14－10）

表 14－10　胸痛临床意义

临床表现	临床意义
左胸心前区憋闷作痛	痰、瘀等邪阻滞心脉，见于胸痹
胸背彻痛，面色青灰	心脉急骤闭塞不通，见于真心痛
胸痛咳血，潮热盗汗	肺阴亏虚，虚火灼伤肺络，见于肺痨

续表

临床表现	临床意义
胸痛，喘促鼻扇	热邪壅肺，见于肺热病
胸痛壮热，咳吐脓血腥臭痰	痰热壅肺，腐肉成脓，见于肺痈
胸胀痛、窜痛	胸中气滞
胸部刺痛、固定不移	跌打损伤，瘀血阻络
胸肋软骨痛	气结痰凝血瘀，见于胁肋痛等病

3. 胁痛（见表14－11）

表14－11　　胁痛临床意义

临床表现	临床意义
胁部一侧或两侧疼痛	肝胆病变

4. 脘痛（见表14－12）

表14－12　　脘痛临床意义

临床表现	临床意义
食后痛剧	实证
食后痛缓	虚证
冷痛剧烈，得热痛减	寒邪犯胃
灼热疼痛，消谷善饥	胃火炽盛
胀痛、嗳气、郁怒痛甚	胃腑气滞
刺痛、痛有定处	胃腑血瘀
剧痛暴作、腹部板硬、有压痛及反跳痛	胃穿孔
痛无规律、无休止，明显消瘦	胃癌

5. 腹痛（见表14－13）

表14－13　　腹痛临床意义

临床表现	临床意义
大腹疼痛	病在脾胃
小腹疼痛	病在肾、膀胱、大小肠、胞宫
少腹疼痛	病在足厥阴肝经
持续性疼痛，阵发性加剧，伴呕吐、腹胀、便秘	肠痹或肠结
全腹痛，有压痛及反跳痛	腹部脏器穿孔或热毒弥漫
脐外侧及下腹部剧烈绞痛，伴尿血	结石
妇人小腹及少腹痛	痛经、异位妊娠

6. 背痛（见表 14－14）

表 14－14　　背痛临床意义

临床表现	临床意义
脊痛不可俯仰	寒湿阻滞或督脉损伤
背痛连项	风寒客于太阳经
肩背痛	寒湿阻滞、经气不利

7. 腰痛（见表 14－15）

表 14－15　　腰痛临床意义

临床表现	临床意义
腰痛绵绵，酸软无力	肾虚
腰部冷痛沉重，阴雨天加重	寒湿痹病
腰部刺痛，连及下肢	瘀血阻络或腰椎病变
腰部剧痛，向少腹放射，尿血	结石阻滞
腰痛连腹，绕如带状	带脉损伤

8. 四肢痛（见表 14－16）

表 14－16　　四肢痛临床意义

临床表现	临床意义
疼痛游走不定	感受风邪为主
疼痛剧烈，遇寒加剧，得热痛减	感受寒邪为主
重着而痛，固定不移，肌肤麻木不仁	感受湿邪为主
关节红肿热痛	感受热邪或风湿郁而发热
关节疼痛，肿大变形	痹病日久，痰瘀阻络
独见足跟痛或胫膝酸痛	肾虚

9. 周身痛（见表 14－17）

表 14－17　　周身痛临床意义

临床表现	临床意义
新病周身痛	实证（外感风寒、风湿或湿热疫毒）
久病卧床周身痛	虚证（气血亏虚，形体失养）

（四）问头身胸腹

1. 头晕（见表 14－18）

表 14－18　　头晕临床意义

临床表现	临床意义
头晕胀痛，口苦易怒，脉弦数	肝火上炎、肝阳上亢

续表

临床表现	临床意义
头晕面白，神疲乏力，舌淡脉弱	气血亏虚，脑失充养
头晕而重，如物缠裹，痰多苔腻	痰湿内阻，清阳不升
头晕耳鸣，腰膝酸软，遗精健忘	肾虚精亏，髓海失养
外伤后头晕刺痛	瘀血阻滞，脑络不通

2. 胸胁脘腹周身不适（见表 14－19 至表 14－26）

表 14－19　　胸闷临床意义

临床表现	临床意义
兼心悸气短	心气虚或心阳不足
兼咳嗽痰多	痰饮停肺
兼壮热，鼻翼扇动	热邪或痰热壅肺
兼气喘，畏寒肢冷	寒邪客肺
兼气喘，少气	肺气虚或肺肾气虚

表 14－20　　心悸临床意义

临床表现	临床意义
兼气短、乏力、自汗	心气、心阳亏虚
兼面白唇淡，头晕气短	气血两虚
兼颧红、盗汗	心阴不足
时作时止，胸闷，痰多	胆郁痰扰
兼下肢或颜面浮肿，喘促	阳虚水泛
兼短气喘息，胸痛不移	心脉痹阻

表 14－21　　胁胀临床意义

临床表现	临床意义
胁肋胀痛，太息易怒	肝气郁结
胁肋胀痛，身目发黄，口苦	肝胆湿热
兼肋间饱满，咳唾引痛	饮停胸胁

表 14－22　　脘痞临床意义

临床表现	临床意义
兼饥不欲食	胃阴亏虚
兼食少便溏	脾胃气虚
兼嗳腐吞酸	食积胃脘
兼纳呆呕恶	湿邪困脾
兼有振水声	饮邪停胃

表 14－23　腹胀临床意义

临床表现	临床意义
食后腹胀	脾虚不运
兼腹冷痛，呕吐清水	寒湿犯胃或脾胃阳虚
兼身热面赤，腹痛拒按	阳明腑实证
兼食欲不振，嗳腐吞酸	食积
兼嗳气太息，遇情志不舒加重	肝气郁滞
兼呃逆呕吐，按之有水声	痰饮
小儿腹大，面黄肌瘦，发结如穗	疳积

表 14－24　身重临床意义

临床表现	临床意义
兼脘闷苔腻	湿困脾阳
兼浮肿	水湿泛溢
兼嗜卧疲乏	脾气虚
热病后期身重乏力	邪热耗伤气阴

表 14－25　身痒、拘挛、乏力临床意义

<table>
<tr><th colspan="2">临床表现</th><th colspan="2">临床意义</th></tr>
<tr><td colspan="2">身痒</td><td colspan="2">风邪袭表、血虚风燥、湿热浸淫</td></tr>
<tr><td colspan="2">拘挛</td><td colspan="2">寒邪凝滞、气血亏虚</td></tr>
<tr><td rowspan="4">乏力</td><td>兼神疲气短，倦怠懒言</td><td>气虚</td><td rowspan="4">气血亏虚，
湿困阳气</td></tr>
<tr><td>兼心悸气短，面色无华</td><td>气血亏虚</td></tr>
<tr><td>兼身重困倦，苔腻脉濡</td><td>湿困</td></tr>
<tr><td>兼面黄食少，腹胀便溏</td><td>脾虚湿盛</td></tr>
</table>

表 14－26　麻木临床意义

<table>
<tr><th colspan="2">临床表现</th><th>临床意义</th></tr>
<tr><td colspan="2">发于颜面，伴口眼㖞斜</td><td>中风之中络</td></tr>
<tr><td rowspan="2">发于四肢</td><td>活动正常</td><td>痹病（寒湿阻滞）</td></tr>
<tr><td>痿废不用</td><td>痿病（脾胃虚弱）</td></tr>
<tr><td rowspan="2">半身麻木</td><td>活动自如</td><td>中风先兆</td></tr>
<tr><td>伴头晕目眩，气短乏力</td><td>气血两虚</td></tr>
</table>

（五）问耳目

1. 耳（见表 14－27）

表 14－27　耳的异常临床意义

临床表现		临床意义
耳鸣	突发，声大如雷，按之尤甚	实证（肝胆火扰、肝阳上亢，或痰火壅结、气血瘀阻、风邪上袭，或药毒损伤）
	渐起，声细如蝉，按之可减	虚证（肾精亏虚，或脾气亏虚，或肝阴、肝血不足）
重听、耳聋	日久渐成	虚证（肾精亏虚）
	骤然发病	实证（肝胆火扰，痰浊上蒙，风邪上袭）

2. 目（见表 14－28）

表 14－28　目的异常临床意义

临床表现		临床意义
目痛	剧痛难忍，面红目赤	肝火上炎
	目赤肿痛，羞明多眵	风热上袭
	目微痛微赤，时痛时止	阴虚火旺
	目剧痛，恶心呕吐，瞳孔散大，如云雾状，色青或绿或黄	青（或绿，或黄）风内障
目痒	痒甚如虫行，伴畏光流泪、灼热	实证（肝火上扰或风热上袭）
	微痒而势缓	虚证（血虚或邪退正复之时）
目眩	兼见头晕头胀、面赤耳鸣、腰膝酸软	肝肾阴虚
	兼见头晕胸闷、体倦肢麻、恶心苔腻	痰湿内蕴
目昏、雀盲、歧视		肝肾亏虚，精血不足，目失充养

（六）问饮食与口味

1. 口渴与饮水（见表 14－29）

表 14－29　口渴与饮水异常临床意义

临床表现		临床意义
口不渴		津液未伤，见于寒证、湿证
口渴多饮	口渴咽干，鼻干唇燥	燥邪伤津
	口大渴、喜冷饮，兼壮热面赤，汗出心烦	里实热证
	口渴多饮，甚或饮一溲一，小便量多，多食易饥，身体消瘦	消渴证（阴虚燥热）
	大渴引饮	津液大量耗伤
渴不多饮	口干微渴，恶寒发热，咽痛	风热表证
	见于温病，伴身热夜甚	营分证
	渴不欲饮，伴五心烦热，颧红盗汗	阴虚证
	兼身热不扬，头身困重，胸闷纳呆	湿热证
	喜热饮，饮入不多或水入即吐	脾胃阳虚，痰饮内停
	欲漱水不欲咽，兼舌青紫，脉涩	瘀血内阻

2. 食欲与食量（见表 14－30）

表 14－30　食欲与食量异常临床意义

临床表现		临床意义
食欲减退	纳呆食少，兼形体消瘦，面色淡白或萎黄	脾胃气虚
	纳呆腹胀，胸闷恶心，头身困重	湿邪困脾
	兼见寒热往来，胸胁苦满，咽干目眩	少阳病
厌食	兼腹胀，胸闷欲呕，嗳腐食臭	食滞胃脘
	厌食油腻，呕恶便溏，肢体困重	湿热蕴脾
	厌食油腻，身目发黄，胁肋胀痛	肝胆湿热
	孕妇厌食	冲脉之气上逆，重者为“妊娠恶阻”
消谷善饥	兼多饮多尿，身体消瘦	消渴证
	兼大便溏泄	胃强脾弱
饥不欲食		胃阴虚
胃脘嘈杂		肝气不舒，郁久化热
偏嗜食物	小儿嗜食生米、泥土等，兼见腹胀腹痛，面色萎黄	小儿虫积
	孕妇偏嗜酸辣	生理现象
	嗜食肥甘	易生痰湿
	过食辛辣	易致燥热
	过食生冷	易伤脾胃
	食欲减退，日渐消瘦	疾病加重
	食量渐增，精神好转	胃气渐复
	危重患者本毫无食欲，突然索食，食量大增	除中（胃气败绝）

3. 口味（见表 14－31）

表 14－31　口味异常临床意义

临床表现	临床意义
口淡	脾胃虚弱，或寒湿内阻
口苦	心火上炎，肝胆火旺
口甜	脾胃湿热
口酸	肝胃郁热，或伤食证
口咸	肾虚或寒证
口涩	燥热伤津，或脏腑热盛
口黏腻	脾胃湿热、食积化热、痰湿内盛

（七）问二便

1. 大便（见表 14-32）

表 14-32　大便异常临床意义

<table>
<tr><th colspan="3">临床表现</th><th>临床意义</th></tr>
<tr><td rowspan="13">便色异常</td><td rowspan="4">便秘</td><td>兼口燥咽干，舌红少苔，脉细数</td><td>阴虚</td></tr>
<tr><td>兼面色无华，少气乏力，头晕目眩</td><td>气血亏虚</td></tr>
<tr><td>兼面色苍白，手足不温，脉沉迟</td><td>冷秘</td></tr>
<tr><td>伴腹胀痛拒按，口渴喜饮，苔黄燥</td><td>实证（热结便秘）</td></tr>
<tr><td rowspan="6">泄泻</td><td>新病暴泻，清稀如水</td><td>寒湿泄泻</td></tr>
<tr><td>腹痛，泻而不爽，便色黄臭秽，兼肛门灼热，小便短黄</td><td>湿热泄泻</td></tr>
<tr><td>脘闷纳呆，腹痛，泻后痛减，或完谷不化</td><td>伤食</td></tr>
<tr><td>纳少腹胀，脘腹隐痛喜按，面黄神疲</td><td>脾虚</td></tr>
<tr><td>黎明前腹痛作泻，泻后痛减，腰膝酸冷</td><td>五更泄（脾肾阳虚）</td></tr>
<tr><td>随情志郁怒或精神紧张时加重</td><td>肝郁乘脾</td></tr>
<tr><td colspan="2">黄褐如糜而臭</td><td>大肠湿热</td></tr>
<tr><td colspan="2">色灰白</td><td>黄疸（肝胆失疏）</td></tr>
<tr><td colspan="2">有黏冻、脓血</td><td>痢疾，肠癌</td></tr>
<tr><td rowspan="5">便质异常</td><td colspan="2">完谷不化</td><td>脾肾阳虚或伤食</td></tr>
<tr><td rowspan="2">溏结不调</td><td>时干时稀</td><td>肝郁或脾虚</td></tr>
<tr><td>先结后溏</td><td>脾虚</td></tr>
<tr><td rowspan="2">便血</td><td>先便后血，色暗红或紫黑，甚如柏油样</td><td>远血（脾虚，瘀阻胃络）</td></tr>
<tr><td>大便带血，色鲜红，附于粪便表面或排便后点滴而出</td><td>近血（大肠湿热，或大肠风燥）</td></tr>
<tr><td rowspan="9">排便感异常</td><td colspan="2">肛门灼热</td><td>大肠湿热</td></tr>
<tr><td colspan="2">里急后重</td><td>痢疾（湿热内阻）</td></tr>
<tr><td rowspan="3">排便不爽</td><td>伴抑郁易怒</td><td>肝郁乘脾</td></tr>
<tr><td>腹痛泄泻，黄褐臭秽，肛门灼热</td><td>大肠湿热</td></tr>
<tr><td>腹胀泄泻，夹未消化食物，酸臭</td><td>伤食</td></tr>
<tr><td rowspan="2">滑泻失禁</td><td>伴腹痛，喜温喜按，形瘦纳少，倦怠乏力</td><td>脾阳虚</td></tr>
<tr><td>伴腰膝冷痛，或五更泄</td><td>肾阳虚</td></tr>
<tr><td rowspan="2">肛门重坠</td><td>伴头晕乏力，面色少华</td><td>脾虚气陷</td></tr>
<tr><td>腹痛窘急，大便黄褐臭秽，或见脓血便</td><td>大肠湿热</td></tr>
</table>

2. 小便（见表 14-33）

表 14-33　小便异常临床意义

<table>
<tr><th colspan="3">临床表现</th><th>临床意义</th></tr>
<tr><td rowspan="2">尿量异常</td><td rowspan="2">尿量增多</td><td>形寒肢冷</td><td>虚寒证</td></tr>
<tr><td>伴多饮、多食、消瘦</td><td>消渴证</td></tr>
</table>

续表

临床表现			临床意义
尿量异常	尿量减少	伴高热汗出	实热证
		伴汗、吐、下太过	津液耗伤
		伴肌肤浮肿	水肿病
尿次异常	小便频数	伴尿频、急、痛、短赤	淋病（湿热蕴结下焦）
		见于老年人或久病者，色清量多，夜间明显	肾阳虚衰，或肾气不固，膀胱失约
	癃闭		实证：湿热下注、瘀血内阻、结石阻塞
			虚证：年老气虚，或肾阳不足
尿色质异常	小便清长		寒证
	小便短黄		热证或汗、吐、下太过
	尿中带血	色鲜红，心烦口渴	热伤血络，或心火下移小肠
		尿血日久，兼面色不华，少气懒言或有皮肤紫斑	脾不统血
		久病尿血，伴头晕耳鸣，腰膝酸痛	肾气不固
	小便浑浊	浑浊如膏脂	膏淋（湿热下注）
		浑浊如米泔，劳则尤甚	中气下陷
	尿中有砂石		石淋（湿热内蕴）
排尿感异常	小便涩痛		湿热蕴结，常见于淋病
	余沥不尽		肾阳虚、肾气不固
	小便失禁		肾气亏虚，或尿路损伤，或湿热、瘀血阻滞
	遗尿		禀赋不足，或肾气亏虚

（八）问睡眠（见表14－34）

表14－34　　睡眠异常临床意义

临床表现		临床意义	
失眠	经常不易入睡，或睡而易醒，难以复睡，或时时惊醒，睡不安宁，甚至彻夜不眠，或伴多梦	营血亏虚、阴虚火旺、心胆气虚	虚证
		火邪、痰热扰心，食积胃脘	实证
嗜睡	伴头目昏沉，胸闷脘痞，肢体困重	痰湿困脾，清阳不升	
	饭后嗜睡，纳呆腹胀，少气懒言	脾气虚弱，心失所养	
	神志朦胧，困倦易睡，肢冷脉微	心肾阳虚，阴寒内盛	
	大病之后	正气未复	
	伴轻度意识障碍，醒后不能正确回答问题	邪闭心神（昏睡、昏迷前期表现）	

（九）问经带

1. 月经异常（见表 14-35）

表 14-35　　月经异常临床意义

临床表现			临床意义
经期异常	月经先期	经色深红，质稠量多	血热
		经色淡红，质稀量多，气短乏力	气虚
	月经后期	经色淡红，质稀，唇淡面白	血虚
		经色紫暗，夹有血块	血瘀
	月经先后不定期	经色紫红，夹有血块，兼乳房胀痛	肝气郁结
		经色淡红，质稀，腰酸乏力	脾肾虚衰
经量异常	月经过多		血热，气虚
	崩漏	经血不止，色深红，质稠，势急	血热损伤冲任
		经血不止，色淡红，质稀，势缓	气虚冲任不固
		非时而下，时来时止，或时闭时崩，或久漏不止，色紫暗夹块	瘀血阻滞冲任
	月经过少		营血不足，或肾气亏虚，精血不足；或寒凝、血瘀、痰湿阻滞
	闭经	伴急躁易怒、太息	肝气郁结
		伴面色暗黑，小腹胀痛拒按，舌紫暗或有紫斑	血瘀
		兼体胖面浮，胸闷腹胀，纳少痰多，气短乏力	湿盛痰阻
		伴潮热盗汗，皮肤干燥，形体消瘦	阴虚
经色、经质异常	色淡质稀		血虚不荣
	色深红质稠		血热内炽
	色紫暗夹块		寒凝血瘀
痛经	经前或经期小腹胀痛或刺痛拒按		气滞血瘀
	月经后期或经后小腹隐痛、空痛		气血两虚，或肾精不足
	经期小腹灼痛拒按，伴带下黄臭		湿热蕴结
	经期小腹冷痛，得热则缓		寒凝或阳虚

2. 带下（见表 14-36）

表 14-36　　带下异常临床意义

临床表现		临床意义
白带	量多，质稀，无臭味	脾肾阳虚，寒湿下注
	状如凝乳或豆腐渣	湿浊下注
黄带	质黏臭秽	湿热下注或湿毒蕴结
赤白带		肝经郁热，或湿毒蕴结，癌瘤（绝经后）

（十）问小儿

应了解小儿出生前后的情况，以及预防接种和是否患过麻疹、水痘等传染病及传染病接触史。小儿常见致病特征有易感外邪、易伤饮食、易受惊吓等，故喂养、受凉、受寒、受惊等应详细问及。此外，父母兄妹健康及遗传性疾病均应询问。

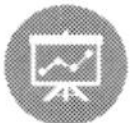

任务实施

学习本章知识，梳理与总结问诊的临床特征，填写表14－37。学习任务评价表见表14－38。

表14－37　　问诊类别、临床表现（特征）和临床意义

问诊类别	临床表现（特征）	临床意义

表14－38　　学习任务评价表

序号	考核内容	考核标准	满分	得分
1	准备活动	资料查阅完整度（小组评价）	50	
2	课堂学习过程	提问及回答（过程评价）	10	
3	上课状态	是否集中精力（自我评价）	20	
4	任务实施	表格完成情况（教师评价）	10	
5	思考练习	得分（结果评价）	10	
合计			100	

思考与练习

1. 病史中最重要的是（　　）。

A. 现病史　　B. 既往史　　C. 个人史　　D. 婚姻史

2. 有关问诊，不正确的是（　　）。

A. 要使用通俗的语言

B. 要给病人一定的暗示
C. 要全面了解、重点突出
D. 对于小儿或昏迷患者，可询问监护人或知情者
3. 下列不符合主诉要求的是（　　）。
A. 上腹部疼痛反复发作 3 年，2 小时前呕血约 200 毫升
B. 尿急、尿频、尿痛 2 天
C. 活动后心慌气短 2 年，下肢水肿半月
D. 反复发作的右侧头痛
4. 不属于现病史内容的是（　　）。
A. 起病时的情况
B. 主要症状及伴随症状
C. 病情的发展与演变
D. 手术史
5. 醒时汗出，动则益甚，为（　　）。
A. 自汗　　B. 盗汗　　C. 绝汗　　D. 战汗
6. 口苦常见于（　　）。
A. 脾胃虚弱，或寒湿内阻　　B. 心火上炎，肝胆火旺
C. 脾胃湿热　　D. 肝胃郁热，或伤食证
7. 呼吸系统常见的症状是（　　）。
A. 呼吸困难、咳嗽、咯血、胸痛
B. 食欲不振、腹痛、恶心、呕吐、腹泻
C. 少尿、多尿、血尿、尿痛、尿急、尿频
D. 烦渴与多尿、畏寒与怕热、食欲改变、体重改变、第二性征与性生活改变
8. 消化系统常见的症状是（　　）。
A. 呼吸困难、咳嗽、咯血、胸痛
B. 食欲不振、腹痛、恶心、呕吐、腹泻
C. 少尿、多尿、血尿、尿痛、尿急、尿频
D. 烦渴与多尿、畏寒与怕热、食欲改变、体重改变、第二性征与性生活改变
E. 头痛、意识障碍、抽搐、瘫痪、感觉障碍、视力障碍、失眠
9. 神经系统常见的症状是（　　）。
A. 呼吸困难、咳嗽、咯血、胸痛
B. 食欲不振、腹痛、恶心、呕吐、腹泻
C. 少尿、多尿、血尿、尿痛、尿急、尿频
D. 头痛、意识障碍、抽搐、瘫痪、感觉障碍、视力障碍、失眠
10. 泌尿系统常见的症状是（　　）。
A. 呼吸困难、咳嗽、咯血、胸痛

B. 食欲不振、腹痛、恶心、呕吐、腹泻

C. 头痛、意识障碍、抽搐、瘫痪、感觉障碍、视力障碍、失眠

D. 少尿、多尿、血尿、尿痛、尿急、尿频

任务十五　学会切诊

学习目标

1. 掌握切诊的概念；脉诊的概念、脉诊的位置、指法、平息、脉诊的用时；正常的脉象；按诊的概念。学会脉诊操作，辨别正常脉象和病理脉象。

2. 熟悉脉诊时病人的体位；病理脉象、相兼脉与主病；按诊的手法。能初步运用切诊的基本技能，判断简单的病情。

3. 了解脉诊的原理、时间；了解按肌肤、按手足、按脘腹、按腧穴的操作方法。

任务引入

切诊包括脉诊和按诊两个部分。脉诊，是医生以指腹按一定部位的脉搏诊察脉象。通过脉诊，体察患者不同的脉象，以了解病情、诊断疾病。它是中医学一种独特的诊断疾病的方法。按诊就是在病人身躯上的一定部位进行触摸、按压，以了解疾病的内在变化或体表反应，获得四诊资料的一种诊断方法。

任务分析

在本任务中，主要学习如何脉诊，并根据诊得的脉象判断病情。

相关知识

一、脉诊

脉诊又称“切脉”“把脉”“摸脉”“候脉”等，是中医诊断疾病的辨证手法之一。脉诊时，医生用手指切按患者身体某些特定部位的浅表动脉来体验脉动形象，以了解病情、辨别疾病。

脉诊有着悠久的历史，公元前五世纪，著名医家扁鹊就以“切脉”为人诊病。扁鹊之后，西汉初年的淳于意善脉诊，《史记》称其“意治病人，必先切其脉，乃治之”。《黄帝内经》是脉法形成阶段的集大成之作，有多篇关于脉法的专论，内容涉及脉诊方法、时间、部位及脉学的生理、病理变化等许多方面。《难经》也论述了丰富的脉学内容，包括脉诊的基本知识、

基本理论及正常反常脉象等，提出“独取寸口”的脉诊方法。此后一千多年，脉诊就是沿着这一方向发展的。东汉张仲景所著的《伤寒杂病论》，以脉诊作为辨证的重要依据，确立了脉证合参，辨证施治的原则。西晋王叔和的《脉经》，是我国现存的第一部脉学专著，进一步完善了“独取寸口”的诊法，在分布主病方面形成一套系统完整的内容。明代医药学家李时珍著《濒湖脉学》，摘取诸家脉学精华，详分27种脉，编成歌诀，便于诵习。历代医家各有创见，各具特色，通过长期医疗实践的经验总结，使脉学不断充实和完善。

21世纪以来，我国运用现代科学技术研究脉诊，从脉象信息采集、处理、图像表述和运用等方面着手，研制出了脉象仪。脉象仪可通过高精度传感器精确模拟中医切诊指法，采集分析脉象的位、数、形、势特征，最终智能分析出单脉与相兼脉类别和时－频－域几十种脉象参数并输出标准的脉象图，同时可记录和跟踪不同时期的脉象特征变化。脉象仪也不断向自动化和智能化发展，与临床应用相结合，可为疾病的疗效评估、健康状态的辨识、干预效果的评价提供客观依据，为中医诊病、辨证开辟了新途径。

（一）脉诊的原理

切脉时手指感觉到脉搏跳动的形象就是脉象，是血脉脉动所呈现的部位（深浅）、速率（至数，即快慢）、形态（长短大小）、强度（有力无力）、节律（整齐与否）等组成的综合形象。脉象的形成，与各个脏腑息息相关。心主血脉，脉为血之府，心气推动血液在脉管中运行，血液循环行走在脉管之中，流经全身；肺朝百脉，血液才能布散全身；脾统血，血液才能在脉管中运行而不溢出脉管之外；肝藏血，疏泄以调节血量；肾藏精，精为气血化生之源，是生成血液的物质基础之一。因此人体脏腑和阴阳气血的盛衰情况均可反映于脉象上。

（二）脉诊的方法

1. 脉诊的位置

脉诊时主要切脉的部位在寸口，其位置为手腕后桡动脉浅表部位。寸口分寸、关、尺三部，以桡骨茎突为标志，其稍内方的部位为关，关前（腕端）为寸，关后（肘端）为尺。两手各分寸、关、尺三部，共六部脉，可分候各脏腑，见表15－1。部分人会有脉位变异的现象，如斜飞脉是从尺部斜向手背，反关脉则在寸口的背侧。

表15－1　寸口候脏腑

寸口位置	左手	右手
寸	候心	候肺
关	候肝胆	候脾胃
尺	候肾	候肾

2. 脉诊的时间

脉诊最好的时间是清晨，因为清晨病人不受饮食、活动等因素的影响，体内外环境都比较安静，气血经脉处于少受干扰的状态，故容易鉴别病脉。脉诊时要有一个安静的环境，脉诊之前要让病人休息片刻，使气血平静，才更有利于医生的脉诊。

3. 患者体位

脉诊时患者应该采取正坐位或正卧位，前臂平放，和心脏处于同一水平上，手腕伸直，手掌向上，并在腕关节背垫上布枕，这样可以使气血运行无阻，以反映机体的真实脉象。

4. 医生指法

（1）选指

医生用左手或右手的食指、中指和无名指三个手指，手指端平齐，略呈弓形，与患者体表约呈 45°，手指紧贴于脉搏搏动处。

（2）布指

医生先以中指按在关脉上（掌后高骨内侧动脉处），然后食指按在关前的寸脉上（腕侧），无名指按在关后尺脉上（肘侧），如图 15－1 所示。

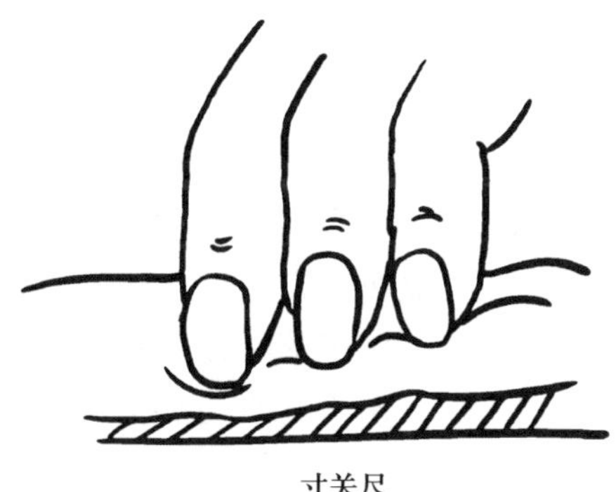

寸关尺

图 15－1　布指

（3）运指

医生运用指力的轻重和挪移以探索脉象。用轻指力按在皮肤上叫举；用重指力按在筋骨间叫作按；指力不轻不重，以委曲求之叫寻。切脉的一般顺序是先举，再寻，然后按。

3 岁以内的婴幼儿，一般以望指纹代脉诊。3 岁以上小儿寸口部位狭小，不能容纳三指，可用“一指（拇指）定三关”法；10 岁以上可按诊成人脉法取脉。

5. 平息

一呼一吸为一息，脉诊时，医生要注意调节呼吸，用一呼一吸的时间去计算患者的脉象跳动。一息之间，以脉象跳动四下为基准，跳动太多或太少都是病脉。

6. 脉诊的用时

脉诊的时候需要注意脉诊的时间，需要满“五十动”。“五十动”即指医生对病人脉诊的时间一般不应少于 50 次脉跳的时间，同时了解其中有无促、结、代脉等脉次有歇止的脉象。每次脉诊以每手不少于 1 分钟，两手 3 分钟左右为宜。

7. 脉象要素

脉象可分解为脉位、脉次、脉形、脉势四个方面，即四个脉象要素，见表 15－2。

表 15－2　　脉象要素的含义及举例

脉象要素	含义	举例
脉位	脉搏跳动显现的部位和长度	常脉的不浮不沉，浮脉、沉脉，长脉、短脉
脉次	脉搏跳动的至数和节律	数脉、迟脉，促、结、代脉
脉形	脉搏跳动的宽度，脉管的大小、软硬等	洪脉、细脉，弦脉、濡脉、缓脉
脉势	脉搏应指的强弱、流畅等趋势	实脉、虚脉，滑脉、涩脉

（三）正常的脉象

正常的脉象又称平脉、常脉，一息四或五至，脉象和缓，从容流利，此为有胃；柔和有力，节律整齐，此为有神；尺脉有力，沉取不绝，此为有根。有胃、有神、有根是正常脉象的三个特点。无胃、无神、无根的脉象是在疾病危重期出现的，是病邪深重，元气衰竭，胃气已败的征象，又称“败脉”“绝脉”“死脉”“怪脉”。

一般年龄越小，脉搏越快，婴儿脉急数，每分钟 120～140 次，五六岁儿童常为一息六至，每分钟 90～110 次；青壮年体强，脉多有力，年老人体弱，脉来较弱；成年人女性较成年男性脉细弱而略快；瘦人脉较浮，胖人脉多沉；重体力劳动、剧烈运动、长途步行、饮酒饱餐、情绪激动时，脉多快而有力，饥饿时则脉较弱。春温夏热、秋凉冬寒，四季气候不同，春季由寒转温之过程中，人体内各种生理功能亦由收敛而渐渐舒散，故多见弦脉。夏季气候炎热，人体生理功能呈舒展放散之状态，故多见洪脉。秋季由热转凉，人体生理功能由发散而渐收敛，故多见浮脉。冬季气候严寒，人体之毛孔及血管呈收缩状态，体温潜藏于内，故多见沉脉。

（四）病理脉象

疾病反映于脉象的变化，叫病理脉象，简称“病脉”。一般说来，除了正常生理变化范围以内及个体生理特异变化之外的脉象，均属病脉。

根据脉位、脉次、脉形、脉势等划分的脉象往往是混合构成的，在中医学有关脉学的专著中所记载的病脉有28种，有些病脉由两种或以上单一脉复合组成。一般按浮、沉、迟、数、虚、实 6 类脉加以归类比较。

1. 浮脉类

浮脉的特征是脉位表浅，轻取即得，见表 15－3。

表 15－3　　浮脉类脉象特征及临床意义

脉名	脉象特征	临床意义
浮脉	轻取即得，重按稍减而不空，举之有余，按之不足	表证
洪脉	脉体宽大，充实有力，来盛去衰，状若波涛汹涌	阳明气分热盛
芤脉	浮大中空，如按葱管	失血、伤阴
革脉	中空外坚，如按鼓皮	亡血、失精、半产、漏下
濡脉	浮细无力而软	虚证或湿困
散脉	浮而无根	元气离散，脏腑精气衰败

2. 沉脉类

沉脉的特征是脉位较深，重按始得，见表 15-4。

表 15-4　沉脉类脉象特征及临床意义

脉名	脉象特征	临床意义
沉脉	轻取不应，重按始得，举之不足，按之有余	里证
伏脉	重按推筋着骨始得，甚则暂伏而不显	邪闭、厥病和痛极
牢脉	沉取实大弦长，坚牢不移	阴寒内盛，疝气积之实证
弱脉	沉细无力而软	阳气虚衰、气血俱虚

3. 迟脉类

迟脉的特征是一息不足四至，见表 15-5。

表 15-5　迟脉类脉象特征及临床意义

脉名	脉象特征	临床意义
迟脉	脉来迟慢，一息不足四至（每分钟脉搏在 60 次以下）	寒证（迟而有力为实寒，迟而无力为虚寒）
缓脉	脉来和慢，一息四至（脉搏每分钟 60～70 次）或脉来怠缓无力，弛纵不鼓	湿病；病后元气恢复，脾胃虚弱；亦可见于正常人
涩脉	形细而行迟，往来艰涩不畅，脉势不匀	气滞、血瘀、痰食内停和精伤、血少
结脉	脉来缓慢，时有中止，止无定数	阴盛气结、寒痰血瘀；气血虚衰

4. 数脉类

数脉的特征是一息五至以上，见表 15-6。

表 15-6　数脉类脉象特征及临床意义

脉名	脉象特征	临床意义
数脉	脉来急促，一息五至以上而不满七至（每分钟 90～130 次）	热证，里虚证
促脉	脉来数而时有一止，止无定数	阳盛实热，气血痰食停滞；亦见于脏气衰败
疾脉	脉来急疾，一息七八至（每分钟 140～160 次）	阳极阴竭，元气欲脱
动脉	见于关部，滑数有力	惊恐，疼痛

5. 虚脉类

虚脉的特征是应指无力，见表 15-7。

表 15-7　虚脉类脉象特征及临床意义

脉名	脉象特征	临床意义
虚脉	三部脉举之无力，按之空豁，应指松软，也是无力脉象的总称	虚证，多为气血两虚
微脉	极细极软，按之欲绝，若有若无	气血大虚，阳气衰微
细脉	脉细如线，但应指明显	气血两虚，湿邪为病
代脉	脉来一止，止有定数，良久方还	脏气衰微；疼痛、惊恐、跌仆损伤等
短脉	首尾俱短，常只显于关部，而在寸尺两部多不显	气虚，气郁

6. 实脉类

实脉的特征是应指有力，见表 15-8。

表 15-8　实脉类脉象特征及临床意义

脉名	脉象特征	临床意义
实脉	三部脉充实有力，其势来去皆盛，为有力脉象的总称	实证
滑脉	往来流利，应指圆滑，如盘走珠	痰湿、食积；实热；青壮年的常脉；妇女的孕脉
紧脉	绷急弹指，状如牵绳转索	实寒证，疼痛，食积
长脉	首尾端直，超过本位	阳证、热证、实证
弦脉	端直而长，如按琴弦	肝胆病、疼痛、痰饮；胃气衰败；亦见于老年健康者

（五）相兼脉与主病

引起疾病的原因是多方面的，疾病的表现和变化是错综复杂的，因此临床常见的脉象，常是反映疾病多个方面的相兼脉。

相兼脉又称“复合脉”，是两种或两种以上单一脉象的综合表现。只要不是完全相反的两种或几种单一脉，都可能同时出现而成为相兼脉，如浮紧、浮数、沉迟、沉细数等，其临床意义一般是组成相兼脉的各单一脉主病的总和，如浮紧脉主表寒证，浮数脉主表热证，沉迟脉主里寒证，沉细数脉主里虚热证等。临床常见相兼脉象与主病如下，见表 15-9。

表 15-9　临床常见相兼脉象与主病

脉名	主病	脉名	主病
浮紧	表寒、风寒、风痹	沉数	里热
浮缓	表证有汗	沉细数	阴虚，或血虚有热
浮数	表热或风热	洪数	气分热盛
浮滑	风痰或表证夹痰湿	弦数	肝热、肝火或肝胆湿热
沉迟	里寒	弦滑	肝热夹痰，停食
沉紧	里寒、痛证	弦滑数	肝火夹痰，或风阳上扰，痰火内蕴
沉滑	痰饮、食积	弦迟	寒滞肝脉
沉弦	肝郁气滞、痛证	弦紧	寒痛、寒滞肝脉
沉缓	脾肾阳虚，水湿停留	弦细	肝肾阴虚或血虚肝郁，或肝郁脾虚
沉涩	血瘀，常见于阳虚、寒凝血瘀者	滑数	痰热，痰火或内热食积
沉细	里虚、气血虚	细涩	血虚夹瘀，或精血不足

（六）脉症顺逆与从舍

1. 脉症顺逆

脉症顺逆是指脉与症的相应与不相应，以判断病情的顺逆。脉与症相一致者为顺，脉与症不相应者为逆，见表 15-10。

表 15-10　脉症顺逆

脉症关系	脉症顺逆	举例
脉症相应	顺	暴病脉浮、洪、数、实——正气充盛能够抗邪； 久病脉见沉、微、细、弱——正虽不足而邪亦不盛
脉症不相应	逆	新病脉反见沉、细、微、弱——正气虚衰； 久病脉反见浮、洪、数、实——正气衰而邪不退

2. 脉症从舍

脉症从舍是指当脉与症不相应时，临床当根据疾病的本质决定从舍，或舍脉从症，或舍症从脉。脉有从舍，说明脉象只是疾病表现的一个方面，因而要四诊合参，才能全面认识疾病的本质，见表 15-11。

表 15-11　脉症从舍

疾病本质	脉症从舍	举例
症假脉真	舍症从脉	真寒假热证之四肢厥冷，下利清谷，脉微欲绝为真脉，而身反不恶寒，烦躁，甚则面红为假症，当舍症从脉； 自觉烦热，而脉见微弱者，必属虚火； 腹虽胀满，而脉微弱者，则是脾胃虚弱
脉假症真	舍脉从症	胃肠实热证之腹痛拒按，便秘，苔黄厚焦燥为真症，而脉迟细为假脉，当舍脉从症； 胸腹不灼，而见脉大者，必非火邪； 本无胀满疼痛，而脉见弦强者，并非实证

二、按诊

按诊，就是用手直接触摸、按压患者的某些部位，以了解疾病的变化，从而推断疾病的部位、性质和病情轻重的情况。

（一）按诊的手法

1. 触

用手轻触患者局部的皮肤，以了解其温凉、润燥情况。

2. 摸

用指掌用力寻扶局部，探明病位及病性的虚实。

3. 按

用重手按压患者局部，以探明有无压痛感或肿块等情况。

4. 叩

用手叩击患者身体某部位，使之振动产生叩击音，以确定检查部位脏器是否正常。

（二）按肌肤

肌肤触诊辨别温凉、润燥及肿陷等。

1. 肌肤的温凉

一般可以反映体温的高低，但需注意热邪内闭的真热假寒现象。

2. 肌肤的润燥

可以反映有汗、无汗和津液是否耗伤，如皮肤湿润，多属津液未伤；肌肤干燥而皱缩，是伤津脱液，气阴大伤。久病肌肤十分干燥，触之刺手，称为肌肤甲错，为阴血不足，瘀血内结。

3. 肌肤的肿陷

肌肤按之凹陷成坑，不能即起的是水肿；肌肤臃肿，按之应手而起者，为气肿或虚胖。

（三）按手足

按手足主要探明患者体内阴阳盛衰等情况。手足冰冷，属于阳虚症状；手足热炽，属于阳盛症状；手心足心发热多为阴虚。此外，手足四肢等触诊还应注意检查四肢的瘫痪或强直。

（四）按脘腹

腹部触诊需辨病变的部位、腹痛及症瘕积聚的性质。

病变在脘腹（中上腹）属胃，在两胁下（左右侧腹）属肝胆，在脐周围属胃或大小肠，在小腹属肝、膀胱或肾。

按压后疼痛减轻的（喜按），多属虚痛；按压后疼痛加剧的（拒按），多属实痛、热痛。

腹部有块物，按之软，甚至能散的，称为“瘕”或“聚”，多属气滞；部位固定，按之较坚，不能消失的称为“症”或“积”，多属瘀血、痰、水等实邪结聚而成。

（五）按腧穴

脏腑病变可以在相应的体表穴位出现反应，通过在经络腧穴上进行触诊，发现结节、条索状物、痛点或反应过敏点，可以作为某些疾病的辅助诊断。如肝炎病人在期门和肝俞穴有压痛，胆囊疾病的患者在胆俞穴有压痛，胃及十二指肠溃疡的患者在足三里穴有压痛，急性阑尾炎的患者在阑尾穴（足三里下两寸）有明显压痛等。

任务实施

1. 按上述脉诊方法给自己脉诊，记录自己左右手的脉象情况，填写表 15－12。

表 15－12　脉象记录

寸口位置	左手脉象	右手脉象
寸		
关		
尺		

2. 通过上述所学的相关知识，尝试按脉象特征，梳理出脉名及临床意义，填写表 15－13。学习任务评价表见表 15－14。

表 15－13　脉象特征对应的脉名及临床意义

脉象特征	脉名	临床意义
轻取即得，重按稍减而不空，举之有余，按之不足		
脉体宽大，充实有力，来盛去衰，状若波涛汹涌		

续表

脉象特征	脉名	临床意义
轻取不应，重按始得，举之不足，按之有余		
重按推筋着骨始得，甚则暂伏而不显		
沉取实大弦长，坚牢不移		
沉细无力而软		
浮大中空，如按葱管		
中空外坚，如按鼓皮		
浮细无力而软		
浮而无根		
三部脉举之无力，按之空豁，应指松软		
极细极软，按之欲绝，若有若无		
脉细如线，但应指明显		
脉来一止，止有定数，良久方还		
首尾俱短，常只显于关部，而在寸尺两部多不显		
脉来急促，一息五至以上而不满七至（每分钟90～130次）		
脉来数而时有一止，止无定数		
脉来急疾，一息七八至（每分钟140～160次）		
见于关部，滑数有力		
脉来迟慢，一息不足四至（每分钟脉搏在60次以下）		
脉来和慢，一息四至（每分钟60～70次）或脉来怠缓无力，弛纵不鼓		
形细而行迟，往来艰涩不畅，脉势不匀		
脉来缓慢，时有中止，止无定数		
三部脉充实有力，其势来去皆盛		
往来流利，应指圆滑，如盘走珠		
绷急弹指，状如牵绳转索		
首尾端直，超过本位		
端直而长，如按琴弦		

表15-14　　学习任务评价表

序号	考核内容	考核标准	满分	得分
1	准备活动	资料查阅完整度（小组评价）	50	
2	课堂学习过程	提问及回答（过程评价）	10	
3	上课状态	是否集中精力（自我评价）	20	
4	任务实施	表格完成情况（教师评价）	10	
5	思考练习	得分（结果评价）	10	
合计			100	

思考与练习

1. 属于平脉的脉象特点是（　　）。

A. 一息五至以上　　B. 一息四至，重按始得

C. 一息四至，从容和缓　　D. 一息四至，怠缓无力

2. 主表证的脉象是（　　）。

A. 沉脉　　B. 浮脉　　C. 迟脉　　D. 数脉

3. 主寒证的脉象是（　　）。

A. 数脉　　B. 虚脉　　C. 浮脉　　D. 迟脉

4. 主里证的脉象是（　　）。

A. 浮脉　　B. 沉脉　　C. 滑脉　　D. 迟脉

5. 弱脉的脉象是（　　）。

A. 按之欲绝　　B. 沉而细软　　C. 极细极软　　D. 浮而细软

6. 由于气候影响，平脉在秋天可见（　　）。

A. 浮　　B. 沉　　C. 洪　　D. 弦

7. 按脉时需重按推筋着骨始得的为（　　）。

A. 沉脉　　B. 牢脉　　C. 弱脉　　D. 伏脉

8. 结、代、促脉，其脉象的共同特点是（　　）。

A. 脉来时一止　　B. 止有定数　　C. 止无定数　　D. 脉来缓慢

9. 浮大中空的脉象是（　　）。

A. 散脉　　B. 革脉　　C. 洪脉　　D. 芤脉

10. 气滞血瘀证可见（　　）。

A. 革脉　　B. 涩脉　　C. 弦脉　　D. 滑脉

课题五 认识中医的辨证方法

辨证论治是中医学两大基本特点之一，是中医学认识疾病和治疗疾病的基本法则。辨证是通过四诊所收集的资料，包括患者相关病史、症状、体征等，运用中医学理论，进行综合、分析、归纳，找出疾病病因、性质、病变部位以及邪正之间的关系，对疾病本质做出判断，概括为具体证型的过程。论治是根据辨证的结果，确定治疗的原则和方法。辨证论治是中医学应有的、独特的内容，是中医在诊治疾病时应当遵循的原则，是治疗疾病时立法处方的主要依据。主要包括八纲辨证、气血津液辨证、脏腑辨证、经络辨证、卫气营血辨证、三焦辨证、六经辨证等。

任务十六 认识八纲辨证

学习目标

1. 掌握八纲辨证各证候的辨证要点。
2. 熟悉八纲辨证各证候的临床表现。
3. 了解八纲辨证各证候的鉴别。

任务引入

患者张某，女，34岁，平素好辛辣饮食，不喜饮水，数日前出现小便不畅，未在意，近3日加重，出现小便频数短涩，灼热刺痛，溺色黄赤，少腹拘急胀痛，腰痛拒按。苔黄腻，脉滑数。遂就诊。中医诊断为热淋。

提问：1. 本案例诊断采用四诊中的哪些方法？

2. 辨证为寒证还是热证，依据是什么？

任务分析

通过完成本次任务，复习一下上一课学习的知识，运用四诊的知识收集症状，尝试运用八纲辨证的方法对简单的案例进行辨证分析。

相关知识

八纲指表、里、寒、热、虚、实、阴、阳八个纲领。八纲辨证是根据四诊收集的病情资料进行分析、综合，辨别疾病的浅深、疾病性质的寒热、邪正斗争的盛衰和病证类别（表证、里证、寒证、热证、虚证、实证、阴证、阳证八类基本证候）。运用八纲辨证对病情进行辨别归类，可以起到执简驭繁、提纲挈领的作用。

一、表里辨证

表里是辨别病变部位外内浅深，并预测病势趋向的一对纲领。两者是相对的概念，如在人体结构中，身体的皮毛、腠理、经络在外，属表；脏腑、气血、骨髓在内，属里。临床辨证时，外邪侵犯肌表，病位浅者，为表证；病在脏腑，病位深者，为里证。从病势趋向上论，病势由表入里，是病逐渐加重；由里出表，是病逐渐减轻。通过判断疾病的轻重进退，可以掌握疾病的转归预后，从而采取适当的治疗措施。

（一）表证

【概念】表证是指六淫、疫疠等邪气经皮毛、口鼻侵入机体的初期阶段，正气抗邪于肌表，以新起恶寒发热为主要表现的证候。

【临床表现】恶风寒，或恶寒发热，头身疼痛，喷嚏，鼻塞流涕，咽喉痒痛，咳嗽等，舌淡红，苔薄白，脉浮。

【辨证要点】因外邪有六淫、疫疠之异，故表证的证候表现可有区别，一般以新起恶寒发热，头身疼痛，脉浮为主要表现，内部脏腑的症状不明显。以起病急、病位浅、病程短等为特点，多见于外感病初期。

（二）里证

【概念】里证是指病变部位在内（脏腑、气血、骨髓）的一类证候，与表证相对而言，多见于外感病的中、后期或内伤疾病。里证形成的原因主要有以下三个方面：外邪袭表，表证不解，内传入里，侵犯脏腑，导致里证；外邪直接入里，侵犯脏腑等部位，即所谓“直中”为病；情志内伤、饮食劳倦等因素，直接损及脏腑气血，或使脏腑气血功能紊乱而出现各种证候，有里热证、里寒证、里虚证、里实证等。

【临床表现】里证的范围很广泛，临床表现多种多样，临床特点无新起恶寒发热，而以脏腑症状为主。概而言之，凡非表证或半表半里证的特定证候，一般都属里证的范畴，即所谓“非表即里”。

【辨证要点】里证的特征以但热不寒、但寒不热，病因复杂，病情较重，病位较深，病程较长为特点。

（三）半表半里证

【概念】半表半里证是指病变既非完全在表，又未完全入里，病位处于表里进退变化之中，以寒热往来等为主要表现的证候。

【临床表现】寒热往来，胸胁苦满，心烦喜呕，默默不欲饮食，口苦，咽干，目眩，脉弦。

【辨证要点】以寒热往来，脉弦为辨证要点。

（四）表证、里证鉴别要点

表证和里证的辨别，主要判别寒热症状，内脏证候是否突出，舌象、脉象等变化。外感病中，发热恶寒同时并见者属表证；但热不寒或但寒不热者属里证；寒热往来者，属半表半里证。表证以头身疼痛、鼻塞流涕或喷嚏等为常见症状，内脏证候不明显；里证以内脏证候如咳喘、心悸、腹痛、呕、泻等为主症，鼻塞、头身痛，寒热往来等症状并不明显。表证及半表半里证舌苔变化不明显，里证舌苔多有变化；表证多见浮脉，里证多见沉脉或其他多种脉象。辨表里证还应参考起病的缓急、病情的轻重、病程的长短等因素。

二、寒热辨证

寒热是辨别疾病性质的两个纲领。《素问·阴阳应象大论》说："水火者，阴阳之征兆也。"《类经·疾病类》亦说："水火失其和，则为寒为热。"寒热较突出地反映了疾病中机体阴阳的偏盛偏衰、病邪性质的属阴属阳。

（一）寒证

【概念】寒证是指感受寒邪，或阳虚阴盛，机体功能活动减退所表现的具有冷、凉特点的证候。阴盛所致寒证为实寒证，阳虚所致寒证为虚寒证。

【临床表现】常见恶寒或畏寒，肢体冷痛，喜暖，口淡不渴，面色白，肢冷蜷卧，痰、涎、涕清稀色白，小便清长，大便稀溏。舌淡，苔白而润，脉紧或迟等。

【辨证要点】以恶寒或畏寒、肢冷、喜暖、舌淡脉迟为辨证要点。

（二）热证

【概念】热证是指感受热邪，或脏腑阳气亢盛，或阴虚阳亢，导致机体机能活动亢进所表现的证候。阳盛所致热证为实热证，阴虚所致热证为虚热证。

【临床表现】常见发热，恶热喜冷，口渴欲饮，面赤，烦躁不宁，痰、涕黄稠，小便短赤，大便干结。舌红，苔黄燥少津，脉数等。

【辨证要点】以发热或恶热，口渴喜饮，舌红脉数为辨证要点。

（三）寒证、热证鉴别要点

寒证与热证，是机体阴阳偏盛偏衰的反映，是疾病性质的主要体现，故应综合观察疾病的全部表现。可以从对寒热的喜恶、口渴与否、面色的赤白、四肢的温凉、二便、舌象、脉象等方面，辨别寒证与热证，见表 16－1。

表 16-1　　寒证、热证的鉴别要点

证候	寒证	热证
寒热喜恶	恶寒喜温	恶热喜凉
面色	白	红
口渴	不渴或渴喜热饮	渴喜冷饮
四肢	冷	热
小便	清长	短赤
大便	稀溏	秘结
舌象	舌淡苔白而润	舌红苔黄
脉象	迟或紧	数

三、虚实辨证

虚实是概括和辨别正气强弱和邪正盛衰的两个纲领。主要反映病变过程中人体正气的强弱和致病邪气的盛衰。虚指正气不足，实为邪气亢盛。如《素问·通评虚实论》说："邪气盛则实，精气夺则虚。"

（一）虚证

【概念】虚证指人体正气虚弱，脏腑功能减退，抗病能力低下的各种证候，为阴阳、气血、津液、精髓等亏虚，临床表现以低下、不足、松弛、衰退为特征。

【临床表现】阴阳、气血、营卫、津液及脏腑亏虚，很难用几个症状全面概括。临床一般以久病、势缓者为虚证，耗损过多者多虚证，体质素弱者多虚证。

（二）实证

【概念】实证指人体因感受六淫、疠气等外邪，或因内部脏腑功能失调，致痰饮、水湿、瘀血、食积等有形病理产物停滞体内所致病证，与虚证相对。

【临床表现】由于感邪性质、致病因素、病理产物不同，以及病邪侵袭、累及部位的差异，因而临床表现各不相同，难以明确实证的主要症状。临床特点一般是新起、暴病多实证；病情急剧者多实证；体质壮实者多实证。

（三）虚实证鉴别要点

虚证实证鉴别，可从病程、病势、体质及症状、舌脉等方面加以鉴别，具体如下，见表 16-2。

表 16-2　　虚证、实证的鉴别要点

证候	虚证	实证
病程	长（久病）	短（新病）
体质	多虚弱	多壮实
精神	萎靡	亢奋
声息	声低息微	声高气粗

续表

证候	虚证	实证
疼痛	喜按	拒按
胸腹胀满	按之不痛，胀满时减	按之疼痛，胀满不减
发热	五心烦热，午后潮热	壮热
恶寒	畏寒，得衣近火则减	恶寒，添衣加被不减
舌象	质淡嫩，苔少或无苔	质苍老，苔厚
脉象	细弱无力	实而有力

四、阴阳辨证

阴阳是八纲中的总纲，是辨别疾病属性的两个纲领。因为阴、阳分别代表事物相互对立的两个方面，疾病的性质、临床的证候，一般都可归属于阴或阳的范畴，所以阴阳是辨证的基本大法，也是病证归类的两个基本纲领。

八纲中的表里、寒热、虚实六纲，可以从不同侧面概括病情，但只能说明疾病某一方面的特征，而阴阳两纲则通过对病情进行总的归纳，使复杂的证候纲领化。因此，阴阳两纲可以概括其他六纲而成为八纲中的总纲。

（一）阴证

【概念】凡符合“阴”的一般属性的证候，称为阴证。如有抑制、沉静、衰退、晦暗等表现的里证、寒证、虚证，以及症状表现于内的、向下的，或病邪性质为阴邪致病、病情变化较慢等，均属阴证范畴。

【临床表现】不同的疾病，表现出的阴证证候不尽相同，各有侧重。其特征性表现主要有：面色苍白或暗淡，精神萎靡，身重蜷卧，畏寒肢冷，倦怠无力，语声低怯，纳差，口淡不渴，小便清长或短少，大便溏泄，舌淡胖嫩，脉沉、迟、微弱、细。

（二）阳证

【概念】凡符合“阳”的一般属性的证候，称为阳证。如有兴奋、躁动、亢进、明亮等表现的表证、热证、实证，以及症状表现于外的、向上的，或病邪性质为阳邪致病、病情变化较快等，均属阳证范畴。

【临床表现】不同的疾病，表现出的阳证证候不尽相同。其特征性表现主要有：身热或肌肤灼热，面红目赤，恶寒发热，烦躁不安，语声高亢，呼吸气粗，喘促痰鸣，口干欲饮，小便短赤涩痛，大便秘结，舌红绛，苔黄黑，生芒刺，脉浮、滑、洪、数、实。

（三）阴阳证鉴别要点

阴证与阳证，其要点可见于表里、寒热、虚实证候的鉴别之中，亦可从四诊角度进行对照鉴别，见表 16－3。

表 16-3 阴证、阳证的鉴别要点

四诊	阴证	阳证
问	恶寒畏寒，喜温，食少乏味，不渴或喜热饮，小便清长或短少，大便溏泄气腥	身热，恶热，喜凉，恶食，心烦，口干渴引饮，小便短赤涩痛，大便干燥，或秘结不通
望	面色苍白或暗淡，身重蜷卧，倦怠无力，精神萎靡，舌淡胖嫩，舌苔润滑	面色潮红或通红，狂躁不安，口唇燥裂，舌红绛，苔黄燥或黑，生芒刺
闻	语声低微，静而少言，呼吸气弱，气短	语声高亢，烦而多言，呼吸气粗，喘促痰鸣
切	腹痛喜按，肢凉，脉沉、细、迟、虚等	腹痛拒按，肌肤灼热，脉浮、洪、数、大、滑、实等

（四）亡阴与亡阳

亡阴和亡阳都是疾病进展过程中的危重证候，大都在高热大汗、剧烈吐泻、失血过多等阴液迅速亡失或阳气暴脱等情况下出现。

1. 亡阴

亡阴是指体内阴液大量消耗或丢失，阴液亏乏欲竭所表现出的危重证候。其临床表现：汗出而黏，身热肢暖，烦躁不安，面色潮红，呼吸短促，口渴喜冷饮，唇干舌燥，小便极少，舌红干，脉细数无力。

2. 亡阳

亡阳是指体内阳气极度衰微而表现出的危重证候。亡阳发生在各种原因所致的阳气虚弱以致亡脱的阶段。其临床表现：冷汗淋漓，神情淡漠，蜷卧神疲，畏寒肢冷，四肢厥冷，口淡不渴，或喜热饮，舌淡白润，脉微欲绝。

五、八纲证候间的关系

八纲各自概括着一个方面的病理本质，有表里、寒热、虚实、阴阳，然而其病理本质的各个方面是互相联系的。因此，通过八纲来分析、判断、归类证候，并不是彼此孤立、绝对对立、静止不变的，而是相互兼夹、错杂表现，并且随病变发展而不断变化的。所以，临床辨证不仅要注意八纲基本证候的识别，更应把握八纲证候之间的相互关系。

八纲证候间的相互关系，主要可归纳为证候相兼、证候错杂、证候真假、证候转化四个方面。

证候相兼。临床辨证时，表里、寒热、虚实常常是交织在一起的，表现为证候相兼，即在疾病某一阶段，论病位之在表在里，必然要区分其寒热虚实性质；论病性之属寒属热，必然要辨别病位在表或在里、是邪盛或是正虚；论病情的虚实，必察其病位之表里、病性之寒热。临床会出现表实寒证、表实热证、里实寒证、里实热证、里虚寒证、里虚热证、表寒里热、表里俱实等。

证候错杂。在疾病某一阶段，不仅表现为病位的表里同时受病，而且呈现寒、热、虚、实性质相反的证候。八纲中表里、寒热、虚实的错杂关系，可以表现为表里同病、寒热错杂、虚实夹杂，辨证时应对其进行综合分析。

证候真假。某些疾病在病情的危重阶段，可能出现一些与疾病本质相反的“假象”，掩盖病情的真相。即疾病表现出某些不符合常规认识的假象，与病理本质所反映的常规证候不相应的某些表现，如真寒假热、真热假寒、虚实真假等。

证候转化。疾病在其发展变化过程中，其病位、病性，或邪正盛衰的状态会发生变化，由一种证候转化为对立的另一种证候。可有表里出入、寒热转化、虚实转化等。

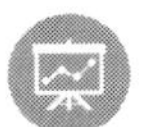

任务实施

通过上述所学的相关知识，根据表 16－4 病证中出现的两组症状，判断该症状可能属于八纲辨证中的哪个纲领，采用的是什么辨证方法。学习任务评价表见表 16－5。

表 16－4　　八纲辨证的辨析

症状	采用什么辨证方法	属于哪一个纲领
喷嚏、鼻塞、流涕，咽喉痒痛		
腹泻、腹痛、食欲不振		
恶寒或畏寒，肢体冷痛，喜暖，口淡不渴，面色白，肢冷蜷卧		
发热，恶热喜冷，口渴欲饮，面赤，烦躁不宁		
精神萎靡不振，乏力自汗，脉细数无力		
发热，腹胀痛拒按，精神烦躁，甚至神昏谵语，脉实有力		

表 16－5　　学习任务评价表

序号	考核内容	考核标准	满分	得分
1	准备活动	资料查阅完整度（小组评价）	50	
2	课堂学习过程	提问及回答（过程评价）	10	
3	上课状态	是否集中精力（自我评价）	20	
4	任务实施	表格完成情况（教师评价）	10	
5	思考练习	得分（结果评价）	10	
合计			100	

思考与练习

1. 辨别病变部位外内浅深，并预测病势趋向的一对纲领是（　　）。

A. 虚实辨证　　B. 寒热辨证　　C. 阴阳辨证　　D. 表里辨证

2. 概括和辨别正气强弱和邪正盛衰的两个纲领是（　　）。

A. 虚实辨证　　B. 寒热辨证　　C. 阴阳辨证　　D. 表里辨证

3. 寒证的鉴别要点是（　　）。

A. 恶热喜凉　　B. 渴喜冷饮　　C. 恶寒喜温　　D. 小便黄赤

4. 八纲辨证中，辨别疾病性质的两个纲领是（　　）。

A. 寒热辨证　　B. 阴阳辨证　　C. 表里辨证　　D. 虚实辨证

5. 表证的辨证要点不包括（　　）。

A. 起病急　　B. 病位浅

C. 脉弦　　D. 多见于外感病初期

6. 以但热不寒、但寒不热，病因复杂，病情较重，病位较深，病程较长为特点的属于（　　）。

A. 表证　　B. 里证　　C. 实证　　D. 半表半里证

7. 以寒热往来，脉弦为辨证要点的是（　　）。

A. 表证　　B. 里证　　C. 半表半里证　　D. 实证

8. 体内阴液大量消耗或丢失，阴液亏乏欲竭所表现出的危重证候的是（　　）。

A. 阴虚证　　B. 亡阴证　　C. 亡阳证　　D. 阳虚证

9. 体内阳气极度衰微而表现出的危重证候的是（　　）。

A. 阴虚证　　B. 亡阴证　　C. 亡阳证　　D. 阳虚证

10. 邪气盛则（　　），精气夺则（　　）。

A. 实；虚　　B. 虚；实　　C. 寒；热　　D. 热；寒

任务十七　认识气血津液辨证

学习目标

1. 掌握气血津液辨证各证候的辨证要点。
2. 熟悉气血津液辨证各证候的临床表现。
3. 了解气血津液辨证各证候的鉴别。

任务引入

黄某，女，43 岁，近半月来时感脘腹重坠作胀，食后尤甚，肛门重坠，便意频数，大便溏薄，时感头晕，面色萎黄，倦怠乏力，纳少，舌淡苔白，脉缓弱。

提问：请运用气血津液辨证方法辨证并进行病机分析。

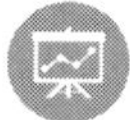

任务分析

完成本次任务，复习前期学习过的气血津液内容，以及上一课题中学习的四诊知识，尝试对症状进行简单的气血津液辨证。

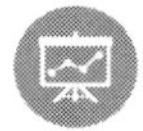

相关知识

气血津液辨证是运用脏腑学说中有关气血津液的理论，对四诊收集的资料进行分析，判定疾病是否存在气血津液亏虚或运化障碍的证候。

气血津液是脏腑功能活动的物质基础，其生成和运行依赖于脏腑的功能活动。在病理上，脏腑发生病变，可以影响到气血津液的变化；反之，气血津液发生病变，也同样会影响到脏腑的功能。因此，气血津液的病变，与脏腑的生理、病理密切相关。

一、气病辨证

气病辨证是根据气的生理功能和病理变化，分析、识别其所反映的不同证候，用来指导临床诊断疾病的一种辨证方法。

气在人体中，无处不到，遍布全身，是维持人体生命活动的重要物质。气具有温煦组织、化生精血，推动血和津液运行的作用。气病范围很广泛，可见于外感、内伤杂病中，临床常见证候为气虚证、气陷证、气滞证和气逆证。

（一）气虚证

气虚证是指元气不足，脏腑功能活动衰退所表现的证候。多由久病、饮食失调、年老体弱等原因导致。

【临床表现】头晕目眩，少气懒言，神疲乏力，声低气微，自汗，活动则诸症加剧，舌淡，脉虚无力；甚则呼吸微弱，四肢困倦，面色㿠白，时感畏寒，容易感冒等。

【辨证要点】以气短懒言、神疲乏力、脉虚等症共见为辨证要点。

（二）气陷证

气陷证指脏气不足，络脉失养，无力升举，清阳不升，反而下陷所表现的证候。多因气虚证的进一步发展，或劳累用力过度，损伤某一脏器而致。

【临床表现】头昏眼花，倦怠乏力，少气不足以息，久痢久泄，腹部坠胀，脱肛、子宫脱垂或胃下垂等，舌淡苔白，脉虚弱。

【辨证要点】以气坠、内脏下垂与气虚等症共见为辨证要点。

（三）气滞证

气滞证指体内某些部位或某一脏腑气机阻滞，运行不畅引起的病变证候。

【临床表现】胀闷、疼痛，时重时轻，走窜不定，得嗳气或矢气后胀痛减轻，脉弦紧。

【辨证要点】以胀闷，疼痛，脉弦等症共见为辨证要点。

（四）气逆证

气逆证指气机升降失常，气上逆不顺而出现的证候。一般多见肺、胃、肝之气上逆。

【临床表现】肺气上逆见咳嗽、喘息等证候；胃气上逆主要见呃逆、嗳气、恶心、呕吐等证候；肝气上逆见头痛、眩晕、昏厥、呕血等证候。

【辨证要点】以咳喘，或呕恶，或头痛眩晕与气滞等症共见为辨证要点。

二、血病辨证

血病辨证，主要根据血的生理功能和病理变化，分析辨别其所反映的不同证候。常见证候为血虚证、血瘀证、血热证和血寒证。

（一）血虚证

血虚证指机体内血液亏虚，脏腑、经络、组织失于濡养，所表现的全身虚弱的证候。血虚形成的原因不外生成减少和耗血过多两个方面。禀赋不足，脾胃气虚，或久病导致脾胃虚弱，气血生化不足，导致血虚；或久病耗伤气血；或急、慢性失血；或情志抑郁，气火内炽，暗耗阴血等。

【临床表现】面色萎黄或苍白、唇色淡白、神倦乏力、头晕眼花、心悸失眠、手足麻木、妇女月经量少色淡，舌质淡、脉细无力。

【辨证要点】以面白、舌淡、脉细等症共见为辨证要点。

（二）血瘀证

血瘀证指体内血行受阻，血液瘀滞，或血离于经而瘀阻于体内，所引起的病变证候。常因气机郁滞，或血受寒而脉阻，或热邪内郁，或气虚不运，或外伤等血溢于经，导致瘀血内停，出现血瘀证。

【临床表现】局部痛如针刺，部位固定，按之痛甚，夜间加重；或有肿块，按之坚硬不移，外见肿块色青紫；或见出血，血色紫暗，有血块；面色黧黑，口唇、爪甲青紫，皮肤甲错，皮下有紫暗斑点，或丝状如缕，腹部青筋外露，腿部青筋突出或蜷曲成团。妇女可见经闭。舌质紫暗，或有瘀斑、脉多细涩等。

【辨证要点】以刺痛、肿块、出血，唇舌、爪甲紫暗，脉涩等症共见为辨证要点。

（三）血热证

血热证指脏腑火热炽盛，热入血分所表现出的证候。常因外感热邪侵入，或五志郁火，或由于烦劳、嗜酒、恼怒等因素，引起阳气暴涨，热入血分，血分热盛。

【临床表现】心烦，躁扰发狂，口干喜饮，身热，或见咳血、呕血、吐血、衄血、便血、尿血及疮疖、斑疹等，妇女月经先期、量多、色深红等。舌红绛，脉滑数。

【辨证要点】以出血、疮疖与实热等症共见为辨证要点。

（四）血寒证

血寒证指脉络寒凝气滞，血行不畅，渐致瘀滞所表现的证候。常由感受寒邪，或阴寒内盛所致。

【临床表现】手足或少腹冷痛，肤色紫暗发凉，喜暖恶寒，得温痛减，妇女月经愆期，痛经，经色紫暗，夹有血块，舌紫暗，苔白，脉沉迟涩。

【辨证要点】以拘急冷痛、肤色紫暗与实寒等症共见为辨证要点。

三、气血同病辨证

气血同病辨证，是用于既有气的病证，同时兼见血的病证的一种辨证方法。气和血具有相互依存，相互资生，相互为用的密切关系，因而在发生病变时，气血常可相互影响，既见气病，又见血病，即为气血同病。气血同病常见的证候有气滞血瘀、气虚血瘀、气血两虚、气不摄血、气随血脱等。

（一）气滞血瘀证

气滞血瘀证，是指由于气滞不行以致血运障碍，而出现既有气滞又有血瘀的证候。多由情志不遂，或外邪侵袭，肝气久郁不解引起。

【临床表现】胸胁胀满，走窜疼痛，性情急躁，或兼见痞块刺痛拒按，妇女经闭或痛经，经色紫暗、夹有血块，乳房痛胀等，舌质紫暗或有紫斑，脉弦涩。

【辨证要点】以气滞与血瘀证共见为辨证要点。

（二）气虚血瘀证

气虚血瘀证，是指既有气虚之象，同时兼有血瘀的证候。多因久病气虚，运血无力渐致瘀血内停所致。

【临床表现】面色淡白或晦滞，身倦乏力，少气懒言，疼痛如刺，痛处不移，拒按，舌淡暗或有紫斑，脉沉涩。

【辨证要点】以气虚和血瘀证共见为辨证要点。

（三）气血两虚证

气血两虚证，是指气虚与血虚同时存在的证候。多由久病不愈，气虚不能生血，或血虚无以化气所致。

【临床表现】头晕目眩，少气懒言，乏力自汗，面色淡白或萎黄，心悸失眠，舌淡而嫩，脉细弱等。

【辨证要点】以气虚与血虚证共见为辨证要点。

（四）气不摄血证

气不摄血证，又称气虚失血证，是指因气虚而不能统摄血液，气虚与失血并见的证候。多因久病气虚，失其摄血之功所致。

【临床表现】吐血，便血，皮下瘀斑，崩漏，气短，倦怠乏力，面色淡白而无华，舌淡，脉细弱等。

【辨证要点】以出血和气虚证共见为辨证要点。

（五）气随血脱证

气随血脱证，是指大出血时所引起阳气暴脱的证候。多由肝、胃、肺等脏腑本有宿疾而脉道突然破裂，或外伤，或妇女崩中、分娩等引起。

【临床表现】突然面色苍白，四肢厥冷，大汗淋漓，甚至晕厥。舌淡，脉微细欲绝，或浮大而散。

【辨证要点】以大量出血与亡阳证共见为辨证要点。

四、津液病辨证

各种原因所致津液代谢障碍，或津液耗损证候，均可称为津液病。津液病变，包括津液不足和津液停聚两方面。

（一）津液不足证

津液不足证是指脏腑、肌肤等组织缺少津液荣润，表现为干燥现象的病变证候。津液不足的原因为生成减少或丢失过多。生成减少或是由于疾病长期进食减少，运化无权，不能化生津液而致。丢失过多常由大汗、出血、吐泻、多尿，以及燥热灼伤津液等所致，如消渴、脾约等。

【临床表现】唇、舌、咽喉、皮肤干燥，肌肉消瘦，口渴，便干难解，小便短少，舌红少津、苔薄黄，脉细数或细小。

【辨证要点】以肌肤、口唇、舌咽干燥及便干难解，尿短少为辨证要点。

（二）津液停聚证

多由肺、脾、肾和三焦等脏腑输布、排泄津液功能失常，使津液代谢发生障碍，导致水湿停聚，而形成水肿、痰饮等病证。

1. 水肿

水肿指津液停留肌肤组织之间，临床出现面目、四肢、胸腹，甚至全身浮肿的证候。常因风邪外袭，水湿或湿毒浸淫，使得脾不能升津，肺失宣降通调，或者津液潴留体内，泛滥肌肤，发为水肿。根据发病病因与病机不同，水肿可分为阳水、阴水。

（1）阳水

阳水指病邪侵袭机体，津液输布功能障碍，以致水湿停滞肌肤而出现的水肿病证，性质属实属热。

【临床表现】阳水起病较急，病程较短，每成于数日之间。水肿多先起于头面，由上至下，延及全身，或上半身肿甚，四肢困倦，脘闷纳呆，肿处皮肤绷紧光亮，按之凹陷即起，兼见恶风、恶寒、发热，头身疼痛，小便短少或不利等表证；或伴见烦热口渴，小便赤涩，大便秘结；或先见咽喉疼痛，或疮疖外疡，而后出现水肿。舌多红，苔白或黄，脉见浮、浮紧、浮数，或数。

【辨证要点】以水肿多先起于头面，由上至下，延及全身，或上半身肿甚，按之凹陷即起为辨证要点。

（2）阴水

阴水指正气不足，或劳倦过度，脾肾阳虚，不能温化津液，以致停滞肌肤而出现的病证，性质属虚属寒。

【临床表现】阴水起病缓慢，多逐渐发生，或由阳水转化而来，病程较长。其肿多先起于下肢，由下而上，渐及全身，或腰以下肿甚，肿处皮肤松弛，按之凹陷不易恢复，甚则按之如泥；常伴有面色苍黄，神疲气怯，脘闷纳差，或腰膝酸冷，形寒肢冷，不烦渴，常兼见小便短少，甚至不利，大便溏薄。舌淡白，脉缓弱无力。

【辨证要点】以水肿多先起于下肢，由下而上，渐及全身，或腰以下肿甚，按之凹陷不易恢复为辨证要点。

2. 痰饮

痰饮是脏腑功能失调，津液代谢障碍而产生的病理产物。清稀者为饮，稠黏者为痰。虽二者皆由津液停聚而致，但痰证与饮证的临床表现却颇多差异。

（1）痰证

痰证多因六淫外侵或七情内伤，导致脏腑气机失调，津液凝聚。

【临床表现】一般又分风痰、热痰、寒痰、湿痰和燥痰，临床表现各有特征。

风痰：头晕目眩，喉中痰鸣，突然昏仆倒地，口眼歪斜，舌强不语，四肢麻木，半身不遂，舌苔白腻，脉滑。

热痰：烦热，咳痰黄稠，喉痹，大便秘结，或发癫狂，苔黄腻，脉滑数。

寒痰：畏寒厥冷，咳吐稀白痰，四肢不举，或骨痹刺痛，脉沉迟等。

湿痰：胸脘痞闷，食少纳差，呕恶，痰多，身重困倦，脉濡滑，舌苔厚腻。

燥痰：咯痰黏稠如块、如珠、如线，量少难咯，甚或痰中带血丝，口鼻干燥，咽干疼痛，大便秘结，舌干少津，脉细数而滑。

【辨证要点】以咯痰、呕恶、眩晕与苔腻、脉滑等症共见为辨证要点。

（2）饮证

饮证多因感受寒湿，阻滞气机，或脏腑阳气虚衰，不能温化津液，或因病导致气机升降失常，津液代谢障碍。

【临床表现】饮分为支饮（即饮停于肺）、痰饮（即饮停胃肠）、悬饮（即饮停胸胁）和溢饮（即饮停肌肤四肢）。

饮停于肺：咳嗽气喘，甚则喉中痰鸣，倚息不能平卧，咳吐痰涎较多，清稀如水，或为泡沫状，舌苔白腻或白滑，脉弦。

饮停胃肠：脘痞腹胀，胃脘有振水声，或呕吐清水，食欲减退，口不渴或渴不多饮，苔白滑或白腻，脉弦滑。

饮停胸胁：胸胁胀满疼痛，咳唾更甚，身体转侧或呼吸牵引而痛，肋间胀满，气短息促，舌苔白滑或白腻，脉沉而弦。

饮停肌肤四肢：肢体疼痛而沉重，甚或下肢、全身浮肿，肢体疼痛，小便不利，或见发热恶寒而无汗，浮肿多见于面部，痰多而色白，苔白腻，脉紧。

【辨证要点】以胸胁痞满、泛吐清水、咯痰清稀、苔滑、脉弦等症共见为辨证要点。

任务实施

通过上述所学气血津液辨证相关知识，根据表 17－1 中常见的症状，综合判断病变脏腑，并确定相应证型。学习任务评价表见表 17－2。

表 17－1　　气血津液辨证

症状	辨证方法	病变脏腑	所属证型
胃脘胀闷，疼痛拒按，嗳气吞酸，呕吐酸腐馊食，厌食，吐后胀痛得减，肠鸣，矢气，便溏，泻下物酸腐臭秽，舌苔厚腻，脉滑			
心悸怔忡，心胸憋闷或痛，气短神疲，自汗，面色淡白或皖白，畏寒肢冷，舌淡胖或暗紫，苔白滑，脉微细			
纳少腹胀，食后尤甚，大便溏稀，并见肢体倦怠、少气懒言、面色萎黄、形体消瘦或浮肿，舌淡苔白，脉缓弱			
全身浮肿，按之没指，腰以下为甚，小便短少，畏寒肢冷，腰膝冷痛，腹胀脘闷，咳喘痰鸣，心悸气短，舌淡胖，苔白滑，脉沉迟无力			
胸胁胀满，走窜疼痛，性情急躁，兼见痞块刺痛拒按，经闭或痛经，经色紫暗、夹有血块，乳房痛胀等，舌质紫暗或有紫斑，脉弦涩			

表 17－2　　学习任务评价表

序号	考核内容	考核标准	满分	得分
1	准备活动	资料查阅完整度（小组评价）	50	
2	课堂学习过程	提问及回答（过程评价）	10	
3	上课状态	是否集中精力（自我评价）	20	
4	任务实施	表格完成情况（教师评价）	10	
5	思考练习	得分（结果评价）	10	
合计			100	

思考与练习

1. 少气懒言，神疲乏力，自汗，活动时诸症加剧，舌淡苔白，脉虚无力，证属（　　）。

A. 血虚证　　B. 气虚证　　C. 气血两虚证　　D. 阳虚证

2. 患者胸胁胀闷、窜痛，胁下痞块，性情急躁，刺痛拒按，舌紫暗，脉涩，辨证为（　　）。

A. 气虚血瘀证　　B. 气滞血瘀证　　C. 血寒证　　D. 血瘀证

3. 患者头晕眼花，少气倦怠，腹泻，脱肛，舌淡苔白，脉弱，辨证属（　　）。

A. 气虚证　　B. 气血两虚证　　C. 气陷证　　D. 气滞证

4. 临床表现为口燥咽干，唇燥而裂，皮肤干枯无泽，小便短少，大便干结，舌红少津，脉细数，辨证是（　　）。

A. 血虚证　　B. 温燥证　　C. 阴虚证　　D. 津液不足证

5. 临床表现为呃逆、嗳气、恶心、呕吐等证候，应是（　　）证型。

A. 肺气上逆　　B. 肝气上逆　　C. 脾气上逆　　D. 胃气上逆

6. 以肌肤、口唇、舌咽干燥及便干难解，尿短少为辨证要点是（　　）证型。

A. 气虚　　B. 气逆　　C. 水液停聚　　D. 津液不足

7. 临床上气虚引起血虚的理论基础是（　　）。

A. 气能行血　　B. 气能生血　　C. 气能摄血　　D. 血能化气

8. 气陷证与（　　）虚损的关系最为密切，故常称为“中气下陷”。

A. 脾气　　B. 肺气　　C. 肾气　　D. 肝气

9. 引起血虚的病因不正确的是（　　）。

A. 失血过多　　B. 感受风邪

C. 血液化生不足　　D. 慢性疾病致营血暗耗

10. 引起气虚的主要原因不包括（　　）。

A. 先天禀赋不足　　B. 后天失养

C. 脾肺肾的功能失调　　D. 情志抑郁

任务十八　认识脏腑辨证

学习目标

1. 掌握脏腑辨证各证的辨证要点。
2. 熟悉脏腑辨证各证的临床表现。
3. 了解脏腑辨证的概念及证候分析。

任务引入

罗某，女，45 岁。就诊时精神困倦，面白无华，下肢明显水肿。自诉近两年双下肢浮肿逐渐加重，按之如泥，脘腹胀满，纳少便溏，形寒肢冷，小便短少，舌淡有齿痕，苔白滑，脉沉迟。

提问：请运用脏腑辨证的方法辨证并进行病机分析。

任务分析

通过完成本次任务，复习一下前期学习过的脏腑相关内容，以及上一课题学习到的会诊知识，尝试对症状进行简单的脏腑辨证。

相关知识

脏腑辨证，是在全面认识脏腑生理功能及病变特点的基础上，将四诊所收集的症状、体征及有关病情资料进行综合分析，从而判断疾病所在的脏腑部位、病因、病性等，为临床治疗提供依据的辨证归类方法，是辨证体系中的重要组成部分。

一、心与小肠病辨证

心病常见症状为心悸、怔忡、心烦、心痛、失眠多梦、健忘、神志不清、谵语等。小肠病常见小便短赤、灼痛等。心与小肠病常见证候如下。

（一）心气虚证

【临床表现】心悸怔忡，自觉胸闷气短，活动后加重，神疲，面色淡白，舌淡苔白，脉虚细。

【辨证要点】以心悸怔忡，胸闷气短及气虚症状为辨证要点。

（二）心血虚证

【临床表现】心悸，失眠，多梦，健忘，日间疲倦思睡而夜寐不安，面色苍白或萎黄，口唇爪甲色淡，脉细无力。

【辨证要点】以心悸、失眠、多梦、健忘、头晕眼花及血虚症状为辨证要点。

（三）心阳虚证

【临床表现】心悸怔忡，心胸憋闷或心痛，畏寒肢冷，面色㿠白或面唇青紫，心痛，舌淡胖或紫暗，苔白滑，脉微细或结代。

【辨证要点】以心悸怔忡、心胸憋闷及阳虚症状为辨证要点。

（四）心阴虚证

【临床表现】心悸，心烦，失眠，多梦，形体消瘦，潮热，盗汗，五心烦热，颧红，咽干，舌红苔少，脉细数等。

【辨证要点】以心悸、心烦、失眠、多梦及阴虚症状为辨证要点。

（五）心脉痹阻证

【临床表现】心悸怔忡，胸部憋闷疼痛，痛引肩背或手臂，时发时止。若疼痛且胀，发作多与情绪变化有关，舌淡红或暗红，脉弦，多为气滞；若痛如针刺，并见舌紫黯或有瘀斑、瘀点，胸闷较甚，苔白腻，脉沉滑，为痰瘀痹阻心脉；若疼痛剧烈，突然发作，畏寒肢冷，得温痛减，舌淡苔白，脉沉迟或沉紧，为寒邪内盛之象。

【辨证要点】以心悸怔忡，胸部憋闷疼痛，或兼气滞、痰瘀、内寒症状为辨证要点。

（六）痰蒙心窍证

【临床表现】意识模糊，喉中痰鸣，言语不清，面色晦滞，胸闷呕恶，甚则昏不知人，或精神抑郁，表情淡漠，神志痴呆，喃喃自语，举止失常，或突然昏倒，两目上视，不省人事，手足抽搐，口吐涎沫，口中如猪羊叫声，舌苔白腻，脉滑。

【辨证要点】以神志、精神异常及痰浊壅盛症状为辨证要点。

（七）心火亢盛证

【临床表现】心烦失眠，身热面赤，口渴，便秘溲黄，或见口舌生疮，或兼见小便赤涩灼痛，或见吐血，衄血，甚或狂躁谵语，神志不清，舌尖红绛或有芒刺，苔黄，脉数有力。

【辨证要点】以心烦失眠、口舌生疮、吐衄、尿赤及实热症状为辨证要点。

（八）小肠实热证

【临床表现】心烦口渴，口舌生疮，小便赤涩，尿道灼痛，或尿血，舌红苔黄，脉数有力。

【辨证要点】以小便赤涩、尿道灼痛或尿血及心火炽盛症状为辨证要点。

二、肺与大肠病辨证

肺病常见症状为咳嗽，气喘，胸痛，鼻塞流涕，呼吸失常等。大肠病常见症状为便秘，泄泻，腹胀，腹痛，里急后重等。肺与大肠病常见证候如下。

（一）肺气虚证

【临床表现】咳喘气短，声音低怯，自汗畏风，易感外邪，气短乏力，面白神疲，舌淡苔白，脉弱等。

【辨证要点】以咳喘气短、咳痰清稀、声音低怯及气虚症状为辨证要点。

（二）肺阴虚证

【临床表现】干咳无痰或痰少而黏，消瘦，五心烦热，盗汗，颧红，口咽干燥，或痰中带血，声音嘶哑，舌红少津，脉细数。

【辨证要点】以干咳、痰少难咯及阴虚症状为辨证要点。

（三）风寒袭肺证

【临床表现】咳嗽，痰液稀薄色白，鼻塞声重，胸闷气喘，流清涕，恶寒无汗，舌苔薄白，脉浮紧。

【辨证要点】以咳嗽、痰液稀薄色白及风寒症状为辨证要点。

（四）风热犯肺证

【临床表现】咳嗽痰稠色黄，鼻塞流黄浊涕，身热，微恶风寒，口干咽痛，舌尖红苔薄黄，脉浮数。

【辨证要点】以咳嗽痰稠色黄、鼻塞流黄浊涕及风热症状为辨证要点。

（五）燥邪犯肺证

【临床表现】发热，微恶风寒，无汗或少汗，干咳少痰，或痰黏难咯，甚则胸痛，痰中带血，口、唇、鼻、咽干燥，或见鼻衄，咯血，便干溲少，苔薄而干燥少津，脉浮数或浮紧。

【辨证要点】以干咳无痰或痰黏难咯及表证症状为辨证要点。

（六）大肠湿热证

【临床表现】腹痛，暴注下迫，色黄而臭，或下利赤白脓血，里急后重，或腹泻不爽，粪质黏稠腥臭，伴有肛门灼热，小便短赤，身热口渴，舌红苔黄腻，脉滑数或濡数。

【辨证要点】以腹痛、泄泻及湿热症状为辨证要点。

（七）大肠实热证

【临床表现】壮热或日晡潮热，腹满拒按，大便秘结，或热结旁流，气味恶臭，汗出口渴，甚则神昏谵语，小便短赤，舌红，苔黄而燥，脉沉实有力。

【辨证要点】以腹满拒按、大便秘结及里热炽盛症状为辨证要点。

（八）肠燥津伤证

【临床表现】粪便干结，难以排出，甚或数日一行，口唇干燥，咽干，口臭头晕，舌红少津，脉细涩。

【辨证要点】以粪便干结、难以排出及阴液不足症状为辨证要点。

三、脾与胃病辨证

脾病常见症状为食欲不振、腹满、便溏、内脏下垂、出血等。胃病常见症状为胃脘胀痛、恶心、呕吐、嗳气、呃逆等。脾与胃病常见证候如下。

（一）脾气虚证

【临床表现】脘腹胀满，食后为甚，口不知味，甚至不思饮食，大便溏薄，精神不振，形体消瘦，肢体倦怠，少气懒言，面色萎黄，或肢体浮肿，舌淡苔白，脉缓软无力。

【辨证要点】以形体消瘦、纳少腹胀、大便稀溏及气虚症状为辨证要点。

（二）脾虚气陷证

【临床表现】脘腹坠胀，食后益甚；或便意频数，肛门坠重；或泄泻久痢不止，甚至脱肛；或子宫下垂；或胃下垂；或小便混浊如米泔；伴有头晕目眩，肢体倦怠，声低懒言，舌淡苔白，脉弱。

【辨证要点】以脘腹坠胀、泄泻久痢、内脏下垂及气虚症状为辨证要点。

（三）脾不统血证

【临床表现】便血、尿血、肌衄、齿衄，妇女可见月经过多，崩漏等。常伴有眩晕，神疲乏力，少气懒言，食少便溏，面色无华，舌淡苔白，脉细弱。

【辨证要点】以各种慢性出血症及脾气虚症状为辨证要点。

（四）脾阳虚证

【临床表现】食少，腹胀，腹痛绵绵，喜温喜按，畏寒怕冷，四肢不温，面白少华或虚浮，口淡不渴，大便稀溏，甚至完谷不化，或肢体浮肿，小便短少，或白带清稀量多，舌质淡胖或有齿痕，舌苔白滑，脉沉迟无力。

【辨证要点】以食少、腹胀腹痛、喜温喜按、便溏及阳虚症状为辨证要点。

（五）寒湿困脾证

【临床表现】脘腹痞闷胀痛，饮食减少或不思饮食，口中黏腻，纳呆，呕恶欲吐，大便溏泄，头重如裹，肢体困倦沉重，面色晦黄，或面目肌肤发黄，黄色晦暗如烟熏，或肢体浮肿，小便短少，或妇女白带增多，舌淡胖，苔白腻，脉濡缓。

【辨证要点】以脘腹痞闷胀痛、便溏及寒湿内停症状为辨证要点。

（六）湿热蕴脾证

【临床表现】脘腹痞闷胀满，纳呆，呕恶欲吐，口中黏腻，肢体困重，便溏不爽，小便短赤，渴不多饮，或身热不扬，汗出热不退，或见面目或肌肤发黄，黄色鲜明，或皮肤发痒，舌红苔黄腻，脉濡数。

【辨证要点】以脘腹痞闷胀满、呕恶纳呆、便溏不爽、肢体困重及湿热症状为辨证要点。

（七）胃阴虚证

【临床表现】胃脘嘈杂，隐隐作痛，饥不欲食，干呕呃逆，口燥咽干，大便闭结，小便短少，舌红少苔，脉细数。

【辨证要点】以胃脘嘈杂、隐隐作痛、饥不欲食及阴虚症状为辨证要点。

（八）胃热炽盛证

【临床表现】胃脘灼痛，拒按，渴喜冷饮，或消谷善饥，或见口臭，牙龈肿痛溃烂，齿衄，大便秘结，小便短黄，舌红苔黄，脉数有力。

【辨证要点】以胃脘灼痛、渴喜冷饮、口臭、牙龈肿痛溃烂及实热症状为辨证要点。

（九）食滞胃脘证

【临床表现】胃脘胀满，疼痛拒按，厌食，嗳腐吞酸或呕吐酸馊食物，吐后胀痛减轻，或矢气臭如败卵，泻下不爽，大便臭秽酸腐，舌苔厚腻，脉滑或沉实。

【辨证要点】本证多有伤食病史，以胃脘痞胀疼痛、呕泻酸馊腐臭等为辨证要点。

四、肝与胆病辨证

肝病常见症状为急躁易怒、头晕目眩、胸胁或少腹胀痛、肢体震颤、四肢抽搐及月经不调等。胆病常见症状为口苦、黄疸、惊悸及消化异常等。肝与胆病常见证候如下。

（一）肝血虚证

【临床表现】眩晕耳鸣，面白无华；爪甲干枯脆薄；夜寐多梦；视力减退，甚至雀盲；肢体麻木，关节拘急不利，手足震颤；月经量少，色淡，甚则经闭；舌淡苔白，脉弦细。

【辨证要点】以眩晕耳鸣，视力减退，肢体麻木及血虚症状为辨证要点。

（二）肝阴虚证

【临床表现】头晕耳鸣，面部烘热，胁肋隐痛，失眠多梦，五心烦热，潮热盗汗，两目干涩，口咽干燥，舌红少津，脉细数。

【辨证要点】以头晕耳鸣、胁肋隐痛、烦热目涩及阴虚症状为辨证要点。

（三）肝阳上亢证

【临床表现】头目胀痛，眩晕耳鸣，面红目赤，急躁易怒，失眠多梦，腰膝酸软，或五心烦热，面部烘热，舌红苔黄，脉弦有力或弦细数。

【辨证要点】以头目胀痛、眩晕耳鸣、急躁易怒及腰膝酸软等上盛下虚症状为辨证要点。

（四）肝火上炎证

【临床表现】头晕胀痛，急躁易怒，耳鸣，面红，目赤肿痛，心烦不眠或多梦，口苦口干，便秘，尿短黄，胁肋灼痛，衄血吐血，妇女月经量多、超前，舌红苔黄，脉弦数。

【辨证要点】以头晕胀痛、急躁易怒、耳鸣、胁肋灼痛及实火症状为辨证要点。

（五）肝郁气滞证

【临床表现】情志抑郁，急躁易怒，胸胁少腹胀闷或窜痛，喜太息，或自觉咽中有物吐之不出、咽之不下，俗称“梅核气”，或有颈部瘿瘤，妇女乳房作胀结块，月经失调，痛经，闭经，舌苔薄白，脉弦。

【辨证要点】以情志抑郁、急躁易怒、胸胁少腹胀闷或窜痛及气滞症状为辨证要点。

（六）肝胆湿热证

【临床表现】胁肋灼热胀痛，或胁下有痞块，按之疼痛，或寒热往来，或身黄，目黄，小便黄，色鲜明如橘子色，发热，口苦，纳差，恶心呕吐，腹胀，大便或闭或溏，舌红，苔黄腻，脉弦数或弦滑。

【辨证要点】以胁肋灼热胀痛，口苦、纳差、腹胀，身目发黄、颜色鲜明及湿热症状为辨证要点。

（七）寒凝肝脉证

【临床表现】少腹冷痛，睾丸坠胀遇寒加重，或巅顶冷痛，或见阴囊内缩，痛引少腹，面色㿠白，形寒肢冷，口唇青紫，小便清长，舌淡苔白，脉沉弦。

【辨证要点】以少腹冷痛、睾丸坠胀、遇寒加重、巅顶冷痛及实寒症状为辨证要点。

（八）肝风内动证

本证是指临床出现眩晕欲仆，震颤，抽搐等症状的病证。常见肝阳化风、热极生风、阴虚生风和血虚生风。

【临床表现】眩晕欲仆，肢体震颤，项强肢麻，头痛头摇，或突然昏倒，神志模糊，口眼㖞斜，半身不遂，语言不清，甚至昏迷，舌红，脉弦数有力。

【辨证要点】肝阳化风以素有肝阳上亢病史、突发昏倒、半身不遂为辨证要点；热极生风以高热、神昏伴动风症状为辨证要点；阴虚生风以阴虚及动风症状为辨证要点；血虚生风以血虚及动风症状为辨证要点。

五、肾与膀胱病辨证

肾病临床常见的症状为腰膝酸软、耳鸣耳聋、发白早脱、齿摇、阳痿遗精、精少不育、女子经少经闭、不孕及二便异常等。膀胱病常见症状为尿频、尿急、尿痛等。肾与膀胱病常见证候如下。

（一）肾阳虚证

【临床表现】神疲乏力，腰膝酸软，形寒肢冷，尤以下肢为甚，男子阳痿、早泄、滑精、精冷，女子性欲低下，宫寒不孕，或久泻不止，完谷不化，五更泄泻，或小便频数清长，夜尿频多，面色㿠白或黧黑，舌淡苔白，脉沉迟无力。

【辨证要点】以神疲乏力、腰膝酸软、形寒肢冷、生殖功能下降、夜尿频多及虚寒症状为辨证要点。

（二）肾阴虚证

【临床表现】腰膝酸痛，头晕耳鸣，失眠多梦，潮热盗汗，五心烦热，咽干颧红，男子遗精早泄，女子经少、经闭或崩漏，舌红少津，脉细数。

【辨证要点】以腰膝酸痛、头晕耳鸣、失眠多梦、男子遗精早泄、女子月经不调及阴虚症状为辨证要点。

（三）肾精不足证

【临床表现】小儿生长发育迟缓，囟门迟闭，身材矮小，智力低下，骨骼痿软；成人早衰，发脱齿松，耳鸣耳聋，腰膝酸软，神情呆钝，健忘恍惚，两足痿软，动作迟缓；男子精少不育，女子经闭不孕，性功能减退；舌淡，脉弱。

【辨证要点】以小儿发育迟缓、成人早衰及生殖功能下降为辨证要点。

（四）肾气不固证

【临床表现】腰膝酸软，神疲乏力，耳鸣失聪，小便频数而清，或尿后余沥不尽，或遗尿，或夜尿频多，或小便失禁，男子滑精、早泄，女子月经淋漓不尽，或带下清稀而量多，或胎动易滑，舌淡，苔白，脉沉弱。

【辨证要点】以腰膝酸软，神疲乏力，耳鸣失聪，小便、精液、经带、胎气不固与气虚症状共见为辨证要点。

（五）肾虚水泛证

【临床表现】水肿反复，消长不已，面浮身肿，腰以下甚，按之凹陷不起，尿量减少，腰酸冷痛，四肢厥冷，怯寒神疲，面色皖白，甚者心悸胸闷，喘促难卧，腹部胀满，舌质淡胖，苔白，脉沉迟无力。

【辨证要点】以身体浮肿、腰以下尤甚、小便短少及肾阳虚症状为辨证要点。

（六）膀胱湿热证

【临床表现】尿频，尿急，尿道灼热疼痛，尿黄短少，小腹闷胀，可兼见发热，腰痛，尿血或尿有砂石，或小便不通，舌红苔黄腻，脉滑数。

【辨证要点】以尿频、尿急、尿道灼痛、尿涩量少及湿热症状为辨证要点。

六、脏腑兼病辨证

（一）心肾不交证

【临床表现】心烦失眠，惊悸多梦，头晕耳鸣，腰膝酸软，梦遗，口燥咽干，五心烦热，潮热盗汗，舌红少苔，脉细数。

【辨证要点】以心烦失眠、惊悸多梦、头晕耳鸣、腰膝酸软及阴虚症状为辨证要点。

（二）心肾阳虚证

【临床表现】心悸怔忡，形寒肢冷，腰膝酸冷，肢体浮肿，小便不利，神疲乏力，唇甲青紫，舌淡紫，苔白滑，脉弱。

【辨证要点】以心悸怔忡、腰膝酸冷、尿少浮肿及阳虚症状为辨证要点。

（三）心肺气虚证

【临床表现】心悸胸闷，咳喘气短，动则尤甚，吐痰清稀，神疲乏力，声低懒言，自汗，面色淡白，舌淡苔白，或唇舌淡紫，脉弱或结代。

【辨证要点】以心悸胸闷、咳喘气短、神疲乏力、声低懒言及气虚症状为辨证要点。

（四）心肝血虚证

【临床表现】心悸怔忡，失眠多梦，健忘，眩晕耳鸣，面色无华，两目干涩，视物模糊，肢体麻木，爪甲不荣，女子月经量少、色淡或经闭，舌淡苔白，脉细弱。

【辨证要点】以心悸怔忡、失眠多梦、健忘、爪甲不荣、肢体麻木及血虚症状为辨证要点。

（五）心脾两虚证

【临床表现】心悸怔忡，失眠多梦，眩晕健忘，面色萎黄，食欲不振，腹胀便溏，神倦乏力，或皮下出血，妇女月经量少色淡、淋漓不尽等，舌质淡嫩，脉细弱。

【辨证要点】以心悸失眠、面色萎黄、神疲食少、腹胀便溏、慢性出血及气血两虚症状为辨证要点。

（六）脾肺气虚证

【临床表现】食欲不振，腹胀不舒，便溏，久咳不止，气短而喘，声低懒言，乏力少气，或咳痰清稀而多，或见面浮肢肿，面白无华，舌质淡，苔白滑，脉细弱。

【辨证要点】以食欲不振、腹胀便溏、咳喘气短及气虚症状为辨证要点。

（七）肝火犯肺证

【临床表现】咳嗽阵作，气逆，咳痰黄稠，甚则咳吐鲜血，胸胁灼痛，急躁易怒，胸中烦热，口苦，头晕目赤，大便干结，小便短赤，舌边红，苔薄黄，脉弦数。

【辨证要点】以咳嗽或咯血、胸胁灼痛、急躁易怒及实热症状为辨证要点。

（八）肝胃不和证

【临床表现】情志郁闷，善叹息，或烦躁易怒，胸胁胀痛，胃脘胀痛，呃逆嗳气，食纳减少，吞酸嘈杂，舌苔薄白或薄黄，脉弦或弦数。

【辨证要点】以胸胁胃脘胀满疼痛、吞酸嘈杂及气郁症状为辨证要点。

（九）肝郁脾虚证

【临床表现】胸胁胀满窜痛，精神抑郁，善太息，急躁易怒，食少腹胀，肠鸣矢气，便溏不爽，或大便不调，腹痛则泻，泻后腹痛暂得缓解，舌苔白，脉弦或缓。

【辨证要点】以胸胁胀满窜痛、善太息、急躁易怒、食少腹胀、便溏等为辨证要点。

（十）脾肾阳虚证

【临床表现】形寒肢冷，面色苍白，少腹冷痛，腰膝酸软无力，下利清谷，甚则滑脱不禁，或五更泄泻，小便不利，肢体浮肿，甚则腹胀如鼓，舌淡胖，苔白滑，脉沉细。

【辨证要点】以形寒肢冷、少腹冷痛、腰膝酸软、久泻久痢、五更泄泻及阳虚症状为辨证要点。

（十一）肺肾阴虚证

【临床表现】咳嗽痰少，或痰中带血，或声音嘶哑，腰膝酸软，形体消瘦，口燥咽干，骨蒸潮热，盗汗，颧红，男子遗精，女子经少，舌红，少苔，脉细数。

【辨证要点】以咳嗽痰少、腰膝酸软、形体消瘦及阴虚症状为辨证要点。

（十二）肝肾阴虚证

【临床表现】头晕目眩，耳鸣健忘，腰膝酸软，失眠多梦，口燥咽干，胁痛，视物不清，五心烦热，颧红盗汗，男子遗精，女子经少或闭经，舌红少苔，脉细数。

【辨证要点】以头晕目眩、耳鸣健忘、腰膝酸软、胁痛及阴虚症状为辨证要点。

脏腑辨证以脏腑为纲，对疾病进行辨证，是在全面认识脏腑生理功能及病变特点的基础上，将四诊所收集的症状、体征及有关病情资料进行综合分析，从而判断疾病所在的脏腑部位、病因、病性等，是辨证体系中的重要组成部分。

任务实施

案例分析

1. 患者赵某，女，56 岁。两年前出现眼睑、面部浮肿，逐渐发展至全身皆肿，曾住院 3 次，病情仍反复发作。一周前因劳累过度，水肿加重。现下肢浮肿明显，按之凹陷，形寒肢冷，面色苍白，少腹冷痛，腰膝酸软，大便溏薄，小便不利，舌淡胖，苔白滑，脉沉细。中西医均诊断为水肿。

要求：请写出患者的证候，并做证候分析。

2. 患者康某，男，62 岁。心慌气短 3 个月，症状加重 5 日入院。现心慌且烦，失眠多梦，潮热，盗汗，五心烦热，形体消瘦，颧红，咽干，舌红苔少，脉细数。查体：心率每分钟 105 次，心电图示窦性心动过速。诊断为心悸。

要求：请写出患者的证候，并做证候分析。

学习任务评价表见表 18－1。

表 18－1　　学习任务评价表

序号	考核内容	考核标准	满分	得分
1	准备活动	资料查阅完整度（小组评价）	50	
2	课堂学习过程	提问及回答（过程评价）	10	
3	上课状态	是否集中精力（自我评价）	20	
4	任务实施	表格完成情况（教师评价）	10	
5	思考练习	得分（结果评价）	10	
合计			100	

思考与练习

1. 患者神疲乏力，腰膝酸软，形寒肢冷，下肢尤甚，性欲减退，完谷不化，五更泄泻，小便频数清长，夜尿频多，舌淡，苔白，脉沉迟无力。宜诊断为（　　）。

A. 膀胱湿热证　　B. 肾气不固证　　C. 肾阳虚证　　D. 肾阴虚证

2. 患者胃脘胀满，疼痛拒按，厌食，嗳腐吞酸，呕吐酸馊食物，吐后胀痛减轻，矢气臭如败卵，泻下不爽，大便臭秽酸腐，舌苔厚腻，脉滑。宜诊断为（　　）。

A. 胃火炽盛证　　B. 痰火扰心证　　C. 肠道湿热证　　D. 食滞胃脘证

3. 患者食欲不振，腹胀不舒，便溏，久咳不止，气短而喘，声低懒言，乏力少气，面白无华，舌质淡，苔白滑，脉细弱。宜诊断为（　　）。

A. 寒痰阻肺证　　B. 脾肺气虚证　　C. 心肺气虚证　　D. 肺肾气虚证

4. 下列各项，不属于燥邪犯肺证临床表现的是（　　）。

A. 小便频数　　B. 痰黏难咯　　C. 痰中带血　　D. 干咳少痰

5. 患者头晕耳鸣，面部烘热，胁肋隐痛，失眠多梦，五心烦热，潮热盗汗，两目干涩，口咽干燥，舌红少津，脉细数。宜诊断为（　　）。

A. 肝火上炎证　　B. 肝血虚证　　C. 肝阳上亢证　　D. 肝阴虚证

6. 患者粪便干结，难以排出，甚至数日一行，口唇干燥，咽干，口臭头晕，舌红少津，脉细涩。宜诊断为（　　）。

A. 热盛伤津证　　B. 肠热腑实证　　C. 胃热炽盛证　　D. 肠燥津亏证

7. 心悸怔忡，心胸憋闷，畏寒肢冷，面色㿠白，心痛，舌淡胖，苔白滑，脉微细。属于（　　）。

A. 心阳虚证　　B. 肾阳虚证　　C. 心脉痹阻证　　D. 心肾不交证

8. 心脉痹阻证中，胸痛以刺痛为临床表现的证候是（　　）。

A. 气滞心脉　　B. 瘀阻心脉　　C. 痰阻心脉　　D. 热郁心脉

9. 下列各项，不属于肝郁气滞证表现的是（　　）。

A. 急躁易怒　　B. 胸闷太息　　C. 月经失调　　D. 腹部冷痛

10. 下列各项，不属于脾虚气陷证临床表现的是（　　）。

A. 肛门坠重　　B. 久痢不止　　C. 胎动易滑　　D. 小便混浊

任务十九　认识其他辨证方法

学习目标

1. 掌握六经辨证、卫气营血辨证、三焦辨证的辨证要点。
2. 熟悉六经辨证、卫气营血辨证、三焦辨证的证候分析。
3. 了解六经辨证、卫气营血辨证、三焦辨证的传变规律。

任务引入

患者张某，30岁，外感伤寒五天后，出现寒热交替发作，胸胁部胀满不适，精神萎靡，食欲不振，心中烦闷，舌苔薄白，脉弦细等症状。

提问：请运用六经辨证方法辨证并进行病机分析。

任务分析

通过完成本次任务，了解东汉张仲景构建的外感热病的动态诊疗模型，了解其创立的以太阳、阳明、少阳、太阴、少阴、厥阴六经传变规律为主要内容的六经辨证体系，学习“观其脉证，知犯何逆”的辨证逻辑，尝试对症状进行简单的六经辨证。

相关知识

一、六经辨证

六经辨证是张仲景在《黄帝内经》理论的基础上，根据外感病的发生发展、证候特点和传变规律总结而创立出来的一种辨证方法。六经辨证为中医临床辨证之首创，是各种辨证方法形成的基础，在中医学发展史上起到重要作用。

六经，即指太阳、阳明、少阳、太阴、少阴、厥阴。六经辨证，就是以六经所系经络、脏腑的生理病理为基础，将外感病过程中所出现的各种证，综合归纳为太阳病证、阳明病证、少阳病证、太阴病证、少阴病证、厥阴病证六类，从病变部位、疾病性质、病势进退、邪正斗争、体质因素等多方面阐述疾病的发生、发展与变化，是对疾病演变过程中不同阶段的发病规律、病变特点和病变本质的概括。

六经病证是脏腑、经络病变的具体反映。三阳病证以六腑及阳经病变为基础；三阴病证以五脏及阴经病变为基础。故凡病位偏表在腑、正气不衰、邪正抗争激烈者，多为三阳病证；病位偏里在脏、正气不足、邪正交争于里者，多为三阴病证。

（一）辨六经病证

1. 太阳病证

太阳病证是指外感病初期所表现的证。太阳主一身之表，抗御外邪侵袭，为人体的藩篱，外邪侵袭人体，大都从太阳而入，因此首先表现出太阳病证。

邪犯太阳，随其浅深而证有经腑之分。正邪抗争于肤表浅层所表现的证，为太阳经证；若太阳经证不愈，病邪循经入腑，乃成太阳腑证。

（1）太阳经证

太阳经证指六淫之邪侵袭人体肌表，正邪相争，营卫失和所表现的证。太阳经证为外感病的初起阶段。其证候表现为恶寒，头项强痛，脉浮。外邪侵袭肌表，卫阳被郁，肌表失于温煦，故见恶寒；太阳经脉循行于头项背部，寒邪凝滞经脉，经气不利，故见头项强痛；正邪抗争于表，脉气鼓动向外，故脉亦应为浮。

恶寒、头项强痛、脉浮为太阳经证的辨证要点，不论病程长短，见此即可辨为太阳病。

由于感受病邪的不同和体质的差异，太阳经证又有太阳中风证与太阳伤寒证之分。

1）太阳中风证。太阳中风证指以风邪为主的风寒之邪侵袭太阳经脉，致使卫强营弱所表现的证。临床又称外感表虚证。

【证候表现】发热，恶风，头痛，自汗出，脉浮缓；或见鼻鸣，干呕。

【辨证要点】发热，恶风，汗出，脉浮缓。

2）太阳伤寒证。太阳伤寒证指以寒邪为主的风寒之邪侵袭太阳经脉，使卫阳被遏，营阴郁滞所表现的证。临床又称伤寒表实证。

【证候表现】恶寒，发热，头项强痛，肢体疼痛，无汗而喘，脉浮紧。

【辨证要点】恶寒，无汗，头身疼痛，脉浮紧。

（2）太阳腑证

太阳腑证指太阳经证不解，病邪循经内传太阳之腑所表现的证。因其病位、病机和证候表现不同，临床又分为太阳蓄水证和太阳蓄血证。

1）太阳蓄水证。太阳蓄水证指太阳经证不解，邪气内传足太阳膀胱腑，邪与水结，膀胱气化失司，津液停蓄所表现的证。

【证候表现】发热，恶寒，小腹满，小便不利，口渴，或水入则吐，脉浮或浮数。

【辨证要点】小腹满、小便不利与太阳经证症状共见。

2）太阳蓄血证。太阳蓄血证指太阳经证未解，邪热内传，邪热与瘀血互结于少腹所表现的证。

【证候表现】少腹急结或硬满，小便自利，如狂或发狂，善忘，大便色黑如漆，脉沉涩或沉结。

【辨证要点】少腹急硬，小便自利，便黑。

太阳蓄水证与太阳蓄血证均由太阳经邪气不解、内传于腑所致，但有传入气分和血分之不同。前者为膀胱气化受阻，津液内停；后者为经热入里，与瘀血互结。前者小便不利而渴，后者小便自利而便黑，是两证的主要区别。

2. 阳明病证

阳明病证是指外感病发展过程中病邪内传阳明，多系阳热亢盛，胃肠燥热所表现的证。其特点是阳热炽盛，属里实热证，为邪正斗争的极期阶段。由于其邪热内实的病机不同，临床又分为阳明经证和阳明腑证。

（1）阳明经证

阳明经证指邪热亢盛，充斥阳明之经，弥漫于全身，而肠中糟粕尚未结成燥屎所表现的证。

【证候表现】身大热，汗出，口渴引饮，或心烦躁扰，气粗似喘，面赤，苔黄燥，脉洪大。

【辨证要点】壮热，汗出，口渴，脉洪大。

（2）阳明腑证

阳明腑证指邪热内炽阳明之腑，并与肠中糟粕相搏，燥屎内结，阻滞肠道所表现的证。

【证候表现】日晡潮热，手足濈然汗出，脐腹胀满硬痛而拒按，大便秘结不通，甚则谵语、狂乱、不得眠，舌苔黄厚干燥，或起芒刺，甚至苔焦黑燥裂，脉沉迟而实或滑数。

【辨证要点】潮热汗出，腹满硬痛，大便秘结，苔黄燥，脉沉实。

阳明经证和阳明腑证均为里实热证，但邪入阳明，弥漫全身，往往先出现阳明经证，邪热持续亢盛，消烁津液，继而导致肠燥便结，最终形成阳明腑证。故阳明腑证的病情较阳明经证为重。一般阳明腑证多于经证，因为经邪弥漫不能久留，腑邪内结则聚而不行，故张仲景以“胃家实”为阳明正病。

3. 少阳病证

少阳病证是指邪犯少阳，正邪分争，枢机不利，胆火内郁，经气不畅所表现的证。从其病证看，少阳病虽属热证、实证，但相对而言，亦多表现有正气相对不足的一面。

【证候表现】寒热往来，口苦，咽干，目眩，胸胁苦满，默默不欲饮食，心烦喜呕，脉弦。

【辨证要点】寒热往来，胸胁苦满，口苦，咽干，目眩，脉弦。

对于少阳病证所表现的证候，不必一一求齐，临证只要稍有少阳病机的证候即可诊断，正是“有柴胡证，但见一证便是，不必悉具”。

4. 太阴病证

太阴病证是指脾阳虚弱，邪从寒化，寒湿内生所表现的证。脾属太阴，为三阴之屏障，病邪内入三阴，太阴首当其冲，故太阴病证为三阴病证之初期阶段，以脾虚寒湿为病变特点。

【证候表现】腹满而吐，食不下，口不渴，自利，时腹自痛，四肢欠温，脉沉缓而弱。

【辨证要点】腹满时痛、自利、口不渴与虚寒症状共见。

太阴与阳明同居中焦，互为表里，生理上相互为用，病理上相互影响，两经病证在一定的条件下常易相互转化。阳明病证清、下太过，损伤脾阳，易转为太阴病证；而太阴病证滥用温燥，或寒湿郁久化热，亦可转为阳明病证。故有“实则阳明（热），虚则太阴（寒）”之说，辨证须时时注意病情虚实寒热的变化。

5. 少阴病证

少阴病证是指伤寒六经病变的后期阶段出现心肾亏虚，全身性阴阳衰惫所表现的证。少阴经属心、肾，为水火之脏，人身之根本。病至少阴，已属疾病后期的危重阶段。

由于人体阴阳有偏盛偏衰的不同，病邪从阴化寒则为少阴寒化证，从阳化热则为少阴热化证。

（1）少阴寒化证

少阴寒化证指病邪深入少阴，心肾阳气虚衰，从阴化寒，阴寒独盛所表现的虚寒证。

【证候表现】无热恶寒，但欲寐，四肢厥冷，下利清谷，呕不能食，或食入即吐，脉微细，甚或欲绝，或见身热反不恶寒，甚则面赤。

【辨证要点】无热恶寒，四肢厥冷，下利清谷，脉微细。

（2）少阴热化证

少阴热化证指病邪深入少阴，心肾阴虚，从阳化热所表现的虚热证。

【证候表现】心烦不得眠，口燥咽干，或咽痛，舌尖红少苔，脉细数。

【辨证要点】心烦失眠，口燥咽干，舌尖红，脉细数。

少阴兼水火二气，故邪入少阴，既可从阴化寒，也可从阳化热。就伤寒病而言，临床少阴病以阳虚寒化类型为多见。

6. 厥阴病证

厥阴病证是指疾病发展传变到较后阶段，所出现的阴阳对峙、寒热交错、厥热胜复所表现的证。

厥阴经系阴经之尽，阳经之始，阴中有阳，故其生理乃循阴尽阳生之机，主司阴阳之气的交接。病至厥阴，势必干扰阴阳出入和交接之机，产生阴阳逆乱、变化多端的病变，其证以寒热错杂为提纲。

【证候表现】消渴，气上撞心，心中疼热，饥而不欲食，食则吐蛔。

【辨证要点】消渴，心中疼热，饥而不欲食。

（二）六经病证的传变

六经病证循着一定的趋向发展，在一定的条件下发生转变，谓之传变。六经病证是否传变，以及如何传变，取决于正邪的盛衰、病体的强弱、治疗是否得当等因素。一般情况下，六经病证依据脏腑、经络的相互联系而传变，表现为传经、直中、合病、并病四种方式。

1. 传经

病邪从外侵入，由表及里，或正气来复，由里出表，由某一经病证转变为另一经病证，称为传经。传经的方式有三种。

（1）循经传

循经传指按伤寒六经的顺序相传。例如，太阳病不愈，传入阳明，阳明不愈，传入少阳；三阳不愈，传入三阴，首传太阴，次传少阴，终传厥阴。但亦有按太阳、少阳、阳明、太阴、厥阴、少阴传变的说法。

（2）越经传

越经传指不按循经传次序，隔一经甚或隔两经相传。例如，太阳病不愈，不传阳明，而直传少阳，或直传太阴。多由病邪亢盛，正气不足所致。

（3）表里传

表里传指六经中互为表里的阴阳两经相传。例如，太阳膀胱经传入少阴肾经，阳明胃经传入太阴脾经，少阳胆经传入厥阴肝经等。表里相传之中，从阳经传入阴经者，多为邪盛正虚，由实转虚，病情加重之恶兆；从阴经传出阳经者，则为正能胜邪，病情向愈之佳兆。

2. 直中

凡外感病邪不从阳经传入，而直接侵袭阴经者，称为直中。其特点是一发病就表现出三阴经的证候。直中多发于正气先虚，又复感重邪之人。一般而言，直中太阴者病尚浅，直中少阴、厥阴者病较深。

3. 合病

凡疾病发病之初，两经或三经的病证同时出现，称为合病。《伤寒论》中有“太阳阳明合病”“太阳少阳合病”和“三阳合病”等。三阴经有合病之实，却无合病之名。在合病中，往往某一经偏盛，其症状较为突出，应注意观察分析。

4. 并病

疾病凡一经病证未罢，又出现另一经病证，两经病证合并出现，称为并病。《伤寒论》中有“太阳阳明并病”“太阳少阳并病”等，先出现太阳病证，而后出现阳明或少阳病证。一般并病者两经症状可以明显区分，出现的次序有先后不同。

二、卫气营血辨证

卫气营血辨证，是清代医家叶天士创立的一种辨治外感温热病的辨证方法。温热病是一类由温热病邪所引起的热象偏重、并具有一定季节性和传染性的外感疾病。叶氏应用《黄帝内经》中关于“卫”“气”“营”“血”的分布与生理功能不同的论述，将外感温热病发展过程中所反映的不同的病理阶段，分为卫分证、气分证、营分证、血分证四类，用以阐明温热病变发展过程中病位的浅深、病情的轻重和传变的规律，并指导临床治疗。

卫气营血，代表着温热病浅深、轻重不同的四个病理阶段。温热病邪从口鼻而入，首先犯肺，由卫及气，由气入营，由营入血，病邪步步深入，病情逐渐深重。卫分证主表，邪在肺与皮毛，为外感温热病的初起阶段；气分证主里，病在胸、膈、胃、肠、胆等脏腑，为邪正斗争的亢盛期；营分证为邪入营分，热灼营阴，扰神窜络，病情深重；血分证为邪热深入血分，血热亢盛，耗血动血，瘀热内阻，为病变的后期，病情更为严重。

卫气营血辨证是在六经辨证的基础上发展起来的，是外感温病的辨证纲领，它弥补了六经辨证的不足，完善并丰富了中医学对外感病的辨证方法和内容。

（一）辨卫气营血证

1. 卫分证

卫分证是指温热病邪侵袭肌表，卫气功能失常所表现的证。常见于外感温热病的初起阶段。

【证候表现】发热，微恶风寒，头痛，口干微渴，舌边尖红，苔薄黄，脉浮数，或伴有咳嗽，咽喉肿痛。

【辨证要点】发热、微恶风寒、舌边尖红、脉浮数等为主要表现。

2. 气分证

气分证是指温热病邪内传脏腑，正盛邪炽，阳热亢盛所表现的里实热证。

【证候表现】发热，不恶寒，反恶热，汗出，口渴，尿黄，舌红苔黄，脉数有力；或见咳喘，胸痛，咯痰黄稠；或见心烦懊侬，坐卧不安；或见日晡潮热，便秘腹胀，痛而拒按，甚或谵语、狂乱，苔黄干燥，甚则焦黑起刺，脉沉实；或见口苦咽干，胸胁满痛，心烦，干呕，脉弦数。

【辨证要点】发热、汗出、口渴、舌红苔黄、脉数有力等为温热类温病气分证的主要表现。身热汗出、脘腹痞满、苔腻为气分湿热证的基本表现。再根据兼见症状之不同，进一步判断何脏、何腑受病。

3. 营分证

营分证是指温病邪热内陷，营阴受损，心神被扰所表现的证。营分证是温热病发展过程中较为深重的阶段。

【证候表现】身热夜甚，口不甚渴或不渴，心烦不寐，甚或神昏谵语，斑疹隐隐，舌质红绛无苔，脉细数。

【辨证要点】身热夜甚、心烦、舌红绛、脉细数等为主要表现。

4. 血分证

血分证是指温病邪热深入阴血，导致动血、动风、耗阴所表现的一类证。血分证是温热病发展过程中最为深重的阶段。

血分证病变主要累及心、肝、肾三脏，根据病理改变及受损脏腑的不同，血分证可分为血分实热证和血分虚热证。

【证候表现】高热不退或身热夜甚，皮肤斑疹显露，吐血、衄血、便血，烦躁不安，甚则神昏谵语、狂躁，手足抽搐、颈项强直、角弓反张，舌质深绛、苔黄燥或无苔，脉数或弦数有力，为血分实热证；低热持续、午后潮热、五心烦热、夜间盗汗、口干咽燥，手足蠕动，形体消瘦，头晕目眩，舌红少苔或无苔，舌面干裂，脉细数无力，为血分虚热证。

【辨证要点】高热持续，伴神昏谵语或抽搐，舌质深绛，脉数有力等为血分实热证的主要表现；潮热盗汗、五心烦热、舌红少苔等为血分虚热证的主要表现。

（二）卫气营血证的传变

温热病的整个发展过程，实际上就是卫气营血病证的转变过程。其传变有顺传和逆传两种形式。

1. 顺传

顺传是指温热病邪按照卫分、气分、营分、血分的次序传变。顺传标志着病邪由表入里、由浅入深，病情逐渐加重。此为温病发展演变的一般规律。

2. 逆传

逆传是指温热病邪不按照上述次序及规律传变，如邪入卫分后，不经过气分阶段而直接深入营分、血分，出现神昏、谵语等重笃病情。逆传标志着邪气太盛或正气大虚，病势更加危急凶险。

此外，由于感受温邪的类别、患者体质的差异及治疗的影响等，温热病也有不按上述规律传变的。例如，温病初发，邪在卫分，经积极治疗后疾病痊愈而不向里传变；也有发病之初无卫分证，而径见气分证或营分证；或卫分证未罢，又兼气分证，而致“卫气同病”；或气分证尚存，又出现营分证或血分证，称为“气营两燔”或“气血两燔”。

可见，温热病过程中，卫气营血病证的相互转化形式非常复杂。温热病整个发生、发展和演变过程中，卫、气、营、血四个阶段经常相互联系。

三、三焦辨证

三焦辨证是清代著名医家吴鞠通创立的一种诊治温热病的辨证方法。其依据《黄帝内经》及先贤对三焦所属部位的论述，结合张仲景六经辨证及叶天士卫气营血辨证，以临床温热病的传变特点及规律为核心总结而成。三焦辨证将外感温热病的各种证分别纳入上焦病证、中焦病证、下焦病证，着重阐明了三焦所属脏腑在温热病过程中的病理变化、临床表现、证候特点及其传变规律。

三焦辨证在阐述三焦所属脏腑病理变化及其临床表现的基础上，也反映着温病发展过程中的不同病理阶段，说明了温病初、中、末三个不同阶段。从三焦证来看，上焦病证主要包括手太阴肺和手厥阴心包的病变，而手太阴肺经证多为温病的初起阶段，病情轻浅；手厥阴心包经证为肺经温热邪气内陷心包之证。中焦病证主要包括足阳明胃、足太阴脾及手阳明大肠的病变，而足阳明胃主燥，易从燥化，多为里热燥实证；足太阴脾主湿，易从湿化，多为湿温病证。中焦病证多为温病的中期阶段，病情较重。下焦病证主要包括足少阴肾和足厥阴肝的病变，属温病的末期阶段，多表现为肝肾阴虚之证，病情深重。

（一）辨三焦病证

1. 上焦病证

上焦病证是指温热之邪侵袭手太阴肺和手厥阴心包所表现的证。

【证候表现】发热，微恶风寒，微汗出，头痛，咳嗽，鼻塞，口渴，舌边尖红，脉浮数；或但热不寒，多汗，烦躁口渴，咳嗽，气喘，苔黄，脉数；甚则高热，神昏，谵语，舌謇，肢厥，舌质红绛。

【辨证要点】邪犯肺卫，以发热、微恶风寒、舌边尖红、脉浮数为主要表现；邪热壅肺，以但热不寒、咳喘、苔黄、脉数为主要表现；邪陷心包，以高热、神昏、肢厥、舌质红绛为主要表现。

2. 中焦病证

中焦病证是指温热之邪侵犯中焦脾胃，从燥化或从湿化所表现的证。

【证候表现】身热气粗，面红目赤，腹满便秘，渴欲饮冷，口燥咽干，唇裂舌焦，小便短赤，大便干结，苔黄燥或焦黑，甚则神昏谵语，脉沉实有力；或身热不扬，头身困重，胸脘痞闷，泛恶欲呕，小便不利，大便不爽或溏泄，舌苔黄腻，脉细而濡数。

【辨证要点】阳明燥热，以身热、腹满、便秘、苔黄燥、脉沉实等为主要表现；太阴湿热，以身热不扬、脘痞欲呕、头身困重、苔黄腻、脉濡数等为主要表现。

3. 下焦病证

下焦病证是指温热之邪犯及下焦，以劫夺肝肾之阴为主所表现的证。

【证候表现】身热，手足心热甚于手足背，颧红，口舌干燥，神倦，耳聋，舌红少苔，脉虚大；或见手足蠕动，或瘛疭，心中憺憺大动，神倦，脉虚，舌绛苔少，甚或时时欲脱。

【辨证要点】肾阴亏虚，以身热颧红、神倦耳聋等与阴虚症状共见；肝阴亏虚，以手足蠕动、瘛疭、舌绛苔少、脉虚等与阴虚症状共见。

（二）三焦病证的传变

三焦病证的传变与否，取决于病邪的轻重和机体正气的强弱。病邪盛，或正气虚，则传变易于发生。传变的主要表现形式正如《温病条辨·中焦篇》所言："温病由口鼻而入，鼻气通于肺，口气通于胃。肺病逆传则为心包。上焦病不治，则传中焦，胃与脾也。中焦病不治，即传下焦，肝与肾也。始上焦，终下焦。”

1. 顺传

传变一般多由上焦手太阴肺经开始，继而传入中焦，最后传入下焦，此为“顺传”。提示病邪由浅入深，病情由轻转重。

2. 逆传

温热病邪由肺卫直接传入手厥阴心包经，此为“逆传”。说明邪热炽盛，病情重笃。

三焦病证的传变过程，并不是固定不变的。有的病犯上焦，经治而愈，并无传变；有的又可自上焦径传下焦，或由中焦再传肝肾，也有初起即见中焦太阴病症状，也有发病即见厥阴病症状。此外，还有两焦症状互见和病邪弥漫三焦，临床当灵活掌握。

任务实施

通过上述所学的相关知识，根据以下证候表现，在表19－1中填入相应证候，讨论并总结该证候的辨证要点。学习任务评价表见表19－2。

表19－1　　证候表现对应证候和辨证要点

证候表现	证候	辨证要点
发热，微恶风寒，头痛，口干微渴，舌边尖红，苔薄黄，脉浮数，或伴有咳嗽，咽喉肿痛		
发热，不恶寒，反恶热，汗出，口渴，尿黄，舌红苔黄，脉数有力；或见咳喘，胸痛，咯痰黄稠；或见心烦懊憹，坐卧不安；或见日晡潮热，便秘腹胀，痛而拒按，甚或谵语，苔黄干燥，甚则焦黑起刺，脉沉实；或见口苦咽干，胸胁满痛，心烦，干呕，脉弦数		
身热夜甚，口不甚渴或不渴，心烦不寐，甚或神昏谵语，斑疹隐隐，舌质红绛无苔，脉细数		
身热夜甚，躁扰不宁，甚者神昏谵语，舌质深绛，脉弦数；或见斑疹显露，或吐血、衄血；或见四肢抽搐，颈项强直，角弓反张，目睛上视		
持续低热，暮热早凉，五心烦热，或见口干咽燥，形体干瘦，神疲，耳聋，舌干少苔，脉虚细		

表19－2　　学习任务评价表

序号	考核内容	考核标准	满分	得分
1	准备活动	资料查阅完整度（小组评价）	50	
2	课堂学习过程	提问及回答（过程评价）	10	
3	上课状态	是否集中精力（自我评价）	20	
4	任务实施	表格完成情况（教师评价）	10	
5	思考练习	得分（结果评价）	10	
合计			100	

思考与练习

1. 患者发热，恶风，头痛，自汗出，脉浮缓；见鼻鸣，干呕。属（　　）。

A. 太阳中风证　　B. 太阳伤寒证

C. 太阳蓄水证　　D. 太阳蓄血证

2. 患者身大热，汗出，口渴引饮，心烦躁扰，气粗似喘，面赤，苔黄燥，脉洪大。属（　　）。

A. 太阳中风证　　B. 阳明经证

C. 太阳蓄水证　　D. 太阳蓄血证

3. 患者恶寒，发热，头项强痛，肢体疼痛，无汗而喘，脉浮紧。属（　　）。

A. 太阳中风证　　B. 太阳伤寒证

C. 太阳蓄水证　　D. 太阳蓄血证

4. 患者发热，恶寒，小腹满，小便不利，口渴，水入则吐，脉浮或浮数。属（　　）。

A. 太阳中风证　　B. 太阳伤寒证

C. 太阳蓄水证　　D. 太阳蓄血证

5. 患者少腹急结或硬满，小便自利，善忘，大便色黑如漆，脉沉涩。属（　　）。

A. 太阳中风证　　B. 太阳伤寒证

C. 太阳蓄水证　　D. 太阳蓄血证

6. 患者消渴，气上撞心，心中疼热，饥而不欲食，食则吐蛔。属（　　）。

A. 厥阴病证　　B. 太阴病证

C. 少阴寒化证　　D. 少阴热化证

7. 患者心烦不得眠，口燥咽干，咽痛，舌尖红少苔，脉细数。属（　　）。

A. 少阳病证　　B. 太阴病证

C. 少阴寒化证　　D. 少阴热化证

8. 患者无热恶寒，但欲寐，四肢厥冷，下利清谷，呕不能食，食入即吐，脉微细。属（　　）。

A. 少阳病证　　B. 太阴病证

C. 少阴寒化证　　D. 少阴热化证

9. 患者寒热往来，口苦，咽干，目眩，胸胁苦满，默默不欲饮食，心烦喜呕，脉弦。属（　　）。

A. 少阳病证　　B. 太阴病证

C. 少阴寒化证　　D. 少阴热化证

10. 患者腹满而吐，食不下，口不渴，自利，时腹自痛，四肢欠温，脉沉缓而弱。属（　　）。

A. 少阳病证　　B. 太阴病证
C. 少阴寒化证　　D. 少阴热化证

课题六

认识中医的防治和养生康复

中医学在长期的发展过程中，形成了系统而丰富的防治养生理论和方法，有效地指导着中医临床实践。

要防病必先强身，欲强身必重养生，养生是最积极的预防措施。治则治法的确立和治疗手段的实施，又可促进疾病的痊愈和机体的康复。未病之前，预防是矛盾的主要方面，故倡导“不治已病治未病”，防患于未然。患病之后，则强调早期治疗，防止疾病的发展。在具体治疗中又要分清疾病矛盾的主次，注意先后缓急。未病先防、既病防变和防治结合是中医防治学的重要特色。

任务二十　认识中医的预防和治疗方法

学习目标

1. 掌握治未病的概念和方法。
2. 熟悉治则的含义和基本治则。
3. 了解治则的应用和治法的类型。

任务引入

中医经典《黄帝内经》中提出“治未病”的预防思想。《素问·四气调神大论》指出：“圣人不治已病治未病，不治已乱治未乱……夫病已成而后药之，乱已成而后治之，譬犹渴而穿井，斗而铸锥，不亦晚乎。”这为后世医家对中医预防理论研究奠定了基础。其后，《难经》《金匮要略》等医籍对中医“治未病”思想多有阐述。唐代医家孙思邈对《黄帝内经》的“治未病”理论进行深化，如《千金要方·论诊候》提出：“古人善为医者，上医医未病之病，中医医欲病之病，下医医已病之病。”将疾病分为未病、欲病、已病三类，这是中医学最早的三级预防概念。

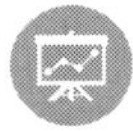

任务分析

中医学自古以来就重视防治结合，防治原则是整体观念和辨证论治的特色。

我们的任务就是认识中医的预防和治疗方法，掌握治未病的概念和方法，并熟悉治则的含义和基本治则内涵。

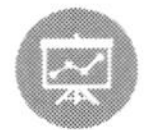

相关知识

一、治未病

治未病，是中医学的预防思想，包括未病先防、既病防变两个方面。

（一）未病先防

未病先防，指在疾病未发生时，采取各种预防措施，增强机体的正气，避免有害因素的侵袭，预防疾病。疾病的发生，主要关系到邪正盛衰。正气不足是疾病发生的主导因素，邪气是发病的重要条件。因此，未病先防，必须从扶助机体正气和防止病邪侵害两方面入手。

1. 扶助机体正气

（1）顺应自然

自然界四时气候和昼夜晨昏等变化，必然影响人体，使之发生相应的生理和病理反应。只有顺应自然变化而摄生，才能保障健康，避免邪气侵害，减少疾病。据此，《素问·上古天真论》提出“法于阴阳”“和于术数”的养生原则。法，即效法、顺应；阴阳，指自然界变化规律；和，为调和、协调；术数，即修身养性之术。人们应顺应季节的变化规律，能动地调整衣食起居。

（2）调畅情志

人的情志活动与疾患有着密切关系。突然、强烈或持续的精神刺激，能直接伤及脏腑，引起气机紊乱、气血阴阳失调而发病，且可使正气内虚，抗病能力下降，容易感受病邪而诱发疾病。如怒伤肝而气上，喜伤心而气缓，悲伤肺而气消，思伤脾而气结，恐伤肾而气下等。在疾病过程中，情志失调，又可致病情恶化。因此，《黄帝内经》重视精神调养，要求做到“恬淡虚无”。恬，安静；淡，平淡；虚，即虚怀若谷，虚己以待物；无，是没有过分的私欲妄想。开朗乐观、心情舒畅、精神愉快，则人体气机调畅、气血和平、正气旺盛，对于预防疾病发生和发展、促进病情好转，具有重要意义。

（3）饮食有节

饮食要有节制，养成良好的饮食习惯，提倡定时定量饮食，不可过饥过饱，克服饮食偏嗜，保持食性的寒温适中，以免损伤胃肠功能。注意不可过食肥甘厚味、辛温燥热及生冷寒凉的食物。提倡全面合理营养的食养思想。注意饮食种类搭配和膳食结构的合理。此外，要注意饮食卫生，防止“病从口入”。

（4）起居有常

起居有常是指生活起居要有一定的规律。中医学重视起居作息的规律性，要求人们顺应四时和昼夜的变化，安排适宜的作息时间，以达到增进健康和预防疾病的目的。《素问·上古天真论》曰："饮食有节，起居有常，不妄作劳，故能形与神俱，而尽终其天年，度百岁乃去。"

（5）锻炼身体

"生命在于运动。"经常锻炼身体，可使人体气机调畅，血脉流通，关节活利，筋骨肌肉壮实，体魄强健，从而增强体质，提高抗病力，减少疾病。锻炼身体的要点有三：一是运动量要适度，要因人而异，弛张结合，过劳则耗伤气血，过逸致气血阻滞；二是要循序渐进，运动量由小到大；三是要持之以恒。

2. 防止病邪侵害

（1）避其邪气

邪气是疾病发生的重要因素，如各种冻伤、烧烫伤、电击伤、化学伤等，故未病先防还要特别注意避免病邪的侵害。《素问·上古天真论》指出："虚邪贼风，避之有时。"即适时躲避外邪的侵害，包括顺应四时，防止四时不正之气的侵害，如春季防风邪，夏日防暑邪，秋天防燥邪，冬天防寒邪等；避疫毒，预防疠气，少去封闭密集场所，去人多场所要佩戴口罩，勤洗手等；注意卫生，防止食物污染等。

（2）药物预防

使用特定预防药物，可提高机体的抗邪能力，防止病邪侵袭。我国16世纪就发明了人痘接种术预防天花，开了人工免疫之先河，为后世预防接种的发展做出极大的贡献。近年来，在中医预防理论的指导下，用中药预防疾病也取得了良好的效果。如用大青叶预防腮腺炎，用马齿苋预防细菌性痢疾，用茵陈、贯众预防肝炎等，都是用之有效、简便易行的方法。

（二）既病防变

既病防变，指在疾病发生之后，早期诊断，早期治疗，见微知著，防微杜渐，以防止疾病的发展和传变。

1. 早期诊治

疾病的发展过程中，由于邪正斗争和消长，疾病多会出现由浅入深，由轻到重，由较单纯到复杂的发展变化。外感病初期，邪未深入，脏腑气血未伤，正气未衰，病情轻浅，治疗比较容易，故诊治越早，疗效越好。即使内伤杂病，包括许多重病难病，也越早诊治，效果越好，否则容易延误病情，甚至错失治疗良机，酿成大患。《素问·阴阳应象大论》曰："故邪风之至，疾如风雨，故善治者治皮毛，其次治肌肤，其次治筋脉，其次治六腑，其次治五脏。治五脏者，半死半生也。"对医者而言，则要善于发现疾病早期的细微征兆，做出正确的诊断，争取及时治疗。

2. 防止传变

防止传变，指认识和掌握疾病发生发展规律及其传变途径，早期诊断，并采取及时有效的防治措施，防止疾病的发展或恶化。掌握不同疾病的发生、发展变化过程及其传变的规律，便于着眼于当前病证，前瞻性地采取措施避免传变。防止传变主要包括阻截病传途径与先安未受邪之地两个方面。

（1）阻截病传途径

各种疾病的传变是有其一定的规律和途径的。如外感热病的六经传变，卫气营血传变，三焦传变；内伤杂病的五脏之间母子相及与相乘相侮传变、表里传变、经络传变等。根据疾病各自的传变规律，及时采取适当的防治措施，截断其传变途径，是阻断病情发展或恶化的有效方法。如麻疹初起，疹毒未透，易内传于脏腑而转重。应及时采取宣透之药发表透疹，促使邪毒随汗而排出，以防其内犯脏腑。若疹毒入肺，则应肃清肺热，透其疹毒，以阻止其传入心包或中焦。

（2）先安未受邪之地

《素问·玉机真脏论》曰："五脏相通，移皆有次，五脏有病，则多传其所胜。"因此，在临床中，不但要对病位之所进行诊治，而且应该根据疾病发展传变规律，对尚未受邪而可能即将被传及之处，事先给予调养、充实以安抚，可以阻止病变传至该处，达到防止其传变的目的。这种根据疾病传变规律实施预见性治疗，是控制传变的防治原则。

在具体运用中，可根据五行的生克乘侮规律、五脏的整体规律、经络相传规律等，采取相应措施进行防治。《金匮要略·脏腑经络先后病脉证》曰："见肝之病，知肝传脾，当先实脾。"主张在治疗肝病的同时，常配以调理脾胃的药物，使脾气旺盛而不受邪，以防肝病传脾。又如在温热病发展过程中，由于热邪伤阴，胃阴受损，病势进一步发展，则易耗及肾阴，可在甘寒以养胃阴的方药中，加入咸寒滋养肾阴的药物，防止肾阴耗损。

二、治则

治则，是治疗疾病的基本原则，对临床立法、处方、遣药等具有普遍的指导意义。治则是针对疾病所表现出的共性病机而确立的。疾病之基本病机，可概括为邪正盛衰、阴阳失调、脏腑失调、精气血津液失常等。因而，扶正祛邪、标本先后、正治与反治、调整阴阳、调和气血、调理脏腑及三因制宜等，均属于基本治则。

（一）扶正祛邪

正邪相搏，双方的盛衰消长决定着疾病的发生、发展与转归，正能胜邪则病退，邪能胜正则病进。因此，扶助正气，祛除邪气，改变邪正双方力量的对比，使疾病早日向好转、痊愈的方向转化，是指导临床治病的一个重要治则。

1. 扶正祛邪的概念（见表 20－1）

表 20－1　扶正祛邪的概念、适用证及具体治疗方法

扶正祛邪	概念	适用证	具体治疗方法
扶正	扶正固本，指用扶持助长机体正气的治则	各种虚证，即所谓"虚则补之"	益气、养血、滋阴、温阳、填精、生津等，以及补养各脏的精气阴阳等
祛邪	祛除邪气，指用祛除病邪的治则	各种实证，即所谓"实则泻之"	发汗、涌吐、攻下、消导、化痰、活血、散寒、清热、解毒、祛湿等

2. 扶正祛邪的运用

扶正与祛邪是相互为用、相辅相成的。扶正，增强了正气，有助于机体抗御和祛除病邪，即所谓“正胜邪自去”；祛邪能避免病邪对机体的侵害与干扰，达到保护正气、恢复健康的目的，即所谓“邪去正自安”。

扶正祛邪在运用上要掌握好以下原则：①攻补应用合理，即扶正用于虚证，祛邪用于实证；②辨清先后主次，对虚实错杂证，应根据虚实的主次与缓急，决定扶正祛邪运用的先后主次；③扶正不留邪，祛邪不伤正。具体运用如下。

（1）单独运用

扶正适用于正虚为主的虚证或真虚假实证。一般用于某些慢性疾病，或疾病的后期、恢复期，或身体虚弱之人。在运用时，应当分清虚证所在的脏腑经络等具体部位，以及精、气、血、津、液的虚衰情况，还应适当掌握用药的缓峻及剂量。虚证一般宜缓图，少用峻补，免成药害。

祛邪，适用于邪实为主的实证或真实假虚证。一般多用于外感病初期、极盛期，或疾病过程中出现痰饮、水湿、瘀血等病理产物，而正气尚可耐受攻伐的状况。在运用时，应当辨清病邪性质、强弱、所在病位，进而采用相应的治法。同时，还应注意病愈就要停止用攻伐之药，以免用药太过而伤正。

（2）同时运用

扶正与祛邪的同时使用，即攻补兼施，适用于正虚邪实、虚实错杂，但二者都不是非常严重的虚实夹杂的病证。运用这一原则时，一是要注意分清扶正与祛邪的主次关系；二是要尽可能做到扶正而不留邪，祛邪而不伤正。由于病证虚实有主次之分，因而扶正与祛邪治则在同时使用时亦有主次之别。

1）扶正兼祛邪

扶正为主，辅以祛邪。适用于以正虚为主的虚实夹杂证。如气虚感冒，应以补气为主兼以解表。

2）祛邪兼扶正

祛邪为主，辅以扶正。适用于以邪实为主的虚实夹杂证。如温热病过程中，邪势亢盛，阴液被耗，表现为壮热汗多，心烦口渴，咽干舌燥，可用清热为主，兼以养阴液之法治疗。

（3）先后运用

扶正与祛邪的先后运用，也适用于虚实夹杂证。主要根据虚实的轻重缓急而变通使用。

1）先祛邪后扶正，先攻后补。适用于虽然邪盛、正虚，但正气尚可耐攻，以邪气盛为主要矛盾，若兼顾扶正反会助邪的病证。如瘀血所致的崩漏证，因瘀血不去，崩漏难止，虽补血而血虚难复。故应先活血化瘀，然后再进行补血。

2）先扶正后祛邪，先补后攻。适用于正虚邪实，邪虽盛尚不甚急，而机体过于虚弱，正气虚衰而不耐攻伐的情况。若同时兼顾祛邪，非但邪气难除，反而更伤正气，必须先用补法扶正，使正气逐渐恢复到能承受攻伐时再攻其邪。如某些虫积患者，因病久正气大虚，不宜即行驱虫，应先用健脾和胃法以扶正，使正气得到一定恢复时，再给予驱虫消积治疗。

总之，扶正祛邪，应知常达变，灵活运用，根据具体情况而选择不同的方法。

（二）标本先后

治标和治本，首见于《素问·标本病传论》。标和本的概念是相对的，标本关系常用来概括说明事物的本质与现象、因果关系以及病变过程中矛盾的主次先后关系等。一般而言，从邪正关系来说，人体正气为本，致病邪气为标；从病因与症状关系来说，病因为本，症状为标；从疾病先后来说，旧病、原发病为本，新病、继发病为标；从疾病病位来说，脏腑精气病为本，肌表经络病为标等。可见，标本不是绝对的，而是相对的、有条件的。

在临床上，掌握了疾病的标本关系，就能准确地分清病证的主次先后与轻重缓急，对于从复杂的疾病矛盾中找出和处理其主要矛盾或矛盾的主要方面，起到提纲挈领的作用。针对临床病证中标本主次的不同，采取“急则治标，缓则治本，标本兼治”的法则，以达到治病求本的目的。

1. 急则治标

急则治标，指标病危急，先治其标，标病缓解再治本病。疾病暴病不宜缓，初病邪未深入，当急治以去其邪，邪去则正气不伤，疾病易于恢复；危及生命的疾病，如大出血病变，以止血治标为首务，待血止后再治出血之因以图本；如病因比较明确的剧痛、频繁呕吐，不能服药或二便不通等，可分别采用缓急止痛、降逆止呕、通利二便等治标之法。以先缓解危急，再图其本；慢性病，由宿疾复感邪气，当旧病缓和、新病较急时，应先治其标，待新病愈后，再治宿疾而治本。如水臌患者，就原发病与继发病而言，鼓胀多是在肝病基础上形成的，则肝血瘀阻为本，腹水为标，如腹水不重，则宜化瘀为主，兼以利水；但若腹水严重，腹部胀满，呼吸急促，二便不利时，则为标急，此时当先治标病之腹水，待腹水减退，病情稳定后，再治其肝病。

必须指出，所谓“急则治标，缓则治本”，不能绝对化。急的时候也未尝不须治本，如亡阳虚脱时，急用回阳救逆的方法，就是治本；大出血之后，气随血脱时，急用独参汤益气固脱也是治本。不论标本，急者先治是根本原则。同时，缓的时候也不是不可治标，体虚感冒患者可在补虚基础上用解表药兼治其标。总之，治病求本是治疗的根本原则，急则治标只是一时权宜之计，是为了更好地治本。一旦标病缓解，仍当治疗其本，以获长久疗效。

2. 缓则治本

缓则治本，指病势缓和，病情缓慢，先治其本，本病愈而标病自除。多用于慢性疾病，病情缓和、病势迁延、暂无急重症状；或病势向愈，正气已虚，邪尚未尽之际。如痨病肺肾阴虚之咳嗽，肺肾阴虚是本，咳嗽、潮热、盗汗是标，标病不至于危及生命，故治疗多不选用单纯止咳、敛汗之剂来治标，而采用滋补肺肾之阴以治其本。本病得以恢复，咳嗽、盗汗等诸症也自然会消除。再如气虚自汗，气虚不能固摄津液为本，自汗为标。单用止汗之剂，难以奏效，此时应益气固表以治其本，气复则自能收摄汗液。缓则治本，一般适用于慢性疾病或急性疾病的恢复期。

3. 标本兼治

标本兼治，指标病与本病并重，应治标与治本兼顾，是在标病与本病俱急，或标病与本病俱缓之时采取的一种治则。若采取单治本病或单治标病方法，均不能适应病证治疗的要求时，则必须标本兼顾同治，才能获得好的治疗效果。如痢疾患者，饮食不进是正气虚（本），下利只是邪气盛（标）。此时，标本俱急，须以扶正药与清湿化热药同时并用，这就是标本兼治。脾虚气滞患者，脾虚为本，气滞为标，既用人参、白术、茯苓、甘草等健脾益气以治本，又配伍木香、砂仁、陈皮等理气行滞以治标。根据病情，标本兼治，不但并行不悖，更可相得益彰。

总之，病证之变化有轻重缓急、先后主次之不同，因而标本的治法运用也就有先后与缓急、单用或兼用的区别，这是中医治疗的原则性与灵活性有机结合的体现。一般来说，凡病势发展缓慢者，当从本治；发病急剧者，首先治标；标本俱急或标本俱缓者，又当标本兼治，最终达到治病求本的目的。

（三）正治与反治

疾病本质与临床征象有的一致，有的则不一致，故用正治与反治。《素问·至真要大论》曰“逆者正治，从者反治”。

1. 正治

正治，指采用与证候的性质相反的方药进行治疗的治则。由于采用方药或措施的性质与证候的性质相逆，如热证用寒药，故又称“逆治”。

正治适用于疾病的征象与其本质相一致的病证。因为疾病的性质有寒、热、虚、实之别，所以正治法可分为寒者热之、热者寒之、虚则补之、实则泻之，见表 20－2。

表 20－2　正治法

正治	用法	举例
寒者热之	以热治寒	表寒证用辛温解表方药，里寒证用辛热温里方药等
热者寒之	以寒治热	表热证用辛凉解表方药，里热证用苦寒清里方药等
虚则补之	补益治虚病	阳虚用温阳方药，阴虚用滋阴方药，气虚用益气方药，血虚用补血方药等
实则泻之	攻伐治实病	食滞用消食导滞方药，水饮内停用逐水方药，瘀血用活血化瘀方药，湿盛用祛湿方药等

2. 反治

反治，指顺从病证的外在假象而治的治则。由于采用的方药性质与病证中假象的性质相同，故又称为“从治”。

反治适用于疾病的征象与其本质不完全符合的病证。反治用药虽然是顺从病证的假象，但仍然是在治病求本思想指导下针对疾病的本质进行的治疗。主要包括以下四个方面，见表 20－3。

表 20－3　　反治法

反治	用法	释义	适用证	举例
热因热用	以热治热	用温热方药或具有温热功效的措施来治疗具有假热征象的治法	真寒假热证，即阴寒内盛，格阳于外	里真寒外假热的病证，由于阴寒充盛于内，阳气被格拒于外，临床既可见身反不恶寒，面赤如妆等外假热之象；但由于阴寒内盛是病本，故同时也见下利清谷，四肢厥逆，脉微欲绝，舌淡苔白等内真寒的表现。因此，用温热方药以治其本
寒因寒用	以寒治寒	用寒凉方药或具有寒凉功效的措施来治疗具有假寒征象的治法	里热炽盛，阳盛格阴的真热假寒证	热厥证，由于里热盛极，阳气郁阻于内，不能外达于肢体起温煦作用，并格阴于外，而见手足厥冷，脉沉伏之假寒之象。但细究之，患者手足虽冷，但胸腹灼热而欲掀衣揭被，或见恶热，烦渴饮冷，小便短赤，舌红绛，苔黄等里真热的征象。此为阳热内盛，深伏于里所致，外在寒象是假，里热盛极才是病之本质，故须用寒凉药清其里热
塞因塞用	以补开塞	用补益、固涩方药或具有补益、固涩功效的措施来治疗具有闭塞不通症状的治法	因体质虚弱，脏腑精气功能减退而出现闭塞症状的真虚假实证	血虚经闭，由于血液化源不足，故当补益气血而充其源，则无须用通药而经自来。或肾虚癃闭，由于肾阳虚衰，推动蒸化无力而致的尿少癃闭，当温补肾阳，推动尿液的生成和排泄，则小便自然通利
通因通用	以通治通	用通利方药或具有通利功效的措施来治疗具有通泻症状的治法	因实邪内阻出现通泄症状的真实假虚证	瘀血崩漏，由于瘀血内阻，血不循经所致的崩漏，如用止血药，则瘀阻更甚而血难循其经，出血难止。此时当活血化瘀，瘀去则血自归经而出血自止

正治与反治相同之处，都是针对疾病的本质而治，故同属于治病求本的范畴。但是，正治与反治不同之处在于：一是概念内涵有别，就各自采用方药的性质、效用与疾病的本质、现象间的关系而言，方法上有逆从之分；二是适应病证有别，病变本质与临床表现相符者，采用正治；病变本质与临床表现不完全一致者，则适于用反治。在临床上，大多数疾病的本质与其征象的属性比较一致，因而正治是最常用的一种治疗法则。

（四）调整阴阳

调整阴阳，指根据机体阴阳盛衰的变化而损其有余或补其不足，使之重归于和谐平衡。从根本上讲，人体患病是阴阳之间协调平衡遭到破坏，出现了偏盛偏衰的结果。故调整阴阳，“以平为期”是中医治疗疾病的根本法则。《素问·至真要大论》说：“谨察阴阳所在而调之，以平为期。”

1. 损其有余

损其有余，即“实则泻之”，适用于人体阴阳失调中阴或阳偏盛有余的实证。

（1）热者寒之

对“阳胜则热”所致的实热证，宜用寒凉药物以清泻其偏盛之阳热，此即“热者寒之”之法。若在阳偏盛的同时，由于“阳胜则阴病”，阴气亏虚，此时不宜单纯地清其阳热，而须兼顾阴气的不足，即清热的同时配以滋阴之品，祛邪为主兼以扶正。

（2）寒者热之

对“阴胜则寒”所致的实寒证，宜用温热药物以消解其偏盛之阴寒，此即“寒者热之”

之法。若在阴偏盛的同时，由于“阴胜则阳病”，阳气不足，此时不宜单纯地温散其寒，还须兼顾阳气不足，即在散寒的同时配以扶阳之品，同样是祛邪为主兼以扶正之法。

2. 补其不足

补其不足，即“虚则补之”，适用于人体阴阳失调中阴阳偏衰的虚证。

（1）阴阳互制之调补阴阳

对“阴虚则热”所出现的虚热证，宜滋阴以抑阳，即唐代医家王冰所谓“壮水之主，以制阳光”（《素问·至真要大论》注语）。《素问·阴阳应象大论》称之为“阳病治阴”，“阳病”指的是阴虚导致阳气相对偏亢，治阴即补阴之意。

对“阳虚则寒”所出现的虚寒证，宜扶阳以抑阴，即王冰所谓“益火之源，以消阴翳”（《素问·至真要大论》注语）。《素问·阴阳应象大论》称之为“阴病治阳”。“阴病”指的是阳虚导致阴气相对偏盛，治阳即补阳之意。

（2）阴阳互济之调补阴阳

对于阴阳偏衰的虚热及虚寒证的治疗，明代医家张介宾提出“阴中求阳”与“阳中求阴”的治法，见于《景岳全书·新方八阵》：“善补阳者，必于阴中求阳，则阳得阴助而生化无穷；善补阴者，必于阳中求阴，则阴得阳升而泉源不竭。”此即阴阳互济的方法。根据阴阳互根的原理，因阳得阴助而生化无穷，阴得阳升而泉源不竭，故治疗阴虚证时，在滋阴剂中适当佐以补阳药，即所谓“阳中求阴”。治疗阳虚证时，在助阳剂中适当佐以补阴药，即所谓“阴中求阳”。

（3）阴阳双补

由于阴根于阳，阳根于阴，故阴虚可累及阳，阳虚可累及阴，从而出现阴阳两虚的病证，治疗时当阴阳双补。但须分清主次而用，阳损及阴者，以阳虚为主，则应在补阳的基础上辅以滋阴之品；阴损及阳者，以阴虚为主，则应在滋阴的基础上辅以补阳之品。

阴阳互济之调补和阴阳双补两法，虽然用药上都是滋阴、补阳并用，但主次分寸不同，且适应证候有所区别。

（4）回阳救阴

适用于阴阳亡失者。亡阳者，当回阳以固脱；亡阴者，当救阴以固脱。由于亡阳与亡阴二者均为极危重证候，皆属气脱病机，治疗时都要施以峻剂补气固脱，常用人参等。

此外，对于阴阳格拒所致寒热真假病证的治疗，以反治为治则。阳盛格阴所致的真热假寒证，治宜寒因寒用；阴盛格阳所致的真寒假热证，治宜热因热用。

总之，运用阴阳学说治疗，以使阴阳失调复归于平衡。

（五）调和气血

1. 调气

（1）气虚宜补

肺主一身之气，脾为气血生化之源，故补气主要补脾肺之气，而尤以培补中气为重。先天之精气，依赖于肾藏精气的生理功能，才能充分发挥先天之精气的生理效应。故气虚之极，又要从补肾入手。

气为血之帅，血为气之母，二者互根互用，故补气又常与补血相结合。

（2）气滞宜疏

人体气机升降出入，多与肝主疏泄、肺主宣降、脾主升清、胃主降浊有关，故气滞多与肺、肝、脾、胃等脏腑功能失调有关。肝主疏泄，调畅全身气机，故气滞之病又以疏肝行气为先。

（3）气陷宜升

气陷宜用升提之法，所谓“陷者举之”。适用于中气下陷而见囟陷，胞睑下垂，脱肛，滑泄不止，以及冲任不固所致崩中漏下、带下、阴挺、胎动不安等。

（4）气逆宜降

气逆宜用降气之法。气逆于上，以实为主，亦有虚者。降气法，适于气逆实证，且宜暂用，不可久图。若因虚而逆者，补其虚而气自降，不得过用降气之品。

（5）气脱则固

脱有缓急，故临床上有虚脱和暴脱之分。虚者补之，涩可固脱。故治疗气脱者，每于补气固本之中加入收涩之品，以补而涩之。若属暴脱者，固涩无效，应当补阳助阴，使阴固阳潜。固涩法常与补法同用，又根据证之寒热而与温法或清法同用。气属阳，故气脱之治，多温补与固涩同用。

（6）气闭则开

气闭多由清窍闭塞而昏厥，故又称开窍通闭。开窍有温开、凉开之分。气闭有虚、实之别，实则邪未减而正未衰，治当开其闭：而虚则为内闭外脱之候，当予以补气养血、回阳固脱之品。

2. 调血

（1）血虚则补

心主血，肝藏血，脾生血统血，肾精可化而为血，血虚多与心、肝、脾、肾有密切关系，故补血又当区别具体情况，结合补脏治疗。气为阳，血为阴，气能生血，血能载气，根据阳生阴长的理论，治疗血虚之重证，于补血方内常加入补气药物，可收补气生血之效。血虚与阴虚常常互为因果，故对血虚而兼有阴虚者常配伍补阴之品，以加强其作用。

（2）血瘀则行

血瘀治以活血、理血，总以祛瘀为要。血瘀有寒、热、虚、实之分，其治当寒者热之、热者寒之、虚则补之、实则泻之。

（3）血寒则温

血寒治以温经散寒为主，由于血寒多致血瘀，故常采用通经活络、血行血之法。

（4）血热则凉

血热治以清热凉血为主。血得寒则凝，得温则行。血热可致血不循经而出血，故又用凉血止血之法。应用清热凉血和凉血止血等寒凉药物，要中病即止，不可过剂。出血而有明显瘀滞者，不宜大剂寒凉止血，必要时配合活血行血药。

（5）出血则止

出血宜止血。有收敛止血、凉血止血、温经止血、化瘀止血之分。正确地运用止血法，必须分清出血的原因、性质和部位而辨证施治，切勿一味止血，即“见血休治血”之谓。

3. 调理气与血的关系

（1）气病治血

气血互相维附，气虚则血弱，气滞则血瘀，气陷则血下，气逆则血乱，气温则血滑，气寒则血凝。气病则血随之亦病。《医家四要》曰：“气为血之帅，血为气之母，气即病矣，则血不得独行，故亦从而病焉。是以治气药中必兼理血之药。”即气病治血的理论依据。气虚宜顾其血弱，气郁宜顾其血滞，气逆宜顾其血乱，而求于气血冲和。

（2）血病治气

气病血易病，血病气易伤，气血两者，和则俱和，病则同病。《医宗必读·水火阴阳论》曰：“气血俱要，而补气在补血之先，阴阳并需，而养阳在滋阴之上。”此为治血之准则。治血必调气，气和则血宁。血虚者，补其气而血自生。血瘀者，行其气而血自调。出血者，调其气而血自止。

（六）调理脏腑

人体是以五脏为中心的有机整体，脏与脏、脏与腑、腑与腑之间，在生理上相互协调，相互为用，在病机上也相互影响。一脏有病可影响他脏，他脏有病也可影响本脏。因此，调和脏腑就是在治疗脏腑病变时，既要考虑一脏一腑之阴阳气血失调，更要注意从整体入手调和各脏腑之间的关系，使之重新恢复平衡状态。这是调和脏腑的基本原则。

1. 顺应脏腑生理特性

五脏藏精气而不泻，六腑传化物而不藏。脏腑的阴阳五行属性、气机升降出入规律、四时通应，以及喜恶在志等有所不同，故调和脏腑须顺应脏腑之特性而治。如脾胃属土，脾为阴土，阳气易损；胃为阳土，阴气易伤；脾喜燥恶湿，胃喜润恶燥；脾气主升，以升为顺，胃气主降，以降为和。故治脾常宜甘温、辛散之剂以助其升运，而慎用阴寒之品以免助湿伤阳；治胃常用甘寒之剂以生津润燥，降气和胃之剂以助其通降，而慎用温燥之品以免伤其阴。

根据脏腑生理特性，六腑传化物而不藏，以通为用，以降为和，五脏藏精气而不泻，以藏为贵，故有“实则泻腑，虚则补脏”之治。六腑之实自当泻腑以逐邪，如阳明腑实证之胃肠热结，用承气汤以荡涤胃肠之实热；而五脏之实亦可泻腑以祛邪，如肝经湿热，可借清泄肠道，渗利小便，使湿热从二便而出。五脏之虚自当补虚以扶正，如脾气虚证以四君子汤补脾益气，肾阳虚证以金匮肾气丸温阳补肾等；而六腑之虚亦可借补脏以扶正，如膀胱气化无权而小便频多，甚则遗溺，多从补肾固摄而治；小肠泌别清浊功能低下，多从脾肾治之等。

2. 调和脏腑阴阳气血

脏腑是人体生命活动的中心，脏腑阴阳气血是人体生命活动的根本，脏腑的阴阳气血失调是脏腑病变的基础。因此，调理脏腑阴阳气血是调和脏腑的基本原则。

脏腑的生理功能不一，其阴阳气血失调的病机变化也不尽一致。因此，应根据脏腑病机变化，或虚或实，或寒或热，予以虚则补之，实则泻之，寒者热之，热者寒之。如肝藏血而主疏泄，以血为体，以气为用，性主升发，宜条达舒畅，病机特点为肝气肝阳常有余，肝阴肝血常不足等，其病变主要有气和血两个方面，气有气郁、气逆，血有血虚、血瘀等。故治疗肝病重在调气、补血、和血，结合病因予以清肝、滋肝、平肝等。

3. 调和脏腑相互关系

（1）根据五行生克规律调和脏腑

1）根据五行相生规律确立治则治法。临床上运用五行相生规律来治疗疾病，其基本治疗原则是补母和泻子，正如《难经·六十九难》曰："虚则补其母，实则泻其子。"

补母，即"虚则补其母"，指一脏之虚证，不仅可以补其本脏进行治疗，同时还可依据五行相生规律，补其"母脏"，通过相生作用而促其恢复。适用于母子关系的虚证。如肝血不足，除须用补肝血的药物外，还可以用补益肾精的方法，通过"水生木"的作用促使肝血的恢复。

泻子，即"实则泻其子"，指一脏之实证，不仅可以泻除本脏亢盛之气，同时还可依据五行相生规律，泻其子脏以泻除其母脏的亢盛之气。适用于母子关系的实证。如肝火炽盛，除须用清泻肝火的药物外，还可以用清泻心火的方法，以消除亢盛的肝火。

根据五行相生规律确立的治法，包括滋水涵木法、益火补土法、培土生金法、金水相生法、益木生火法。

滋水涵木法，是滋肾阴以养肝阴的治法，又称滋肾养肝法、滋补肝肾法。适用于肾阴亏损而肝阴不足，甚或肝阳上亢之证。

益火补土法，是温肾阳以补脾阳的治法，又称温肾健脾法、温补脾肾法。适用于肾阳衰微而致脾阳不振之证。

必须说明的是，按五行生克次序来说，心属火，脾属土，益火补土应当是温心阳以暖脾土。但自命门学说兴起以来，人们多认为命门之火具有温煦脾土的作用。因此，目前临床上多将"益火补土"法用于肾阳（命门之火）衰微致脾失健运之证，而少指心火与脾阳的关系。

培土生金法，是健脾生气以补益肺气的治法。主要用于脾气虚衰，生气无源，以致肺气虚弱之证。若肺气虚衰，兼见脾运不健者，亦可应用。

金水相生法，是滋养肺肾之阴的治法，亦称滋养肺肾法。主要用于肺阴亏虚，不能滋养肾阴，或肾阴亏虚，不能滋养肺阴的肺肾阴虚证。

益木生火法，是补肝血以养心血的治法。主要用于肝血不足，不能滋养心血，以致心肝虚之证。

2）根据五行相克规律确立治则治法。临床上运用五行相克规律来治疗疾病，其基本治疗原则是抑强和扶弱。

五脏相克关系异常而出现的相乘、相侮等病机变化的原因，不外乎"太过"和"不及"两个方面。"太过"者属强，表现为功能亢进；"不及"者属弱，表现为功能衰退。因而治疗上须同时采取抑强和扶弱的治疗原则，并侧重于制其强盛，使弱者易于恢复。若一方虽强盛而尚未发生克伐太过时，亦可利用这一治则，预先加强其所胜的力量，以阻止病情发展。

抑强，适用于相克太过引起的相乘和相侮。如肝气横逆，乘脾犯胃，出现肝脾不调、肝胃不和之证，称为"木旺乘土"，治疗应以疏肝平肝为主。又如木本克土，若土气壅滞，或脾胃湿热或寒湿壅脾，不但不受木之所克，反而侮木，致使肝气不得疏达，称为"土壅木郁"，治疗应以运脾祛邪除湿为主。抑其强者，则其弱者功能自然易于恢复。

扶弱，适用于相克不及引起的相乘和相侮。如脾胃虚弱，肝气乘虚而入，导致肝脾不和之证，称为“土虚木乘”，治疗应以健脾益气为主。又如土本制水，但由于脾气虚弱，不仅不能制水，反遭肾水之反制而出现水湿泛滥之证，称为“土虚水侮”，治疗应以健脾为主。扶助弱者，加强其力量，可以恢复脏腑正常功能。

依据五行相克规律确立的治法，包括抑木扶土法、泻火润金法、培土制水法、佐金平木法、泻南补北法。

抑木扶土法，是疏肝健脾或平肝和胃以治疗肝脾不和或肝气犯胃病证的治法，又称疏肝健脾法、平肝和胃法。适用于木旺乘土或土虚木乘之证。临床应用时，应依据具体情况的不同而对抑木扶土法有所侧重。如用于木旺乘土之证，则以抑木为主，扶土为辅；若用于土虚木乘之证，则应以扶土为主，抑木为辅。

泻火润金法，是清泻心火以润肺金的治法。适用于火旺乘金之证，即心火过旺以消灼肺阴，以致肺热伤津之证。

培土制水法，是健脾利水以治疗水湿停聚病证的治法，又称为“敦土利水法”。适用于脾虚不运，水湿泛滥而致水肿胀满之证。

佐金平木法，是滋肺阴、清肝火以治疗肝火犯肺病证的治法，也可称为“滋肺清肝法”。适用于肺阴不足，肃降不及的肝火犯肺证。若属肝火亢盛，疏泄太过，上炎侮肺，耗伤肺阴的肝火犯肺证，当以清肝平木为主，兼滋肺阴以肃降肺气为治。

泻南补北法，是泻心火补肾水以治疗心肾不交病证的治法，又称为泻火补水法、滋阴降火法。适用于肾阴不足，心火偏旺，水火不济，心肾不交之证。因心属火，位南方；肾属水，位北方，故称泻南补北法。若由于心火独亢于上，不能下交于肾，则应以泻心火为主；若因肾水不足，不能上奉于心，则应以滋肾水为主。但必须指出，肾为水火之宅，肾阴虚亦可致相火偏旺，也称为水不制火，这属于一脏本身水火阴阳的偏盛偏衰，不能与五行生克中的水不克火混为一谈。

总之，根据五行相生、相克规律可以确立有效的治则和治法，指导临床用药。但在具体运用时又须分清主次，要依据双方力量的对比进行全面考虑。或以治母为主，兼顾其子；或以治子为主，兼顾其母：或以抑强为主，扶弱为辅：或以扶弱为主，抑强为辅。如此方能正确地指导临床实践，提高治疗效果。

（2）根据脏腑相合关系调理

人体脏与腑的配合，体现了阴阳、表里配合的关系。脏行气于腑，腑输精于脏。生理上彼此协调，病机上又相互影响，相互传变。因此，治疗脏腑病变，除了直接治疗本脏本腑之外，还可以根据脏腑相合理论，或脏病治腑，或腑病治脏，或脏腑同治。

脏病治腑。如心合小肠，心火上炎之证，可以通利小肠而直泻心火，导心经之热从下而出，则心火自降。其他如肝实泻胆、脾实泻胃等，亦为临床常用。

腑病治脏。肾合膀胱，膀胱气化功能失常，水液代谢障碍，治肾即所以治膀胱。大便秘结，腑气不通，则肺气壅塞，而宜降肺气，亦可使腑气得顺，大便自通。

脏腑同治。脏腑病变，虽可脏病治腑，腑病治脏，但临床上多脏腑同治。如脾与胃，纳运相得，燥湿相济，升降相因，故脾病必及胃，胃病必累脾。所以，临床上常脾胃同治。

（七）三因制宜

三因制宜，是因时制宜、因地制宜、因人制宜的统称，是指临床治病要根据时令、地域、患者等具体情况，制订适宜的治疗方法。

1. 因时制宜

根据不同季节气候的特点，制定适宜治法和方药的原则，称为“因时制宜”。因时之“时”，一是指自然界的时令气候特点，二是指年、月、日的时间变化规律。《灵枢·岁露论》曰：“人与天地相参也，与日月相应也。”年、月、季节、晨昏等时间因素，既可形成自然界不同的气候特点和物候特点，同时对人体的生理活动与病机变化也带来一定影响。因此，要注意在不同的天时气候及时间节律条件下的治疗宜忌。

以季节而言，由于季节间的气候变化幅度大，故对人的生理、病变影响很大。如春夏季节，气候由温渐热，阳气升发，人体腠理疏松开泄，即使外感风寒，也应注意慎用麻黄、桂等发汗力强的辛温发散之品，以免开泄太过，耗伤气阴；而秋冬季节，气候由凉变寒，阴盛阳衰，人体腠理致密，阳气潜藏于内，此时若病热证，也当慎用石膏、黄连等寒凉之品，以防苦寒伤阳。《素问·六元正纪大论》曰：“用温远温，用热远热，用凉远凉，用寒远寒。”所谓“用温远温”，“远”，避之谓；前者之“温”，指药物之温，后者之“温”，指气候之温；即用温性药时，当避其气候之温，如春季慎用人参等温性药物。余者与此同义。

以月令而言，《素问·八正神明论》提出“月生无泻，月满无补，月郭空无治，是谓得时而调之”的治疗原则。提示治疗疾病时须考虑每月的月相盈亏圆缺变化规律，在针灸及妇科月经病治疗中较为常用。

以昼夜而言，日夜阴阳之气消长不同，人亦应之。因而某些病证，如阴虚的午后潮热，湿温的身热不扬而午后加重，脾肾阳虚之五更泄泻等，也具有日夜的时相特征，亦当考虑在不同的时间实施治疗。针灸“子午流注针法”，即是根据不同时辰而有取经与取穴的相对特异性，是择时治疗的最好体现。

2. 因地制宜

根据不同的地域环境特点，制定适宜治法和方药的原则，称为“因地制宜”。不同的地理环境，因为气候条件及生活习惯不同，人的生理活动的病变特点也有区别，所以治疗用药亦应有所区别。如我国西北地区，地势高而寒冷，其病多寒，治宜辛温；东南地区，地势低而温热，其病多热，治宜苦寒。说明地区不同，患病亦异，而治法亦当有别。即使相同的病证，治疗用药亦当考虑不同地区的特点，例如，用麻黄、桂枝治疗外感风寒证；在西北严寒地区，药量可以稍重，而在东南温热地区，药量就应稍轻。

3. 因人制宜

根据患者的年龄、性别、体质、生活习惯等不同特点，制定适宜治法和方药的原则，称为“因人制宜”。不同的患者有其不同的个体特点，人的年龄大小、性别不同、体质差异等因素，常常影响着疾病的发生和发展变化，甚至决定着疾病的预后转归。因此，中医在临证治病非常注重患者年龄、性别、体质差异对疾病的影响，根据这些因素导致的病机特点，制定出最适宜病情的治法和方药。

（1）年龄

年龄不同，则生理功能、病机变化各异，治宜区别对待。如小儿生机旺盛，但脏腑娇嫩，形气未充，发病则易寒易热，易虚易实，病情变化较快。因而，治疗小儿疾病，药量宜轻，疗程宜短，忌用峻剂。青壮年则气血旺盛，脏腑充实，病发则由于邪正相争剧烈而多表现为实证，可侧重于攻邪泻实，药量亦可稍重。而老年人生机减退，气血日衰，脏腑功能衰减，病多表现为虚证或虚中夹实。因而，多用补虚之法或攻补兼施，用药量应比青壮年少，中病即止。

（2）性别

男女性别不同，各有其生理、病机特点，治疗用药亦当有别。妇女生理上以血为本，以肝为先天，临床上有经、带、胎、产诸疾及乳房、胞宫之病。月经期、妊娠期用药时当慎用或禁用峻下、破血、重坠、开窍、滑利、走窜及有毒药物；带下以祛湿为主；产后诸疾则应考虑是否有恶露不尽或气血亏虚，从而采用适宜的治法。男子生理上则以精气为主，以肾为先天，病机上精气易亏，而有精室疾患及性功能障碍等特有病证，如阳痿、阳强、早泄、遗精、滑精以及精液异常等，宜在调肾基础上结合具体病机而治。

（3）体质

因先天禀赋与后天调养不同，个体的体质也存在着强壮羸弱、阴阳寒热偏颇等多方面差异。因此，虽患同一疾病，体质不同，治法方药也应有区别：如偏阳盛或阴虚之体，当慎用温热之剂；偏阴盛或阳虚之体，则当慎用寒凉之品；体质强者，病证多实，故攻伐之药量可稍重；体质弱者，病证多虚，其体不耐攻伐，故治疗宜补，若虚实夹杂，则攻伐药量宜轻。所有这些在临证中尤当重视。其他如患者的职业、工作条件等也与某些疾病的发生有关，在诊治时也应该注意。

因时、因地、因人制宜的治疗原则，是中医治疗的一大特色，充分体现了中医治疗疾病的整体观念和辨证论治在实际应用上的原则性和灵活性。只有把疾病与天时气候、地域环境、患者个体诸因素等进行全面的考虑，制定具有针对性的个体化治疗方法，才能收到显著效果。

三、治法

治法是治疗疾病的方法，治法与治则有别。治则是治疗疾病的准则，具有很强的原则性和指导性，相对稳定和规范。治法是在一定治则指导下制定的治疗疾病的具体治疗大法、治疗方法和治疗措施，较为具体，相对灵活，具有多样性。其中，治疗大法是针对一类相同病机的证候而确立的，如汗、吐、下、和、清、温、补、消八法以及寒者热之、热者寒之、虚者补之、实者泻之等治疗大法，其适应范围相对较广。治疗方法则是在治疗大法限定范围之内，针对某一具体证候所确立的具体治疗方法，如辛温解表、镇肝息风、健脾利湿等。治疗措施是在治法指导下对病证进行治疗的具体技术、方式与途径，包括药治、针灸、按摩、导引、熏洗等。

（一）内治法

内治法，通过口服药物治疗疾病的方法。《黄帝内经》中所说的“毒药攻其中”，指的就是口服药物。

用内治法治疗疾病时，一般将多种药物按一定的原则配合使用，也可使用单一的药物。口服的药物可以制成多种剂型使用，常用的剂型有汤剂、膏剂、丹剂、丸剂、散剂等。不同的剂型有不同的特点，临床上须根据不同的病情使用不同的剂型。

内治法根据药物或方剂的不同作用又可分为汗法、吐法、下法、温法、和法、清法、消法、补法、祛湿、润燥、祛痰、理气、理血、固涩、安神、开窍、熄风等多种治法。清代医家程钟龄在《医学心悟》中把各种治法归纳为八法，即汗、吐、下、和、温、清、消、补八法。汗法又称解表法。针对表寒或表热，用辛温或辛凉药物发汗来疏散表邪。吐法是用催吐药物治疗上焦阻塞，使食物或痰涎吐出的方法。由于药物毒性大、作用剧烈，现已很少使用。下法主要用于通利大便，以排除肠内积滞、攻逐体内积水，细分为寒下、温下、润下等法。和法用于调整脏腑功能的盛衰，主治病在半表半里，如调和肝脾、肠胃等。

内治法应用非常广泛，是中医治疗疾病的主要方法之一。内治法在临床上既可单独使用，又可根据病情和外治法配合使用，相得益彰，收到更好的临床疗效。

（二）外治法

外治法，泛指内服药物之外所用施术于体表或以药物、器具从体外进行治疗的方法。《素问・至真要大论》:“内者内治，外者外治。”外治法在我国历史悠久，内容丰富，早已是一门专门学问。《五十二病方》及《黄帝内经》已均积累丰富的经验。《伤寒杂病论》总结了针、灸、温、烙、熨、药摩、坐药、洗浴、润导、浸足、灌耳、人工呼吸等等外治法与外治技术。

外治法主要可分为药物外治法和器械手术外治法。

1. 药物外治法

用药物制成不同的剂型，采用不同的给药方法，使药物直接作用于患处，从而达到治疗目的的方法。可分为两类。

（1）外用药疗法

将药物配制加工成外用散剂、膏药剂、软膏、药捻、洗剂、栓剂、灌肠剂、雾剂、糊剂、滴剂等剂型，涂敷、粘贴、撒布、点滴、灌导、拭洗体表及孔窍局部的外治法。有围药法、薄贴法、油膏涂敷、滴药法、吹药法、药捻法、掺药法、导药法等。在选用时，应在辨证施治原则指导下，根据病证不同而使用不同方药加以配制。

（2）药物理疗法

将药物经燃烧、煎煮、热熨等法加热后，产生温热作用，对患部进行熏、洗、熨、烘等的外治法。除药物本身作用以外，还有温热的物理作用，如常用的熏法、洗法、熨法、烘法等。药物外治法适于躯干、肢体、孔窍的局部病证，有的也可治内脏病（如薄贴法）。

2. 器械手术外治法

用各种医疗器械对患部进行局部切开、割除、刺破、烙、拨等手术的外治法，主要适于外科痈疽、疮疡、眼病、痔漏、皮肤病等。常用的有开割法、割治法、钩割法、砭镰法、挂线法、针拨内障法、烙法等。

任务实施

请同学们结合本章节内容，在老师的指导下，尝试使用中医的防治方法帮助解决小明的问题（见表 20－4），并根据治未病的思想，告知小明平时应当注意什么。学习任务评价表见表 20－5。

表 20－4　治疗方案

病案摘要	小明，24 岁，最近两个月余经常发热，热势或高或低，常在劳累后发作或加剧，伴有倦怠乏力，气短懒言，自汗，易于感冒，食少便溏，舌质淡，苔白薄，脉细弱
疾病证候诊断	
治则	
治法	
治则治法分析	
平时注意	

表 20－5　学习任务评价表

序号	考核内容	考核标准	满分	得分
1	准备活动	资料查阅完整度（小组评价）	50	
2	课堂学习过程	提问及回答（过程评价）	10	
3	上课状态	是否集中精力（自我评价）	20	
4	任务实施	表格完成情况（教师评价）	10	
5	思考练习	得分（结果评价）	10	
合计			100	

思考与练习

1.“不治已病治未病”思想最早出自（　　）。

A.《难经》　　B.《金匮要略》

C.《黄帝内经》　　D.《备急千金要方》

2. 未病先防应从（　　）方面入手。

A. 增强人体正气和防止病邪侵害　　B. 顺应自然和调畅情志

C. 饮食有节和起居有常　　D. 锻炼身体和药物预防

3.（　　）情况体现了既病防变中的早期诊治。

A. 疾病发展到后期才进行治疗

B. 外感病初期，邪未深入，及时治疗

C. 不关注疾病的细微征兆，延误治疗

D. 只注重症状缓解，不针对病因治疗

4. 扶正祛邪适用于（　　）。

A. 扶正适用于实证，祛邪适用于虚证　　B. 扶正适用于虚证，祛邪适用于实证

C. 扶正和祛邪都适用于实证　　D. 扶正和祛邪都适用于虚证

5. 缓则治本适用于（　　）。

A. 病势危急的情况　　B. 慢性疾病，病情缓和、病势迁延

C. 疾病过程中出现危及生命的症状　　D. 标本俱急的情况

6. 正治适用于（　　）。

A. 疾病的征象与其本质不一致的病证　　B. 疾病的征象与其本质完全无关的病证

C. 疾病的征象与其本质相一致的病证　　D. 所有病证

7. 热因热用属于（　　）。

A. 正治法　　B. 反治法　　C. 标本兼治法　　D. 调整阴阳法

8. 阴阳互济之调补阴阳中，治疗阴虚证时应使用（　　）。

A. 滋阴药　　B. 在滋阴剂中适当佐以补阳药

C. 补阳药　　D. 在助阳剂中适当佐以补阴药

9. 气虚宜补，主要（　　）。

A. 补肺气　　B. 补脾气

C. 要补肺脾之气，尤以培补中气为重　　D. 补肾气

10. 治疗气滞证应以（　　）治法为先。

A. 补肾气　　B. 疏肝行气

C. 补脾气　　D. 补肺气

任务二十一　认识中医的养生和康复

学习目标

1. 掌握天年与衰老的概念，中医养生、中医康复的基本原则。
2. 熟悉中医养生、中医康复的应用。
3. 了解常见的中医康复治疗技术。

任务引入

生、长、壮、老、已是人体生命过程的必然规律，健康与长寿是人类的普遍诉求。养生的目的是扶助人体正气，增强抗病能力，提高健康水平，延长寿命。

养生，古称“摄生”“道生”“保生”“卫生”等。养生是研究增强体质，预防疾病以及延缓衰老，延年益寿的方法。

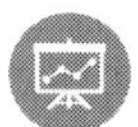

任务分析

中医养生是根据人体生命活动变化规律，探索和研究中国传统的调摄身心、增强体质、预防疾病、延年益寿的理论和方法的学问。中医养生是中医学的优势之一。

中医学关于养生的认识，历史悠久，源远流长，为中华民族的繁衍昌盛做出了巨大的贡献。

我们的任务就是掌握天年与衰老的概念，重点掌握中医养生、中医康复的基本原则。

相关知识

一、天年与衰老

（一）天年

“天年”，是中医学关于人之寿命期限的一个重要命题。人的自然寿命，谓之天年，亦即天赋之年寿。人的寿命，即机体从出生到死亡所经历的时间，通常是以年龄作为衡量其长短的尺度。人的生命是有一定限度的，人类自然寿命的最高限度，称为寿限。《养生论》曰：“上寿百二十，古今所同。”自古以来，能够尽享天年的人较少，究其原因，除了先天禀赋和不可抵御的意外等因素外，主要由于人们不知调摄，以致正气的抗病力减弱，易受病邪侵害，过早衰老。因此，要想强身增寿，必须注重养生保健，预防疾病，以延缓衰老。

（二）衰老

衰老，指随着年龄的增长，机体脏腑、精气血津液神、经络等生理功能全面地逐渐地减退的生命过程。衰与老虽有直接的关系，如年老易衰，衰者多老，但衰老与老年不能等同。衰老是生命的一个动态变化过程，而老年则是人生的一个年龄阶段。老年未必均衰，衰亦未必均老，故有“老当益壮”“未老先衰”之说。关于“老年”的年龄界限，历代说法不一，但一般视 60~65 岁为老年期的开始年龄。

衰老发生和发展的机制，主要包括阴阳失调、五脏虚衰、精气不足和情志失调、痰瘀毒邪侵害等。

1. 衰老以阴阳失调、五脏虚衰、精气不足为本

随着年龄增长，机体内阴阳逐步失去平衡，或某种病邪长期作用于机体，促使阴阳出现偏盛偏衰，以致疾病丛生，引起衰老。故衰老的过程是阴阳平衡失调，出现偏盛偏衰或阴阳

两虚的结果。如果阴阳不能相互依存而分离，人的生命也就宣告结束。

五脏虚衰与衰老有关，最重要的是先后天的虚衰，脾肾在衰老过程中发挥着至关重要的作用。肾气虚衰，元气不足，阴损阳耗，日久必致各脏虚损、阴阳失调，从而导致疾病和衰老。脾胃虚弱，则化源不足，气血虚弱，体弱多病而易损其寿。心脏虚衰，影响血脉运行和神志功能，从而加速衰老。肝血亏虚，气机疏泄失常，则性情变异，视物昏花，血不荣经，筋弱无力，行动迟缓易疲，而呈老态。肺气虚日久，治节不行，卫表不固，则易出现气短咳喘，不耐寒热，易患感冒等衰老征象。五脏虚衰，功能失调和减退，则易加速衰老。

精不仅是繁衍人类的生命之源，亦是生命活动最重要的物质基础。人的一切生理活动，包括意识思维等精神活动，无不以精气为源泉和动力。人体的生长发育、衰老的发生发展，以及寿命之长短，很大程度上取决于精气的盈亏盛衰。

2. 衰老以情志失调、痰瘀毒内生为标

情志内伤为衰老之因。老年时期，脏腑功能不足，精气血亏耗，故七情内伤易于超越人体心理适应能力。异常的情志活动可使气机失调，损伤脏腑，伤及精血，伤神损形，而发生多种疾病，加速衰老的进程。故老年人多见意志消沉、性格改变、烦恼、抑郁、焦虑、多疑善感，甚至健忘、痴呆等。

痰浊、瘀血和毒邪是导致人体衰老的重要因素。人至老年，肺、脾、肾及三焦之阳气不足，津液代谢功能障碍，水湿凝聚，气机阻滞则生痰；痰阻经络气血，或气虚血行无力，导致痰瘀互结或血瘀，脏腑功能失常，则引起多种老年病。元代朱丹溪《格致余论·养老论》说："夫老人内虚脾弱阴亏性急……阳虚难降则气郁而成痰。"老年时期，由于正衰积损，脏腑功能减退或障碍，机体代谢减退、紊乱或失常，邪气蕴结不解，交互为害，则毒邪内生，作为新的致病因素，导致胸痹、中风、消渴、积聚等病证。

二、中医养生的基本原则

中医养生学认为，衰老是长期的阴阳失调、脏腑精气虚衰以及痰、瘀、毒侵害的结果。善于养生者，应当掌握顺应自然、形神共养、固护精气、调补脾肾的原则和方法，以达到健身延年之目的。

（一）顺应自然

顺应自然，是中医养生学的重要原则。人以天地之气生，四时之法成。人生于天地之间，依赖于自然而生存，同时也受到自然规律的支配和制约，即人与天地相参，与日月相应。人类在长期进化过程中，生理上形成了与天地自然变化几近同步的节律性，以适应外界变化，并作出自我调适的能力，是维系健康的重要环节。因此，人若不能顺应自然，各种生理活动的节律性紊乱，全身功能处于失调状态，适应外界和抵御外邪的能力减弱，则易患外感疾病。中医学倡导"春夏养阳、秋冬养阴"，起居有常，动静和宜，衣着适当，调和饮食，以适应四时气候、昼夜晨昏、地区方域等外界环境的变化，均是顺应自然养生的体现。

外界环境除了自然环境，还有社会环境。人不能脱离社会而生存，故人不仅有自然属性，也有社会属性。社会环境，一方面供给人类所需要的物质生活资料，满足人的生理需求，另一方面又影响人的心理活动。随着医学模式的变化，社会医学、心身医学均取得了长足的进步，日益显示重视社会因素与心理保健对人类健康长寿的重要性。社会因素可以通过对人的精神状态和身体素质的影响而影响人的健康。因此，人必须适应自然环境和社会因素的变化而采取相应的养生措施，才能健康长寿。《灵枢·本神》说："智者之养生也，必顺四时而适寒暑，和喜怒而安居处，节阴阳而调刚柔，如是则僻邪不至，长生久视。"

（二）形神共养

形神共养，指形体与精神的协调统一，身心和谐的养生原则，不仅要注重形体的保养，而且要注重精神的调摄，使形体强健，精力充沛，身体和精神得到协调发展，才能保持生命的健康长寿。中医学认为，人的形体与精神活动相互依存。形者神之质，神者形之用；形为神之基，神为形之主；无形则神无以生，无神则形不可活。这种"形神合一"或称"形与神俱"的生命观，是"形神共养"养生原则的理论依据。中医养生的方法很多，总而言之，不外"静神"与"动形"两端，即所谓"守神全形"和"养形全神"。形神共养，神为首务，神明则形安。神为生命的主宰，宜于清静内守，不宜躁动妄耗。通过清静养神、四气调神、积精养神、修性怡神、气功练神等，以保持神气的清静，加强精神修养，使寿命得以延长。

形体是生命的基础，神依存于形，有了形体，才有生命，有了生命，方能产生精神活动和具有生理功能。形盛则神旺，形衰则神衰，形谢则神灭。形体的动静盛衰，关系着精、气、神的兴衰存亡。中医养生学主张动以养形，以形劳而不倦为度。通过劳动、舞蹈、散步、导引、按摩等，以运动形体、调和气血、疏通经络、通利九窍、健身延年。动以养形，静以养神，动育结合，只有形神共养，刚柔相济，达到调神与强身的统一，才符合生命活动的客观规律，有益于健康。

（三）保精护肾

保精护肾，指利用各种手段和方法来调养肾精，使精气充足、体健神旺，从而达到延年益寿的目的。肾精不仅是繁衍人类的生命之源，亦是生命活动的重要基本物质。精化气，气生神，神御形，精是气、形、神的基础。肾为先天之本，主封藏，内藏元阴元阳，以维持全身阴阳平衡。故精和肾的正常与否，是决定人体是否健康长寿的关键因素。肾易虚而难盈，精易泄而难秘，因此，保精护肾实为养生健体、抗衰老的中心环节。保养肾精的原则，首重于节欲保精，使精气充盛，有利于心身健康。节欲并非禁欲，乃房事有节之谓。若恣情纵欲，施泄过多，则精液枯竭，真气耗散而未老先衰。保精护肾之法甚多，除节制房事外，尚有运动保健固肾、按摩益肾、食疗补肾和药物调治等。

（四）调养脾胃

调养脾胃，指利用各种手段和方法来调护保养脾胃，发挥脾升胃降协调、受纳运化相因、水谷精气充足、营养脏腑经络及四肢百骸的功能。脾胃为后天之本，气血生化之源。人体脏腑、营卫经络、形体官窍，无不仰仗于脾胃，元气之滋养全在脾胃。五脏六腑皆受气于胃，方能发挥正常作用。故脾胃之强弱与人体之盛衰、生命之寿夭关系甚为密切。《景岳全书·脾胃》说："土气为万物之源，胃气为养生之主。胃强则强，胃弱则弱，有胃则生，无胃则死，是以养生家当以脾胃为先。”脾胃健旺，水谷精微化源充盛，则精气充盛，脏腑功能强盛，形健神旺。脾胃为气机升降之枢纽，脾胃协调，可促进和调节机体新陈代谢，保证生命活动的正常进行。调养脾胃之法，原则是益脾气、养胃阴，用药首当注意升降，次则当防过偏，寒勿过凉，热勿过燥，以免伤胃。此外，节饮食以和胃健脾，调精神以疏肝理脾，常运动以和胃化食，防劳倦以养脾气，均为健运脾胃、调养后天的重要方法。先天之本在肾，后天之本在脾，先天生后天，后天养先天，二者相辅相成，相得益彰。

总之，养生的目标是追求健康生存的高质量和生命寿限的延长，是生命期的长期行为。合理的养生，能够为预防奠定良好的基础，能够更有效地防止疾病的发生。

三、中医康复的基本原则

（一）整体康复

中医认为，人体脏腑之间、经络之间、脏腑经络与肢体之间都存在着生理功能或结构上的多种联系，这就使人体各部分形成一个完整统一的有机体，以维持正常而协调的生理活动。在康复过程中，对局部的功能障碍也应从整体出发，采取全面的康复措施。

（二）辨证康复

通过辨证论治改善各种功能障碍的内在原因，体现中医学“治病求本”和整体康复的原则。

（三）功能康复

康复学以功能障碍为作用对象，因此，功能康复是其主要治疗目的。中医康复“形神合一”是功能康复的基本原则。功能康复是训练“神”对“形”的支配作用。如导引、运动训练、气功等方法，是形与神俱的康复方法，强调主动运动训练的重要性，与现代康复学的运动再学习的指导思想完全相同。

（四）综合康复

中医康复学经过发展和完善，由简单到复杂，创造了多种多样的治疗和养生康复方法。中医康复学治疗的对象是残疾者、慢性病者等，单一的治疗方法难以取得好的疗效，因此，在康复过程中主张采用《素问·异法方宜论》提倡的“圣人杂合以治，各得其所宜，故治所以异而病皆愈”。

四、中医康复治疗技术

（一）刮痧

刮痧，是用刮痧板蘸刮痧油反复刮动，摩擦患者某处皮肤，以治疗疾病的一种方法。通过良性刺激，充分发挥营卫之气的作用，使经络穴位处充血，改善局部微循环，起到祛除邪气、疏通经络、舒筋理气、祛风散寒、清热除湿、活血化瘀、消肿止痛的作用，以增强机体自身潜在的抗病能力和免疫机能，从而达到扶正祛邪、防病治病的目的。

刮痧疗法发展到今天，已经成为一种适应病种范围非常广泛的自然疗法。明代医学家张凤逵在《伤暑全书》中描述了痧症的病因、病机、症状。他认为，毒邪由皮毛而入的话，就可以阻塞人体的脉络，阻塞气血，使气血流通不畅；毒邪由口鼻吸入的时候，就会阻塞络脉，使络脉的气血不通。这些毒邪越深，郁积越厉害，必须采取急救的措施，刮痧放血就是很好的治疗办法。运用刮痧疗法，将刮痧器皿放在表皮经络穴位上进行刮治，刮出皮下出血凝结成米粒样红点为止，通过发汗使汗孔张开，痧毒随即排出体外，从而达到治愈的目的。

清代医家郭志邃在《痧胀玉衡》中记录了各类痧症百余种。近代著名中医外治家吴尚先说“阳痧腹痛，莫妙以瓷调羹蘸香油刮背，盖五脏之系，咸在于背，刮之则邪气随降，病自松解”。

（二）拔火罐

拔罐疗法（俗称火罐），古称“角法”，是以杯罐为工具，利用燃烧、挤压等方法排出罐内空气，造成负压，使罐吸附于体表特定部位（患处、穴位），产生广泛刺激，形成局部充血或瘀血现象，而达到以防病治病、强壮身体为目的的一种治疗方法。拔火罐是一种古老的民间医术，儿童同样适用。古代医家在治疗疮疡脓肿时用它来吸血排脓，后来又扩大应用于肺痨、风湿等内科疾病。

（三）推拿

推拿又称“按摩”，是以中医的脏腑、经络学说为理论基础，并结合西医的解剖和病理诊断，用手法作用于人体体表的特定部位，以调节机体生理、病理状况，达到理疗目的的方法，可分为保健推拿、运动推拿和医疗推拿。常用手法有按、摩、推、拿、揉、捏、颤、打等法。八种手法，不是单纯孤立地使用，常常是几种手法相互配合进行的。

1. 疏通经络

《黄帝内经》说：“经络不通，病生于不仁，治之以按摩。”说明按摩有疏通经络的作用。如按揉足三里，推脾经可增强消化液的分泌功能等。从现代医学角度来看，按摩主要是通过刺激末梢神经，促进血液、淋巴循环及组织间的代谢过程，以协调各组织、器官间的功能，使机能的新陈代谢水平有所提高。

2. 调和气血

明代养生家罗洪在《万寿仙书》中说：“按摩法能疏通毛窍，能运旋荣卫。”这里的运旋荣卫，就是调和气血之意。因为按摩就是以柔软、轻和之力，循经络、按穴位施术于人体，通过经络的传导来调节全身，借以调和营卫气血，恢复机体健康。现代医学认为，推拿手法的机械刺激，通过将机械能转化为热能的综合作用，以提高局部组织的温度，促使毛细血管扩张，改善血液和淋巴循环，使血液黏稠度减低，降低周围血管阻力，减轻心脏负担，故可防治心血管疾病。

3. 提高免疫力

如小儿痢疾，经推拿，症状可减轻或消失；小儿肺部听诊有干湿性啰音时，按揉小横纹、掌心横纹有效。推拿按摩具有抗炎、退热、提高免疫力的作用，可增强人体的抗病能力。

也正是由于按摩能够疏通经络，使气血周流、保持机体的阴阳平衡，因此按摩后可感到肌肉放松、关节灵活，使人精神振奋，消除疲劳，对维护身体健康有重要作用。

（四）灸法

灸法古称“灸焫”，又称艾灸，指以艾绒为主要材料，点燃后直接或间接熏灼体表穴位的一种治疗方法。也可在艾绒中掺入少量辛温香燥的药末，以加强治疗效果。该法有温经通络、升阳举陷、行气活血、祛寒逐湿、消肿散结、回阳救逆等作用，并可用于保健，对慢性虚弱性疾病和风、寒、湿邪为患的疾病尤为适宜。因其制成的形式及运用方法的不同，又可分为艾条灸、艾炷灸、温针灸和温灸器灸等数种。

灸法的特点是既能抑制功能亢进，也能使衰退的机能兴奋而趋向生理的平衡状态，因此灸法对人体是一种良性刺激，对增强体质大有裨益，不论病体、健体都可用。

（五）熏蒸

熏蒸，又称为中药蒸煮疗法、中药汽浴疗法、药透疗法、热雾疗法等，是利用药物燃烧时产生的烟气或药物煮沸腾后产生的蒸汽来熏蒸机体表面，起到活血化瘀、疏通脉络、祛风除痹之效。这种方法用于临床，自先秦就有记载。到清代，中药熏蒸趋于成熟。主要用于治疗由于风、寒、湿等因素所致的腰酸背痛、肢体强直等。如患神经性皮炎，用祛风燥湿药研成粉末，和入艾绒，外包薄纸，卷成药条，燃着后以烟熏患处；或治疗风湿痹痛，用桑枝、榆枝、桃枝等熬汤，倾入木桶，上搁木板，患者坐木板上，用布围住身体和木桶，熏蒸身体。用本法时，要随时听取患者对治疗部位热感程度的反应，避免灼伤皮肤。室内烟气弥漫时，也要适当通风。现代研究认为，熏蒸的作用机制主要有三：一是中药煎煮后，其有效成分以离子形式渗入皮肤，进入体内，达到治疗疾病的目的；二是人体在熏蒸过程中，皮肤温度升高，毛细血管会扩张，血液循环加快，促进皮肤和机体的新陈代谢，从而有利于关节肿胀的消退和组织的再生修复；三是熏蒸可以降低皮肤末梢神经的兴奋性，缓解皮肤的紧张、肌肉的痉挛和强直，从而减轻和缓解关节的肿痛。

（六）中药封包

中药封包法又称烫熨，即热敷法，在我国已有2000多年的历史，《素问·玉机真脏论》云：“或痹不仁肿痛，当是之时，可汤熨及火灸刺而去之。”这种方法是将药物加热后，在人体局部或一定的穴位来回慢慢滚熨及热敷，使药力和热力同时自体表毛窍透入经络血脉。封包药袋中的诸药具有养血柔肝、舒筋活络、强壮筋骨、缓解疼痛、减轻肿胀等多种作用，且遇热易挥发，穿透力强，能有效提高关节周围肌肉的张力，缓解局部肌肉紧张，减轻和消除疼痛。

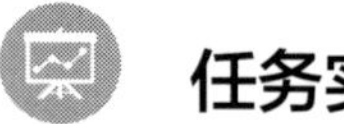

任务实施

根据老师对“中医的养生和康复”的讲授和自己对该部分的理解，针对所给任务中小刘的情况（见表21－1），提出康复、养生建议。学习任务评价表见表21－2。

表 21－1　　治疗方案

病案摘要	小刘，25 岁，淋雨后一直感觉身体不舒服，刮痧背部，出青色的痧，且痧中伴随紫块，刮痧后不适感消减大半
病案分析	
康复建议	
养生建议	

表 21－2　　学习任务评价表

序号	考核内容	考核标准	满分	得分
1	准备活动	资料查阅完整度（小组评价）	50	
2	课堂学习过程	提问及回答（过程评价）	10	
3	上课状态	是否集中精力（自我评价）	20	
4	任务实施	表格完成情况（教师评价）	10	
5	思考练习	得分（结果评价）	10	
合计			100	

思考与练习

1. “天年”在中医学中是指（　　）。

A. 人的老年阶段　　B. 人的自然寿命

C. 人的疾病痊愈后的状态　　D. 人的养生目标

2. 衰老发生和发展的机制不包括（　　）。

A. 阴阳失调　　B. 五脏虚衰　　C. 精气充足　　D. 情志失调

3. 中医养生的基本原则不包括（　　）。

A. 顺应自然　　B. 形神共养　　C. 保精护肾　　D. 早睡早起

4. 中医学认为人的天年限度一般为（　　）左右。

A. 80 岁　　B. 100 岁　　C. 120 岁　　D. 150 岁

5.（　　）在衰老过程中发挥着至关重要的作用（从先后天角度考虑）。

A. 心和肺　　B. 肝和脾　　C. 脾和肾　　D. 肺和肾

6.（　　）会导致人体衰老。

A. 阴阳平衡　　B. 情志舒畅　　C. 气血充盈　　D. 阴阳失调

7.（　　）不是顺应自然养生的体现。

A. 春夏养阳，秋冬养阴　　B. 起居有常，动静和宜

C. 晚睡晚起，不吃早饭　　D. 衣着适当，调和饮食

8. 社会环境对人的健康影响不包括（　　）。

A. 供给物质生活资料　　B. 影响心理活动

C. 改变人体先天条件　　D. 通过精神和身体素质影响健康

9. 以下关于中医养生原则的说法，错误的是（　　）。

A. 形神共养要注意形体和精神的协调统一

B. 固护精气是为了使精气充足、体健神旺

C. 养生是补肾

D. 顺应自然可避免生理活动节律紊乱

10.（　　）行为不利于养生。

A. 休息时长时间躺着玩手机　　B. 保持心情愉悦

C. 按照四季变化调整生活习惯　　D. 适度运动，锻炼身体

参考答案

任务一答案

1. A 2. B 3. B 4. A 5. B 6. D 7. A 8. B 9. A 10. A

任务二答案

1. D 2. C 3. D 4. A 5. D 6. B 7. B 8. D 9. B 10. A

任务三答案

1. C 2. B 3. D 4. D 5. C 6. A 7. C 8. D 9. A 10. C

任务四答案

1. A 2. A 3. B 4. B 5. B 6. A 7. A 8. C 9. B 10. B

任务五答案

1. A 2. D 3. A 4. C 5. D 6. B 7. B 8. B 9. C 10. B

任务六答案

1. C 2. D 3. B 4. C 5. D 6. D 7. A 8. C 9. B 10. C

任务七答案

1. A 2. C 3. A 4. D 5. C 6. A 7. D 8. C 9. D 10. C

任务八答案

1. C 2. D 3. B 4. B 5. D 6. D 7. C 8. C 9. B 10. D

任务九答案

1. B 2. B 3. D 4. D 5. D 6. B 7. B 8. D 9. C 10. B

任务十答案

1. C 2. A 3. B 4. A 5. D 6. B 7. B 8. B 9. D 10. B

任务十一答案

1. A 2. C 3. A 4. A 5. C 6. C 7. B 8. C 9. A 10. B

任务十二答案

1. D 2. D 3. D 4. B 5. B 6. A 7. C 8. A 9. D 10. C

任务十三答案

1. A 2. B 3. D 4. B 5. B 6. B 7. A 8. B 9. A 10. B

任务十四答案

1. A 2. B 3. D 4. D 5. A 6. A 7. A 8. B 9. D 10. D

任务十五答案

1. C 2. B 3. D 4. B 5. B 6. A 7. D 8. A 9. D 10. B

任务十六答案

1. D 2. A 3. C 4. A 5. C 6. B 7. C 8. B 9. C 10. A

任务十七答案

1. B 2. B 3. C 4. D 5. D 6. D 7. B 8. A 9. B 10. D

任务十八答案

1. C 2. D 3. B 4. A 5. D 6. D 7. A 8. B 9. D 10. C

任务十九答案

1. A 2. B 3. B 4. C 5. D 6. A 7. D 8. C 9. A 10. B

任务二十答案

1. C 2. A 3. B 4. B 5. B 6. C 7. B 8. B 9. C 10. B

任务二十一答案

1. B 2. C 3. D 4. C 5. C 6. D 7. C 8. C 9. C 10. A